T0222976

Intensivmedizin Fragen und Antworten

Ihr Bonus als Käufer dieses Buches

Als Käufer dieses Buches können Sie kostenlos unsere Flashcard-App „SN Flashcards" mit Fragen zur Wissensüberprüfung und zum Lernen von Buchinhalten nutzen. Für die Nutzung folgen Sie bitte den folgenden Anweisungen:

1. Gehen Sie auf **https://flashcards.springernature.com/login**
2. Erstellen Sie ein Benutzerkonto, indem Sie Ihre Mailadresse angeben, ein Passwort vergeben und den Coupon-Code einfügen.

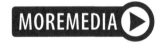

Ihr persönlicher „SN Flashcards"-App Code　　37A73-C5C4A-92216-35280-19771

Sollte der Code fehlen oder nicht funktionieren, senden Sie uns bitte eine E-Mail mit dem Betreff **„SN Flashcards"** und dem Buchtitel an **customerservice@springernature.com.**

Franz Kehl · Sebastian Schulz-Stübner

Intensivmedizin Fragen und Antworten

850 Fakten für die Zusatzbezeichnung

6. Auflage

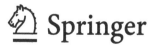 Springer

Franz Kehl
Klinik für Anästhesiologie und Intensiv-
medizin
Karlsruhe, Deutschland

Sebastian Schulz-Stübner
Deutsches Beratungszentrum für
Hygiene
Freiburg im Breisgau, Baden-
Württemberg, Deutschland

ISBN 978-3-662-64558-1   ISBN 978-3-662-64559-8   (eBook)
https://doi.org/10.1007/978-3-662-64559-8

Die Deutsche Nationalbibliothek verzeichnet diese Publikation in der Deutschen Nationalbiblio-
grafie; detaillierte bibliografische Daten sind im Internet über http://dnb.d-nb.de abrufbar.

Planung/Lektorat: Ulrike Hartmann
Springer ist ein Imprint der eingetragenen Gesellschaft Springer-Verlag GmbH, DE und ist ein
Teil von Springer Nature.
Die Anschrift der Gesellschaft ist: Heidelberger Platz 3, 14197 Berlin, Germany

Geleitwort

Die gewohnte Form von Wissensvermittlung besteht unverändert in der Darstellung von Sach- und Wissensinhalten. Intensivmedizinische Lehrbücher sind an Ablauf-, Organ- oder Krankheitsentitäten orientiert, die Überprüfung des erfolgreichen Wissenstransfers oder – einfach – des Lernerfolgs besteht in der Regel nicht. Darüber hinaus nehmen Lehrbücher in der Regel keine Gewichtung vor, aus der sich die Relevanz der behandelten Themen ableiten lässt.

Die Autoren Kehl und Schulz-Stübner haben in gewohnter Manier und wiederum nach kurzer Zeit die 5. Auflage der kommentierten Fragen- und Antwortensammlung Intensivmedizin vorgelegt, die die Wissensvermittlung und -überprüfung miteinander verknüpft und auf Grund der getroffenen Themenauswahl die angesprochene Gewichtung vornimmt. In einer gut verständlichen Frage-Antwort-Form werden wichtige intensivmedizinische Themen präsentiert. Darüber hinaus überzeugt das Buch durch die Darstellung auch seltenerer Krankheitsbilder und Fakten, die außerhalb des „main stream" liegen, aber unter dem Aspekt „Lernen am Fall" bedeutsam sind und deshalb hervorragend in das Konzept passen. In der neuen Auflage wurden wiederum neueste Erkenntnisse integriert und aus Sicht der Autoren wegweisende aktuelle Studien aufgenommen. Diese Form der Darstellung – Abstracts von wichtigen Studien mit einer kommentierten Kernaussage – schlägt für den Interessierten die Brücke zum Studium der Originalarbeit.

Das Buch ist als Vorbereitung für die Facharztprüfung ebenso geeignet wie für den Erwerb der fakultativen Weiterbildung „Spezielle Intensivmedizin". Daneben bietet es den intensivmedizinisch tätigen Kollegen eine aktualisierte Auffrischung ihres Wissens im Sinne einer „continuous medical education".

Das Geleitwort zur 1. Auflage aus dem Jahr 2004 endete mit den folgenden Sätzen: „Intensivmedizinisches Wissen ist Wissen im beständigen Fluss; diese

Binsenweisheit ist für ein Arbeitsbuch wie das vorliegende eine besondere Verpflichtung. Es bedarf der kontinuierlichen Anpassung und – vor allem – der
Rückkopplung mit dem Leser und Nutzer. Auch im diesem Sinne wünsche ich
den Autoren und dem Buch viel Erfolg."

Mit der neuesten Auflage sind die Autoren erneut der für ein derartiges Fach-
buch zwingenden Forderung nach regelmäßiger Aktualisierung nachgekommen.
Im Zeitalter der elektronischen Publikationen erwirbt der Leser diesen
„Klassiker" nicht nur als gedrucktes Buch, sondern gleichzeitig auch als ebook,
damit das Lernen jederzeit und überall erfolgen kann. Damit wird gleichzeitig
unterschiedlichen Bedürfnissen in der Präsentation und Perzeption von Wissen
und Information Rechnung getragen. Den Autoren und dem Verlag ist mit diesem
Projekt weiter Erfolg zu wünschen, den Lesern der gewünschte Nutzen für ihr
intensivmedizinisches Wissen.

Göttingen   Prof. Dr. med. Michael Quintel
im September 2017

Inhaltsverzeichnis

Teil I
Fragen und Antworten

Allgemeines

1

1.1 Historie

Fragen

1 Welche Aussagen zur Entwicklung der Intensivmedizin sind richtig?

a. Im Jahre 1928, als Alexander Fleming das Penicillin entdeckte, waren die meisten Stämme von Staphylococcus aureus bereits resistent gegen die Substanz.
b. Das Auftreten von Poliomyelitisepidemien in den 50er-Jahren des letzten Jahrhunderts führte zur raschen Entwicklung von Beatmungsgeräten.
c. Die Erstbeschreibung des ARDS erfolgte 1967.
d. Die kontinuierliche Hämofiltration war eine australische Erfindung.
e. In der Schweiz gibt es den „Facharzt Intensivmedizin".

Antworten

a. **Falsch.** Damals waren Staphylokokken generell sensibel auf Penicillin. Die Entdeckung des Penicillins erfolgte, weil im Laborversuch die Staphylokokken um eine Penicillin produzierende Schimmelpilzkolonie herum nicht wachsen konnten. Durch den späteren allgemeinen Einsatz von Penicillin wurden die Staphylokokken resistent gegen Penicillin.
b. **Richtig.** Für die Poliomyelitisepidemie in Kopenhagen im Jahre 1952 standen anfangs nur eine einzige Eiserne Lunge und 6 Cuirass-Respiratoren zur Verfügung. Die gleichzeitige Beatmung von 40–70 Patienten mit Beatmungsbeutel übernahmen in dieser Zeit Medizinstudenten, die man im November 1952 durch Zahnmedizinstudenten ergänzte. Im Spätherbst

© Der/die Autor(en), exklusiv lizenziert durch Springer-Verlag GmbH, DE, ein Teil von Springer Nature 2022
F. Kehl und S. Schulz-Stübner, *Intensivmedizin Fragen und Antworten*,
https://doi.org/10.1007/978-3-662-64559-8_1

1952 kam ein volumenreguliertes maschinelles Beatmungsgerät zum Einsatz, das in Schweden von Carl-Gunnar Engström gebaut worden war. Da sich dieses Gerät in Kopenhagen bewährte, wurde die Herstellung solcher Engström-Respiratoren in Schweden vorangetrieben, sodass bei der Polioepidemie in Stockholm im Herbst 1953 alle ateminsuffizienten Patienten bereits mit mechanischen Ventilatoren beatmet wurden. In Deutschland entwickelte das Dräger-Werk für solche Zwecke im Jahre 1953 den Poliomat.

c. **Richtig.** Obwohl das akute Lungenversagen bereits schon lange vorher bekannt war, wurde das Krankheitsbild des „acute respiratory distress syndrome" (ARDS) erst 1967 im Lancet beschrieben. Die Gruppe um Ashbaugh und Petty aus Denver/Colorado berichtete damals über 12 ARDS-Patienten, von denen 5 überlebten. *Lancet* nahm den Artikel sofort zur Publikation an, nachdem andere Journale *(N Engl J Med, JAMA, Am J Surg)* ihn zuvor abgelehnt hatten.

d. **Falsch.** Die kontinuierliche arteriovenöse Hämofiltration wurde von Peter Kramer aus Göttingen eingeführt. Die Erstbeschreibung erschien im Jahre 1977 in der „Klinischen Wochenschrift".

e. **Richtig.** Im Mai 2001 wurde durch die Ärztekammer der Foederatio Medicorum Helveticorum (FMH) der Facharzt Intensivmedizin eingeführt. Die Weiterbildung dauert 6 Jahre, davon sind 3 Jahre nicht fachspezifisch, die anderen 3 Jahre müssen fachspezifisch auf anerkannten Intensivstationen absolviert werden. Die Facharztprüfung besteht aus einem schriftlichen und einem mündlichen Examen.

1.2   Monitoring

Fragen

2 Welche hämodynamischen Messwerte sind Normalwerte?

a. Der systemische arterielle Mitteldruck beträgt rund 50–80 mmHg.
b. Der pulmonalarterielle Mitteldruck beträgt 5–10 mmHg.
c. Der sog. Wedgedruck ist 5–12 mmHg.
d. Der periphere Gesamtwiderstand beträgt 1400–1800 dyn $\times$ s $\times$ cm^{-5}.
e. Der Herzindex beträgt 2,5–4,5 1/min/m^2.

Antworten

a. **Falsch.** Der normale systemische arterielle Mitteldruck beträgt rund 80–100 mmHg. Unterhalb eines arteriellen Mitteldrucks von 70 mmHg ist die zerebrale und renale Autoregulation des Blutflusses beeinträchtigt.

b. **Falsch.** Der normale pulmonalarterielle Mitteldruck liegt bei 10–20 mmHg.

c. **Richtig.** Fehlinterpretationen des Wedgedrucks bzw. Beeinträchtigungen des Rückschlusses vom Wedgedruck auf den linksventrikulären enddiastolischen Füllungsdruck kommen vor bei Mitralstenose oder -insuffizienz, hohem PEEP, Lage außerhalb der West-Zone III, Pneumonektomie und Aorteninsuffizienz.

d. **Falsch.** Dies sind erhöhte Werte, normal sind $900–1400 \, dyn \times s \times cm^{-5}$. Der periphere Gesamtwiderstand und der Herzindex sind wichtige Größen zur Steuerung einer Katecholamintherapie.

e. **Richtig.** Außerhalb der kardiochirurgischen Intensivmedizin wird die Messung des Herzzeitvolumens mittels Thermodilutionstechnik via Swan-Ganz-Katheter heute eher selten angewandt. In erster Linie werden semi-invasive Methoden, wie z. B. die Pulskonturanalyse (z. B. mit PiCCO®, LiDCO®, FlowTrac®), in der allgemeinen Intensivmedizin genutzt.

Fragen

3 Welche Aussagen zum Monitoring sind richtig?

a. Dem Prinzip der Pulsoxymetrie liegt das Lambert-Beer-Gesetz zugrunde.

b. Eine Hyperbilirubinämie mit Bilirubinwerten >10 mg/dl verfälscht die pulsoxymetrisch gewonnenen Werte der Sauerstoffsättigung.

c. Wenn man einen 20-jährigen gesunden Patienten mit 100 % Sauerstoff auf Meereshöhe beatmet, dann liegt der in der arteriellen Blutgasanalyse gemessene pO_2-Wert im Bereich von 760 mmHg.

d. Einem arteriellen pO_2-Wert von 60 mmHg entspricht eine pulsoxymetrisch gemessene Sauerstoffsättigung von 90 %.

e. Die normale pulsoxymetrisch gemessene Sauerstoffsättigung eines 20-jährigen gesunden Patienten liegt in der Hauptstadt Boliviens bei 90 %.

Antworten

a. **Richtig.** Dieses nach Johann Heinrich Lambert (1728–1777) und August Beer (1825–1863) benannte Gesetz erfasst mathematisch die Extinktion, im konkreten Fall die Lichtabsorption des Hämoglobins.

b. **Falsch.** Eine Hyperbilirubinämie beeinflusst die pulsoxymetrisch gewonnenen Werte nicht, sodass keine falsch hohen oder falsch niedrigen Werte gemessen werden.

c. **Falsch.** Der arterielle pO_2-Wert wird im Bereich von 660 mmHg liegen. Nach der Alveolargasgleichung müssen der pCO_2-Wert und der pH_2O-Wert (bei 37 °C) im Alveolarraum einbezogen werden. Gleichzeitig liegt auch beim Gesunden ein kleiner physiologischer Rechts-Links-Shunt vor.

d. **Richtig.** Bei der Beziehung zwischen arteriellem Sauerstoffpartialdruck und Sauerstoffsättigung ist die sigmoidale Sauerstoffbindungskurve zu berücksichtigen. Im Normalfall ergibt sich aus einem pO_2-Wert von 60 mmHg eine Sauerstoffsättigung von 90 %.

e. **Richtig.** Mit zunehmender Höhe nehmen der Luftdruck und damit auch der Sauerstoffpartialdruck in der Umgebungsluft ab. La Paz liegt etwa in einer Höhe von 3600 m mit einem Luftdruck von 475 mmHg, der Flughafen in einer Höhe von 4058 m. Die Sauerstoffsättigung eines 20-jährigen gesunden Patienten beträgt in La Paz in 3600 m Höhe durchschnittlich 90 %, in Flughafenhöhe eher 88 %.

Fragen

4 Welche Aussagen zum Monitoring sind richtig?

a. Die Messung des hämodynamischen Profils mittels PiCCO-Technik erfordert neben einem zentralvenösen auch einen arteriellen Katheter.

b. Die zentralvenöse Sauerstoffsättigung ist ein Synonym für gemischtvenöse Sauerstoffsättigung.

c. Wird ein dicklumiger Katheter mithilfe von Dilatator- bzw. Introducertechniken über die linke V. jugularis interna eingeführt, so besteht die Gefahr einer Perforation der linken V. subclavia.

d. Die a-Welle im Kurvenverlauf des zentralen Venendrucks entspricht der rechtsatrialen Kontraktion.

e. Befindet sich in einer Spritze, mit der eine Blutgasanalyse abgenommen wird, zu viel Heparin, dann zeigt das Ergebnis fälschlicherweise eine Hyperkapnie an.

Antworten

a. **Richtig.** Das PiCCO-System beruht auf der Methodik der transpulmonalen Thermodilution und der arteriellen Pulskonturanalyse. Hierzu sind die beiden genannten Katheter erforderlich.

b. **Falsch.** Die zentralvenöse Sauerstoffsättigung spiegelt (bei einem Zugang über die V. jugularis, subclavia oder basilica) nur die Sättigung in der V. cava superior wider, während die gemischtvenöse Sättigung in der Pulmonalarterie gemessen wird und damit wesentlich mehr Komponenten erfasst. Trotzdem gilt die zentralvenöse Sauerstoffsättigung (Normwert 65–75 %) als guter Parameter, um den Zustand und den Verlauf von Intensivpatienten zu beurteilen.

c. **Richtig.** Insbesondere bei tiefer Punktion und tiefem Vorschieben langer Dilatatorsysteme kann links die rechtwinklig zur V. jugularis verlaufende V. subclavia perforiert werden. Es besteht die Gefahr einer mediastinalen Fehlplatzierung des Katheters bzw. eines Hämatothorax mit hämorrhagischem Schock. In seltenen Einzelfällen kann der Katheter jedoch auch in einer persistierenden linken oberen Hohlvene zu liegen kommen. Hieran sollte vor allem bei der Kanülierung zur extrakorporalen Membranoxygenierung (ECMO) gedacht werden.

d. **Richtig.** Der Kurvenverlauf des zentralen Venendrucks lässt sich in 5 Wellen unterteilen (a, c, v und x, y). Die a-Welle entspricht der rechtsatrialen Kontraktion, sodass die a-Welle bei Vorhofflimmern fehlt.

e. **Falsch.** Die Beimengung von zu viel Heparin ergibt fälschlicherweise eine Azidose mit einem deutlich erniedrigten pCO_2-Wert. In einem solchen Fall ist die Wiederholung der Blutgasanalyse indiziert.

Fragen

5 Welche Aussagen zum Monitoring sind richtig?

a. Mithilfe der transösophagealen Echokardiographie (TEE) lässt sich eine Endokarditis nur schwer erkennen.

b. Liegt bei einem Intensivpatienten eine prolongierte, therapieresistente hämodynamische Instabilität vor, dann bietet die Diagnostik mittels transösophagealer Echokardiographie (TEE) große Vorteile.

c. Bei der transösophagealen Echokardiographie (TEE) sind bisher keinerlei schwerwiegende Komplikationen des Verfahrens beschrieben worden.

d. Die Lebervenenkatheterisierung mit Messung der lebervenösen Sauerstoffsättigung hat sich in den letzten Jahren als Routineverfahren auf der Intensivstation etabliert.

e. Die pHi-Messung beruht auf dem Prinzip der Tonometrie.

a. **Falsch.** Mithilfe der transösophagealen Echokardiographie kann man die Größe und die Ausdehnung endokarditischer Vegetationen exakt erfassen. Sie ist der transthorakalen Echokardiographie (TTE) bei dieser Indikationsstellung aufgrund des besseren Schallfensters überlegen.

b. **Richtig.** Der Vorteil dieses Verfahrens liegt in der Schnelligkeit, mit der konkrete Aussagen möglich sind. Innerhalb kürzester Zeit lässt sich die Diagnose einer Hypovolämie, eines Linksherzversagens, einer Myokardischämie, einer Lungenarterienembolie, einer Perikardtamponade oder einer Aortendissektion stellen. Allerdings ist das erforderliche Equipment nicht immer verfügbar und muss nach Gebrauch speziell aufbereitet werden. In Notfallsituationen erlaubt auch die transthorakale „Fokussierte Echokardiographische Evaluation bei Life Support" (FEEL) nach kurzer Einführung mit einer steilen Lernkurve eine orientierende Beurteilung der kardialen Funktion bzw. des Volumenstatus.

c. **Falsch.** Durch das blinde Vorschieben der Sonde besteht die Gefahr einer Traumatisierung. Neben kleineren Läsionen im Oropharynx sind inzwischen auch schwerwiegende Ösophagusperforationen publiziert worden.

d. **Falsch.** Die Lebervenenkatheterisierung hat sich bisher in der klinischen Routine nicht durchsetzen können.

e. **Richtig.** Die Messung des intramukosalen pH-Wertes (pHi) im Magen oder Sigma beruht auf einer CO_2-Akkumulation im Gewebe bei verminderter Perfusion. Mithilfe eines Tonometers kann der lokale pCO_2-Wert erfasst und der pHi-Wert berechnet werden. Aufgrund technischer und methodischer Mängel hat die Messung des pHi in den letzten Jahren an Bedeutung verloren. Als neuere Alternative zum pHi wird die kontinuierliche intramukosale pCO_2-Messung des Gastrointestinaltrakts angeboten.

6 Welche Aussagen zum laborchemischen Monitoring sind richtig?

a. Point-of-care-Monitoring ist eine neue spezielle Technik zum Überwachen des Patienten mit Schädel-Hirn-Trauma.

b. Die Serumwerte der Enzyme GPT und GOT sind ein Maß für die Proteinsyntheseleistung der Leber.

c. Beim Intensivpatienten ist die Messung des ionisierten Kalziums im Blut sinnvoller als die Bestimmung des Gesamtkalziums.

d. Die ACT („activated clotting time") ist ein Gerinnungsparameter, dessen Normalwert bei 28–40 s liegt.

e. D-Dimere spielen in der Diagnostik der Lungenembolie keine Rolle.

Antworten

a. **Falsch.** Point-of-care-Monitoring bedeutet die Diagnostik am Ort der Patientenbetreuung. Im engeren Sinne beinhaltet das Vorgehen die am Krankenbett durchführbare Blutanalyse, die nicht durch Laborpersonal vorgenommen wird, die innerhalb von 2 min verwertbare Ergebnisse liefert und die unmittelbare therapeutische Konsequenzen hat.

b. **Falsch.** Erhöhte Werte der Enzyme GPT (Glutamat-Pyruvat-Transaminase [Alanin-Aminotransferase, ALT]) und GOT (Glutamat-Oxalacetat-Transaminase [Aspartat-Aminotransferase, AST]) korrelieren mit dem Schweregrad einer Leberzellschädigung. Ein Maß für die Syntheseleistung sind die Werte für Albumin, Cholinesterase und die meisten Gerinnungsfaktoren.

c. **Richtig.** Das ionisierte Kalzium ist ein besserer Indikator des Kalziumstatus, da es die biologisch aktive Form ist. Das Gesamtkalzium ist einfacher zu bestimmen, während man für die Messung des ionisierten Kalziums ionenselektive Elektroden benötigt.

d. **Falsch.** Die ACT („activated clotting time") ist ein bettseitiger Test, bei dem Nativblut in einem Testgefäß mit gereinigter Silikonerde vermischt wird. Die Gerinnungszeit wird automatisch in Sekunden gemessen, wobei der Normalwert im Bereich von 100–120 s liegt. Die ACT kann zur Überwachung der Heparingabe während kontinuierlicher Hämofiltration oder anderer extrakorporaler Verfahren eingesetzt werden.

e. **Falsch.** D-Dimere sind quervernetzte Fibrinspaltprodukte. Sie sind keine spezifischen Thrombosemarker, ein Normalwert kann jedoch aufgrund einer sehr hohen negativen Prädiktivität zum Ausschluss einer tiefen Beinvenenthrombose oder einer Lungenembolie herangezogen werden.

Fragen

7 Welche Aussagen zu Scoresystemen sind richtig?

a. Scoresysteme in der Intensivmedizin schätzen die Prognose des individuellen Intensivpatienten ein.

b. Neben allgemeinen Scores in der Intensivmedizin existieren auch Scores für spezielle Krankheitsbilder wie Sepsis, Lungenversagen oder akute Pankreatitis.

c. Der APACHE-III-Score wird häufiger eingesetzt als der APACHE II.

d. TISS dient primär der Einschätzung des Überwachungs- und Behandlungsaufwandes.

e. SAPS II und MPM II sind gängige intensivmedizinische Scoresysteme.

Antworten

a. **Falsch.** Scoresysteme dienen nicht der Einschätzung der individuellen Prognose des einzelnen Patienten, sondern der Beurteilung der Prognose einer bestimmten Gruppe von Patienten. Vor einigen Jahren gab es hierzu eine auch in der Öffentlichkeit emotional geführte Diskussion, die sich auf das Programm „Riyadh" bezog. Man sprach vom „Todescomputer", weil man davon ausging, dass mit diesem System über Tod und Leben des einzelnen Patienten entschieden werden sollte.

b. **Richtig.** Für eine ganze Reihe von intensivmedizinischen Krankheitsbildern gibt es spezielle Scores. Der bekannteste Sepsisscore stammt von Elebute und Stoner (1983), Murray et al. entwickelten einen Score für das Lungenversagen (1988), und Ranson et al. teilten die akute Pankreatitis nach Schweregraden ein (1974).

c. **Falsch.** Da beim APACHE III („acute physiology and chronic health evaluation") die Formel zur Berechnung des Sterblichkeitsrisikos nur kommerziell erhältlich ist, ist die Verbreitung im Vergleich zum APACHE II eingeschränkt. Der APACHE II, der 1985 vorgestellt wurde, umfasst 12 physiologische Variablen, 5 chronische Vorerkrankungen und das Alter des Patienten. Die maximale Punktzahl liegt bei 71.

d. **Richtig.** TISS („therapeutic intervention scoring system") stammt aus dem Jahre 1974 und erfasst 76 therapeutische Interventionen in der Intensivmedizin. Miranda et al. reduzierten TISS im Jahre 1996 auf eine kompaktere Version mit nur 28 Parametern. Im deutschen DRG-System ist seit 2005 die „intensivmedizinische Komplexbehandlung" abgebildet, wobei unter anderem täglich der Core-10-TISS erhoben wird, der die zehn aufwändigsten Parameter des TISS-28-Katalogs enthält.

e. **Richtig.** SAPS II („simplified acute physiology score") und MPM II („mortality predicting model") zählen zu den üblichen krankheitsübergreifenden intensivmedizinischen Scoresystemen. Bei der Erfassung der „intensivmedizinischen Komplexbehandlung" im deutschen DRG-System muss neben dem Core-10-TISS täglich auch der SAPS II ermittelt werden.

1.3 Ernährung des Intensivpatienten

Fragen

8 Welche Aussagen zur Ernährung des Intensivpatienten sind richtig?

a. Die Berechnung des Grundumsatzes nach Harris und Benedict erfolgt für beide Geschlechter mit einer unterschiedlichen Formel.

b. Um den aktuellen Energiebedarf des Intensivpatienten zu berechnen, muss man den Grundumsatz mit verschiedenen Faktoren multiplizieren.

c. Der aktuelle Energiebedarf eines Intensivpatienten lässt sich mithilfe der indirekten Kalorimetrie bestimmen.

d. Es gibt kein routinemäßig einsetzbares Verfahren, mit dessen Hilfe man die vorwiegende Nährstoffverwertung eines Intensivpatienten wie z. B. Lipolyse oder Lipogenese ermitteln könnte.

e. Nach einem Trauma oder einer Sepsis tritt beim Intensivpatienten eine ausgeprägte Katabolie auf.

Antworten

a. **Richtig.** Der Grundumsatz ist nicht nur von Größe, Gewicht und Alter, sondern auch vom Geschlecht des Patienten abhängig. Er wird nach Harris und Benedict separat für Frauen und Männer berechnet. Für Frauen beträgt die Formel [kcal]: $655,1 + (9,56 \times \text{Gewicht [kg]}) + (1,85 \times \text{Größe [cm]}) - (4,68 \times \text{Alter [Jahre]})$; für Männer: $66,47 + (13,75 \times \text{Gewicht [kg]}) + (5 \times \text{Größe [cm]}) - (6,76 \times \text{Alter [Jahre]})$.

b. **Richtig.** Für die Berechnung des aktuellen Energiebedarfes muss der Grundumsatz mit Faktoren wie dem Aktivitätsfaktor, dem Thermalfaktor bei Fieber und dem Traumafaktor multipliziert werden.

c. **Richtig.** Der tatsächliche aktuelle Energiebedarf lässt sich sowohl beim beatmeten als auch beim spontan atmenden Patienten mit der indirekten Kalorimetrie erfassen. Diese ist allerdings relativ teuer und personalintensiv.

d. **Falsch.** Mithilfe der indirekten Kalorimetrie erfasst man neben dem Energiebedarf auch den respiratorischen Quotienten, der bei einem Wert von 1 eine reine Kohlenhydratverwertung reflektiert, Werte < 0,7 sprechen für eine Ketonkörperverwertung und Werte > 1,0 für eine Lipogenese.

e. **Richtig.** Trauma und Sepsis führen zu einem Überwiegen des Proteinabbaus im Vergleich zur Synthese. Es kommt zu Proteinverlusten, wobei die Muskulatur das größte Proteinreservoir darstellt. Klinisch ist damit eine Abnahme der Muskelmasse zu beobachten.

9 Welche Aussagen zur Ernährung des Intensivpatienten sind richtig?

a. Die Gabe von Wachstumshormon beim katabolen Intensivpatienten verbessert das Outcome.

b. Die Ernährung des Intensivpatienten sollte erst spät mit enteraler Nahrungszufuhr beginnen, damit der Reflux über die Magensonde minimal bleibt.

c. Bei der Gabe von Sondenkost über duodenale bzw. jejunale Sonden ist die Bolusapplikation sinnvoller als die kontinuierliche Gabe.

d. Die heute auf Intensivstationen üblichen Magensonden bestehen in der Regel aus Polyvinylchlorid (PVC).

e. Eine mögliche Fehllage beim Legen einer transnasalen Magensonde ist die intrakranielle Positionierung.

a. **Falsch.** Es gibt Daten, die das Gegenteil belegen. Besonders die hoch dosierte Gabe von rekombinantem Wachstumshormon erhöht beim Intensivpatienten nicht nur die Morbidität, sondern auch die Mortalität.

b. **Falsch.** Moderne Konzepte sehen den frühestmöglichen Beginn der enteralen Nahrungszufuhr beim Intensivpatienten vor. Dieser frühe enterale Beginn verbessert die intestinale Integrität, reduziert die Häufigkeit septischer Komplikationen und vermindert die Aufenthaltsdauer auf der Intensivstation.

c. **Falsch.** Bei Duodenal- bzw. Jejunalsonden ist nur die kontinuierliche Gabe sinnvoll, während die Sondenkost über Magensonden auch bolusweise bis zu 8-mal 300 ml pro Tag verabreicht werden kann. Bei hohem Reflux im Rahmen der Ernährung über eine Magensonde sollte auf eine Duodenal- oder Jejunalsonde umgestellt werden, insbesondere wenn eine Therapie mit prokinetischen Substanzen nicht erfolgreich ist.

d. **Falsch.** Sonden aus PVC werden durch den Verlust der Weichmacher bereits nach 24 h Liegedauer relativ hart und führen zur Ausbildung von Druckulcera. In der Regel kommen heute Sonden aus Polyurethan zum Einsatz.

e. **Richtig.** Es gibt eine ganze Reihe von Einzelfallberichten über die intrakranielle Lage von „Magensonden". Insbesondere bei Mittelgesichtsfrakturen kann das transnasale Vorschieben zur intrakraniellen Positionierung führen. Somit ist die transnasale Anlage einer Magensonde bei Mittelgesichtsfrakturen kontraindiziert.

10 Welche Aussagen zur Ernährung des Intensivpatienten sind richtig?

a. Bei Patienten mit hereditärer Fruktoseintoleranz kann die Infusion von fruktosehaltigen Lösungen zu schweren Leber- und Nierenschäden führen.

b. Als Kohlenhydrate zur parenteralen Ernährung des Intensivpatienten kommen nur Glukose und Xylit in Frage.

c. Glukose liefert als parenterales Nährstoffsubstrat den höchsten Energiewert pro Gramm Substrat.

d. Eine hohe Zufuhr von Glukose erhöht die Atemarbeit beim spontan atmenden Patienten.

e. Bei hoher Glukosezufuhr über längere Zeit kann eine Steatosis hepatis entstehen.

a. **Richtig.** Die Infusion von Fruktose und Sorbit kann bei Patienten mit hereditärer Fruktoseintoleranz zu Hypoglykämie und zu Leber- und Nierenversagen mit tödlichem Ausgang führen. Somit sollten Zuckeraustauschstoffe wie Fruktose und Sorbit nicht eingesetzt werden.

b. **Richtig.** Neben der Glukose, die von allen Zellen metabolisiert werden kann, spielt Xylit die zweite Rolle. Vorteil von Xylit ist der initial insulinunabhängige Metabolismus.

c. **Falsch.** Der Energiewert von monohydrierter Glukose liegt bei 3,4 kcal/g. Für Aminosäuren beträgt dieser Wert 4 kcal/g. Den höchsten Energiewert besitzen Fette mit 9,1 kcal/g.

d. **Richtig.** Da Glukose zu CO_2 abgebaut wird, kommt es bei hoher Glukosezufuhr zu einem vermehrten Anfall an CO_2. Dies erhöht die Atemarbeit und kann beim respiratorisch beeinträchtigten Patienten zur Dekompensation führen. Wichtig ist die Reduktion der Glukosezufuhr aus diesem Grund auch bei der Entwöhnung nach Langzeitbeatmung (insbesondere bei pulmonal vorgeschädigten Patienten).

e. **Richtig.** Eine hohe Glukosezufuhr hat eine ganze Reihe von Nachteilen. Neben osmotischer Diurese, Wundheilungsstörungen, erhöhter Infektionsrate und Hypophosphatämie besteht die Gefahr der Leberverfettung, der Steatosis hepatis.

11 Welche Aussagen zur Ernährung des Intensivpatienten sind richtig?

a. Die Gabe von Xylit kann Oxalatablagerungen in verschiedenen Organen bewirken.

b. Die konsequente Einstellung des Blutzuckers auf Werte von 80–150 mg/dl beim operativen Intensivpatienten senkt die Morbidität und Mortalität.

c. Vitamine und Spurenelemente müssen bei der parenteralen Ernährung nicht separat substituiert werden, da sie bereits in allen handelsüblichen Kohlenhydrat- und Aminosäurenlösungen in ausreichender Menge vorhanden sind.

d. Beim Intensivpatienten mit Wundheilungsstörungen sollte der Zinkspiegel im oberen Normbereich liegen.

e. Unter der parenteralen Gabe von Fettlösungen ist die Kontrolle der Serumtriglyzeridspiegel nicht sinnvoll.

a. **Richtig.** Xylit, das immer zusammen mit Glukose gegeben werden sollte, kann im Einzelfall zu Oxalatablagerungen in Leber, Niere und Zentralnervensystem führen.

b. **Richtig.** Die belgische Studie von Greet van den Berghe aus dem Jahre 2001 an 1548 operativen Intensivpatienten ergab, dass die konsequente intensivierte Insulintherapie mit Normalisierung der Blutzuckerwerte (80–115 mg/dl) mit einer Senkung der Morbidität und Mortalität vergesellschaftet war. In der Nachfolgestudie aus dem Jahre 2006, die internistische Intensivpatienten einschloss, bewirkte die intensivierte Insulintherapie keine Reduktion der Letalität. Lediglich bei Patienten, deren Intensivstationsaufenthalt >3 Tage betrug, war eine Senkung der Sterblichkeit in der Therapiegruppe zu erkennen. Aktuell werden obere Grenzwerte von 150 mg/dl bis maximal 180 mg/dl empfohlen. Wichtig in diesem Zusammenhang ist die Verwendung geeigneter und regelmäßig überprüfter Point-of-care-Systeme zur Blutzuckermessung, um Hypoglykämien zu vermeiden.

c. **Falsch.** Bei parenteraler Ernährung müssen sowohl Vitamine als auch Spurenelemente in ausreichender Dosis separat supplementiert werden. Allerdings sind inzwischen auch Beutelsysteme auf dem Markt, die alle Komponenten einschließlich Vitaminen und Spurenelementen enthalten.

d. **Richtig.** Das Spurenelement Zink spielt eine wichtige Rolle bei der Wundheilung. Da niedrige Zinkspiegel mit Wundheilungsstörungen vergesellschaftet sind, erscheint es sinnvoll, bei speziellen Patienten den oberen Bereich des Normwertes anzustreben.

e. **Falsch.** Die regelmäßige Kontrolle der Serumtriglyzeridspiegel ist unter Fettgabe sinnvoll, da beim Erreichen hoher Werte eine Dosisreduktion der exogen zugeführten Fette indiziert ist.

Fragen

12 Welche Aussagen zur Ernährung des Intensivpatienten sind richtig?

a. Die Gabe bestimmter Fettlösungen beim Intensivpatienten kann auch zur Immunmodulation eingesetzt werden.

b. Fettlösungen haben eine geringe Osmolalität und können deswegen problemlos periphervenös gegeben werden.

c. Beim Langzeitintensivpatienten ist bei der Fettgabe die alleinige Verabreichung von mittelkettigen Fettsäuren (MCT, „mediumchain triglycerides") sinnvoll, da sie carnitinunabhängig metabolisiert werden.

d. Fettlösungen sollten beim Intensivpatienten jeweils über die Dauer von 3 h verabreicht werden.

e. Die parenterale Fettgabe ist bei akuter Pankreatitis kontraindiziert.

Antworten

a. **Richtig.** In der Regel haben Fettlösungen eine energetische Funktion. Bestimmte Fettsäuren üben auch nichtenergetische Funktionen aus: Omega-3-Fettsäuren z. B. können beim Intensivpatienten zur Immunmodulation appliziert werden.

b. **Richtig.** Fettlösungen können aufgrund der Osmolalität von 280–355 mosmol/kg problemlos periphervenös verabreicht werden.

c. **Falsch.** Mittelkettige Fettsäuren werden im Gegensatz zu langkettigen Fettsäuren (LCT, „long-chain triglycerides") zwar carnitinunabhängig verstoffwechselt; sie enthalten jedoch keine essenziellen Fettsäuren, die für Langzeitpatienten wichtig sind. Zu diesen essenziellen Fettsäuren zählen die Linol- und die a-Linolensäure.

d. **Falsch.** Eine zu rasche hohe Fettzufuhr kann zu Oxygenierungsstörungen, zu Leberfunktionsstörungen und auch zu Gerinnungsstörungen führen. Fettlösungen werden beim Intensivpatienten daher über 24 h kontinuierlich appliziert.

e. **Falsch.** Für eine niedrig dosierte Fettgabe im Dosisbereich von 0,5–1,0 g/kg/Tag stellt die akute Pankreatitis keine Kontraindikation dar.

Fragen

13 Welche Aussagen zur Ernährung des Intensivpatienten sind richtig?

a. Eine hohe Zufuhr von Aminosäuren steigert den Serumharnstoffwert.
b. Bei Leber- bzw. Nierenfunktionsstörungen können speziell adaptierte Aminosäurenlösungen zur Anwendung kommen.
c. Bei Einsatz der kontinuierlichen venovenösen Hämofiltration kommt es zu Aminosäurenverlusten durch das extrakorporale System.
d. Die Aminosäure Glutamin spielt in der Ernährung des Intensivpatienten keine nennenswerte Rolle.
e. Arginin ist ein Bestandteil im Konzept der Immunnutrition.

Antworten

a. **Richtig.** Die hohe Zufuhr von Aminosäuren führt zu einem Anstieg der Harnstoffproduktion, was eine Erhöhung des Serumharnstoffwertes bewirkt.
b. **Richtig.** Bei Leber- und Nierenfunktionsstörungen sollen spezielle „Leber-" und „Nierenlösungen" Vorteile bringen. In diesen speziellen Lösungen ist der Anteil der verzweigtkettigen und der aromatischen Aminosäuren verändert.
c. **Richtig.** Insbesondere bei kontinuierlichen Nierenersatzverfahren treten signifikante Aminosäurenverluste auf. Die Menge der Verluste ist dabei abhängig vom Filtrationsvolumen.
d. **Falsch.** Glutamin spielt insbesondere im Konzept der Immunnutrition des Intensivpatienten eine große Rolle. Die Substitution von Glutamin soll die Zottenintegrität im Darm optimieren und die intestinale Barrierefunktion aufrechterhalten. Insbesondere die hoch dosierte parenterale Glutaminsubstitution soll beim Intensivpatienten die Komplikationsrate und die Letalität reduzieren, allerdings bleibt die Studienlage hierzu uneinheitlich.
e. **Richtig.** Auch die Zugabe der Aminosäure Arginin soll beim Intensivpatienten immunmodulierend wirken. Aus Arginin wird unter Entstehung von Citrullin NO generiert. Inwieweit eine exogene Argininzufuhr beim septischen Patienten die NO-Produktion steigert und damit die Vasodilatation verstärkt, ist bisher unklar. Es gibt Hinweise, dass Arginin enthaltende immunnutritive Lösungen die Letalität bei Sepsis erhöhen (z. B. Bertolini G et al. in: *Intensive Care Medicine* 2003; 29: 834–840).

1.4 Wasser-Elektrolyt- und Säure-Basen-Haushalt

Fragen

14 Welche Aussagen zum Wasser-Elektrolyt-Haushalt sind richtig?

a. Die Serumosmolalität beträgt normalerweise 220 mosmol/kg.

b. Beim Syndrom der inadäquaten Sekretion von antidiuretischem Hormon (SIADH) liegt eine hypertone Hypernatriämie vor.

c. Der Serumkaliumspiegel ist repräsentativ für die intrazelluläre Kaliumkonzentration.

d. Bei einer Hyperkaliämie >6,5 mmol/l ist primär die Gabe von Austauscherharzen wie z. B. Natriumpolystyrensulfonat indiziert.

e. Die Gabe einer Substanz mit β_2-adrenerger Wirkung senkt akut den Serumkaliumspiegel.

Antworten

a. **Falsch.** Die normale Serumosmolalität liegt im Bereich von 290 mosmol/kg. Die Serumosmolalität wird im Wesentlichen durch Na^+, Glukose und Harnstoff bestimmt.

b. **Falsch.** Beim SIADH (Schwartz-Bartter-Syndrom) liegen bei erhöhter ADH-Sekretion eine isovolämische Hyponatriämie und eine verminderte Serumosmolalität vor. Trotz der Hyponatriämie sind die Natriumkonzentration im Urin und die Urinosmolalität erhöht.

c. **Falsch.** Die intrazelluläre Kaliumkonzentration ist wesentlich höher als die extrazelluläre, sodass eine asymmetrische Verteilung vorliegt. Der Gradient wird durch die Aktivität der Na^+-K^+-ATPase aufrechterhalten.

d. **Falsch.** Bei einer derart ausgeprägten Hyperkaliämie, die jederzeit symptomatisch werden kann, müssen Kalziumchlorid bzw. -glukonat, 20 %ige NaCl-Lösung oder Natriumbikarbonat sofort therapeutisch verfügbar sein. Da Austauscherharze nur verzögert den Serumkaliumspiegel senken, sollte im vorliegenden Fall mit einer Glukose-Insulin-Gabe begonnen werden.

e. **Richtig.** Die Gabe von β_2-Agonisten wie z. B. Salbutamol ist effektiv in der Akutbehandlung der Hyperkaliämie. Auch die Gabe von Adrenalin senkt über den β_2-Rezeptor-Effekt den Serumkaliumspiegel.

15 Welche Aussagen zur Analyse arterieller Blutgase sind richtig?

a. Eine Azidose liegt vor, wenn der pCO_2 über 55 mmHg liegt.

b. Eine Alkalose liegt vor, wenn der pH-Wert über 7,42 liegt.

c. Das wichtigste Puffersystem im Blut ist das Hydrogenphosphat-Dehydrogenphosphat-System.

d. Der Anstieg des pH-Wertes um 0,1 vergrößert die Wasserstoffionenkonzentration um ca. 20 %.

e. Der alveoloarterielle Sauerstoffgradient ist nützlich, um eine pulmonale von einer extrapulmonalen Störung zu unterscheiden.

a. **Falsch.** Ein erhöhter Partialdruck des Kohlendioxids führt zu einer Azidose, wenn diese nicht metabolisch kompensiert wird. Eine Azidose liegt vor, wenn der pH unter 7,38 liegt. Im vorliegenden Fall handelt es sich um eine Hyperkarbie bzw. Hyperkapnie.

b. **Richtig.** Eine Alkalose liegt vor, wenn der pH-Wert über 7,42 liegt. Generell gilt, dass die Spannbreite der mit dem Leben vereinbaren Abweichungen des pH-Wertes bei 6,9–7,9 liegt.

c. **Falsch.** Das wichtigste Puffersystem ist das Kohlensäure-Hydrogenkarbonat-System. Dieses System kann durch die Lunge (CO_2) und die Niere (HCO_3^-) geregelt werden. Daneben spielen noch Proteinpuffer im Blut eine untergeordnete Rolle.

d. **Falsch.** Ein Anstieg des pH-Wertes vermindert die Wasserstoffionenkonzentration. Bei einem pH-Wert von 7,4 liegen 40 mmol/l H^+-Ionen vor. Einem pH-Wert von 7,5 entsprechen 30 mmol/l, und bei pH 7,6 sind dies 24 mmol/l. Somit spiegelt die Zunahme des pH-Wertes um 0,1 eine Reduktion der Wasserstoffionenkonzentration um ca. 20 % wider.

e. **Richtig.** Der alveoloarterielle Sauerstoffgradient ist die Differenz aus dem errechneten Sauerstoffpartialdruck des Alveolargases und dem gemessenen arteriellen pO_2. Er ist erhöht bei einem Ventilations-Perfusions-Missverhältnis der Lunge und zeigt damit eine pulmonale Störung an. Bei einer Lungenembolie oder Aspiration ist der Gradient erhöht, bei einer Hypoventilation hingegen ist er normal.

Fragen

16 Welche Aussagen zum Säure-Basen-Haushalt sind richtig?

a. Folgende Werte sprechen für eine respiratorische Azidose: pH 7,28, pCO_2 60 mmHg, HCO^-_3 27 mmol/l.

b. Folgende Werte sprechen für eine metabolische Alkalose: pH 7,56, pCO_2 55 mmHg, HCO^-_3 45 mmol/l.

c. Die Korrektur einer metabolischen Azidose ist in der Regel erst unterhalb eines pH-Wertes von 7,2 erforderlich.

d. Bei der Zufuhr von bikarbonathaltigen Pufferlösungen entsteht CO_2.

e. Eine metabolische Alkalose kann mit Argininhydrochlorid gepuffert werden.

Antworten

a. **Richtig.** Hierbei handelt es sich um eine akute respiratorische Azidose, wobei noch keine nennenswerte kompensatorische Erhöhung des Bikarbonats vorhanden ist.

b. **Richtig.** Diese Laborkonstellation spricht für eine rein metabolische Alkalose. Die häufigste Ursache einer metabolischen Alkalose ist eine Diuretikatherapie, wobei die Therapie in der Gabe von NaCl-Lösung besteht. Störungen, die durch Erbrechen oder Verluste über Magensonden entstehen, weisen meistens einen Urinchloridwert unter 15 mmol/l auf und sprechen auf die Gabe von Chlorid gut an.

c. **Richtig.** Im Vordergrund steht, wann immer möglich, die Therapie der auslösenden Ursache. Erst in zweiter Linie wird man bei Unterschreiten der pH-Grenze von 7,2 die verschiedenen Pufferlösungen einsetzen.

d. **Richtig.** Bei der Pufferung einer Azidose mit Natriumbikarbonat entsteht CO_2, das über die Lungen eliminiert werden muss. Besteht eine Erhöhung des pCO_2, kann es daher zu einer paradoxen Verstärkung der Azidose kommen, wenn die Elimination von CO_2 nicht gewährleistet ist. Zudem besteht die Gefahr einer Hypernatriämie. In dieser Situation kann mithilfe von Trometamol (Trispuffer, THAM) gepuffert werden.

e. **Richtig.** Argininhydrochlorid oder Salzsäure können zur Therapie verwendet werden.

1.5   Nierenersatzverfahren

Fragen

17 Welche Aussagen zur Hämodialyse bzw. Hämofiltration sind richtig?

a. Bei der Hämodialyse erfolgt die Clearance von Stoffen durch Konvektion, bei der Hämofiltration durch Diffusion.

b. Bei der Hämodialyse werden Moleküle bis zu einer Größe von 30.000 Dalton ausgeschieden, während unter Hämofiltration nur Moleküle bis 1000 Dalton eliminiert werden.

c. Bei einer lebensbedrohlichen Hyperkaliämie ist die kontinuierliche venovenöse Hämofiltration der Hämodialyse vorzuziehen.

d. Im Allgemeinen sind beim Intensivpatienten kontinuierliche Nierenersatzverfahren den intermittierenden Verfahren vorzuziehen.

e. Zur kontinuierlichen arteriovenösen Hämofiltration ist der Einsatz einer Rollerpumpe erforderlich.

Antworten

a. **Falsch.** Bei der Hämodialyse werden die Stoffe mittels Diffusion durch eine semipermeable Membran ausgeschieden, während bei der Hämofiltration das Prinzip der Konvektion vorherrscht.

b. **Falsch.** Unter Hämodialyse werden kleinmolekulare Substanzen bis 1000 Dalton eliminiert. Unter Hämofiltration werden auch größere Moleküle ausgeschieden, wobei die Ausscheidung kleinerer Moleküle wie Harnstoff weniger stark ausgeprägt ist als unter Hämodialyse.

c. **Falsch.** Die Ausscheidung von dialysablen, kleinmolekularen Substanzen ist unter Hämodialyse wesentlich effektiver als unter Hämofiltration.

d. **Richtig.** Im Gegensatz zu intermittierenden Verfahren wie der Hämodialyse weisen Patienten unter kontinuierlichen Verfahren eine größere hämodynamische Stabilität auf. Somit ziehen viele Intensivmediziner mittlerweile die kontinuierlichen Verfahren vor. Für spezielle Indikationen gehört die intermittierende Dialyse jedoch weiterhin zum Repertoire des Intensivmediziners. Als Zwischenvariante hat sich die „sustained low efficiency dialysis" (SLED) etabliert, die zwischen 8 und 12 h dauert.

e. **Falsch.** Der Blutfluss durch den Filter erfolgt bei der arteriovenösen Hämofiltration spontan aufgrund des Druckgefälles zwischen Arterie und Vene. Somit ist keine Rollerpumpe erforderlich. Dieses Verfahren wurde heute weitgehend durch venovenöse Techniken abgelöst, die den Einsatz einer Rollerpumpe erfordern.

Fragen

18 Welche Aussagen zur Hämofiltration sind richtig?

a. Patienten mit kontinuierlicher venovenöser Hämofiltration müssen auf jeden Fall Antikoagulanzien erhalten.

b. Die am häufigsten zur Antikoagulation eingesetzte Substanz ist unfraktioniertes Heparin.

c. Bei Einsatz von unfraktioniertem Heparin sollte unter kontinuierlicher venovenöser Hämofiltration eine Verlängerung der aPTT oder der ACT um 50–100 % angestrebt werden.

d. Die Dosierung von niedermolekularen Heparinen zur Antikoagulation unter kontinuierlicher venovenöser Hämofiltration ist schwieriger als die Dosierung von unfraktioniertem Heparin.

e. Prostaglandine können nicht zur Verlängerung der Filterlaufzeit eingesetzt werden.

Antworten

a. **Falsch.** In aller Regel werden Patienten unter kontinuierlicher venovenöser Hämofiltration Antikoagulanzien erhalten. In Einzelfällen, insbesondere bei manifester Blutung oder unmittelbar nach größeren Operationen, kann initial auf eine Antikoagulation verzichtet werden. Hierbei ist allerdings auf die Filterthrombosierung zu achten.

b. **Richtig.** Unfraktioniertes Heparin besitzt den Vorteil, dass große Erfahrung damit vorliegt. Es besitzt eine kurze biologische Halbwertszeit, es gibt einen wirksamen Inhibitor, und man kann die Effekte der Substanz mit gängigen Laborparametern erfassen.

c. **Richtig.** Es sollte eine entsprechende Verlängerung der aPTT (aktivierte partielle Thromboplastinzeit) bzw. ACT („activated clotting time") erreicht werden, um eine frühzeitige Filterthrombosierung zu vermeiden.

d. **Richtig.** Niedermolekulare Heparine können bei Patienten mit Nierenversagen akkumulieren. Weiterhin ist die Dosis für jedes niedermolekulare Heparin unterschiedlich. Somit wird in der Regel ein Monitoring der Anti-Faktor-Xa-Aktivität gefordert. Allerdings konnten einzelne Autoren keine Korrelation zwischen der Anti-Faktor-Xa-Aktivität und der Filterlaufzeit finden.

e. **Falsch.** Bei kontinuierlicher Gabe von Prostazyklin kann dessen plättchen-
hemmender Effekt zur Verlängerung der Filterlaufzeit eingesetzt werden.
Nachteile des Einsatzes von Prostazyklin sind eine systemische Hypotension und die hohen Kosten.

Fragen

19 Welche Aussagen zur Dialyse bzw. Hämofiltration sind richtig?

a. Zitrat kann ebenfalls zur Antikoagulation unter kontinuierlicher
venovenöser Hämofiltration zum Einsatz kommen.
b. Wird ein Patient mit heparininduzierter Thrombozytopenie Typ II
kontinuierlich hämofiltriert, sollte auf eine Antikoagulation verzichtet
werden.
c. Bei der Peritonealdialyse ist ebenfalls eine Antikoagulation erforderlich.
d. Die Peritonealdialyse wird beim Intensivpatienten heute nicht mehr eingesetzt.
e. Eine kontinuierliche venovenöse Hämofiltration kann beim Intensivpatienten höchstens 4 Wochen lang durchgeführt werden.

Antworten

a. **Richtig.** Zitrat wird in vielen Kliniken routinemäßig zur Antikoagulation
eingesetzt, wobei ACT-Werte von 200–250 s angestrebt werden. Zu berücksichtigen ist, dass aus 1 Mol Zitrat in der Leber 3 Mol Bikarbonat entstehen.
b. **Falsch.** Patienten mit heparininduzierter Thrombozytopenie Typ II neigen
zur schnellen Thrombosierung des Filters, sodass eine suffiziente Antikoagulation sinnvoll ist. Hierzu stehen Danaparoidnatrium, Lepirudin,
Argatroban oder auch Zitrat zur Verfügung.
c. **Falsch.** Bei der Peritonealdialyse ist keine Antikoagulation erforderlich, da
keine Filter eingesetzt werden. Eine Filterthrombosierung muss somit nicht
verhindert werden.
d. **Falsch.** Bei Kindern mit Nierenversagen auf der Intensivstation wird die
Peritonealdialyse auch heute noch oft eingesetzt.
e. **Falsch.** Die Dauer einer kontinuierlichen venovenösen Hämofiltration ist
zeitlich nicht begrenzt.

Fragen

20 Welche Aussagen zur Hämodialyse bzw. Hämofiltration sind richtig?

a. Der zur Hämodialyse erforderliche Shaldon-Katheter sollte primär über die rechte V. subclavia eingeführt werden.

b. Die Indikation zum Einsatz eines extrakorporalen Nierenersatzverfahrens ist beim oligurischen Intensivpatienten eindeutig anhand des Serumharnstoffwertes (>200 mg/dl) definiert.

c. Beim postrenalen akuten Nierenversagen gilt ein extrakorporales Ersatzverfahren als Procedere der ersten Wahl.

d. Als Filtermembranen für extrakorporale Nierenersatzverfahren werden heute Zellulosemembranen (z. B. Cuprophan) eingesetzt.

e. Ein Nebeneffekt eines kontinuierlichen extrakorporalen Nierenersatzverfahrens ist die Reduktion der Körpertemperatur des Patienten.

Antworten

a. **Falsch.** Dicklumige, relativ steife Katheter neigen bei Anlage über die rechte V. subclavia aufgrund der anatomischen Gegebenheiten zum Abknicken, sodass der Fluss evtl. nicht optimal ist. Somit sollte z. B. die rechte V. jugularis interna der rechten V. subclavia vorgezogen werden.

b. **Falsch.** Es gibt hierfür keinen exakt festzulegenden Wert. Abhängig vom klinischen Bild und vom individuellen Patienten wird man einzelne Patienten bereits unter einem Harnstoffwert von 200 mg/dl einem extrakorporalen Verfahren zuführen, während bei anderen Patienten selbst bei Werten von 300 mg/dl ein extrakorporales Verfahren vermeidbar ist.

c. **Falsch.** Weder beim postrenalen noch beim prärenalen Nierenversagen zählen extrakorporale Verfahren zu den Mitteln der ersten Wahl. Beim postrenalen Nierenversagen steht die urologische Intervention an erster Stelle, während beim prärenalen Versagen primär der renale Perfusionsdruck z. B. durch Volumengabe zu optimieren ist.

d. **Falsch.** Zellulosemembranen sind biologisch nicht inert, d. h. es kommt zur Mediatorfreisetzung und Komplementaktivierung. Polysulfon-, Polyamid- und Polyacrylnitrilmembranen sollen hingegen biologisch inert sein.

e. **Richtig.** Der kontinuierliche Einsatz eines nicht geheizten extrakorporalen Systems führt zu Wärmeverlusten. Der Beginn eines kontinuierlichen extrakorporalen Nierenersatzverfahrens beim Patienten mit hohem Fieber

wird die Körpertemperatur relativ rasch senken. Beim vorher kardiovaskulär instabilen Patienten führt die akute Temperatursenkung primär
zu einer Kreislaufstabilisierung. Inwieweit eine aggressive Temperatursenkung beim Intensivpatienten sinnvoll ist, bleibt ungeklärt. Sie könnte
evtl. protektive Mechanismen (z. B. die Bildung von Hitzeschockproteinen)
ausschalten.

Atmung und Beatmung 2

2.1 Bronchoskopie

21 Welche Aussagen zur Bronchoskopie sind richtig?

a. Will man bei einer fiberoptischen Bronchoskopie die Ostien der Lingula inspizieren, muss man den linken Unterlappen aufsuchen.
b. Will man bei einer Bronchoskopie auf der linken Lungenseite das Ostium des Segments 7 inspizieren, muss man den linken Unterlappen aufsuchen.
c. Der rechte Hauptbronchus ist länger als der linke.
d. Die Verbreitung von Keimen durch flexible Bronchoskope ist nicht möglich, da die vorherige Aufbereitung der Geräte eine Desinfektion beinhaltet.
e. Sie führen bei einem wachen, spontan atmenden Intensivpatienten eine fiberoptische Bronchoskopie durch, um gezielt Sekret für die infektiologische Untersuchung zu gewinnen. Der Einsatz von Lidocain oder Procain zur Lokalanästhesie ist hierbei problemlos.

Antworten

a. **Falsch.** Die Lingula mit ihren Segmenten 4 und 5 gehört nicht zum Unterlappen, sondern zum Oberlappen.
b. **Falsch.** Es gibt bei der linken Lunge zwar die Segmente 1–10, das Segment 7 existiert links im Normalfall jedoch nicht.
c. **Falsch.** Der rechte Hauptbronchus ist beim Erwachsenen nur 1–2,5 cm lang, da der rechte Oberlappenbronchus relativ kurz nach der Carina abgeht. Der linke Hauptbronchus ist 4–5 cm lang.

F. Kehl und S. Schulz-Stübner, *Intensivmedizin Fragen und Antworten*, https://doi.org/10.1007/978-3-662-64559-8_2 .

d. **Falsch.** Es gibt eine ganze Reihe von Fallberichten, bei denen mit inadäquat aufbereiteten Bronchoskopen Keime, wie z. B. Pseudomonas aeruginosa, verbreitet wurden. Mit heutigen molekularbiologischen Methoden lassen sich dabei relativ genau die Übertragungswege nachvollziehen. Besonders wichtig für den zuverlässigen Erfolg der Aufbereitung von Endoskopen ist das Durchspülen der Arbeitskanäle mit einem enzymatischen Reiniger sofort nach der Untersuchung (in der Regel durch den Endoskopeur).

e. **Falsch.** Lokalanästhetika wie Lidocain oder Procain haben bakterizide Eigenschaften, die zu falsch-negativen Kultur-Ergebnissen führen können. PCR-Verfahren werden in der Regel nicht negativ beeinflusst.

Fragen

22 Welche Aussagen zur Bronchoskopie sind richtig?

a. Die fiberoptische Bronchoskopie zählt zu den Routinemaßnahmen nach Aspiration von Magen-Darm-Inhalt.

b. Bei einem beatmeten Intensivpatienten mit einer neu aufgetretenen Atelektase werden zuerst mehrere pulmonale Blähmanöver durchgeführt. Erst wenn diese erfolglos sind, kommt die flexible Bronchoskopie zum Einsatz.

c. Nach einem Thoraxtrauma mit Mediastinalemphysem muss innerhalb weniger Stunden eine Bronchoskopie stattfinden.

d. Bei einem Beatmungspatienten, der unter einer inspiratorischen Sauerstoffkonzentration von 100 % ($F_IO_2 = 1,0$) einen p_aO_2-Wert von 60 mmHg aufweist, ist die Indikation zur fiberoptischen Bronchoskopie sehr streng zu stellen.

e. Unmittelbar nach einer bronchoalveolären Lavage (BAL) kann es beim Intensivpatienten zur Fieberentwicklung und zu einem septischen Zustandsbild kommen.

Antworten

a. **Richtig.** Nach Aspiration gehören die bronchoskopische Inspektion und das bronchoskopische Absaugen zu den Standardmaßnahmen. Insbesondere das Entfernen von festen Partikeln ist hierbei essenziell.

b. **Falsch.** Da Atelektasen häufig durch lokalen Sekretverhalt entstehen, kommt dem gezielten bronchoskopischen Absaugen des Sekretes besondere Bedeutung zu. Eventuell ist auch ein Anspülen mit steriler physiologischer Kochsalzlösung erforderlich. Erst dann folgen pulmonale Blähmanöver, im Einzelfall ergänzt durch Lagerungs- und Physiotherapie.

c. **Richtig.** Durch die gezielte Inspektion der zentralen Atemwege können operationspflichtige tracheobronchiale Verletzungen rechtzeitig erkannt werden. Nur die schnelle operative Versorgung ermöglicht ein optimales operatives Ergebnis.

d. **Richtig.** Im Rahmen einer flexiblen Bronchoskopie beim beatmeten Patienten kommt es häufig zum Abfall des arteriellen Sauerstoffpartialdrucks. Somit muss bei grenzwertiger Oxygenierung die Indikation zur Bronchoskopie streng gestellt werden.

e. **Richtig.** Dieses Bild tritt bei 10–25 % der beatmeten Intensivpatienten nach Bronchoskopie mit BAL auf. Man führt es auf eine Freisetzung proinflammatorischer Zytokine und eine alveolokapilläre Translokation von Endotoxin zurück.

2.2 Ateminsuffizienz

Fragen

23 Welche Aussagen zur Lunge sind richtig?

a. Die Compliance von Lunge und Thorax ist definiert als Atemwegsdruckänderung pro Volumenänderung.

b. In der statischen Druck-Volumen-Beziehung von Lunge und Thorax ergeben sich 2 Umschlagspunkte.

c. Surfactant besteht zu 90 % aus Phospholipiden und wird in den Pneumozyten Typ II produziert.

d. Bei einer Rippenserienfraktur empfiehlt sich generell die maschinelle Beatmung zur „inneren Schienung".

e. In der postoperativen Phase nach Pneumektomie kann in seltenen Fällen eine Herniation des Herzens auftreten.

Antworten

a. **Falsch.** Die Compliance ist definiert als Volumenänderung (ΔV) pro Atemwegsdruckänderung (ΔP).

b. **Richtig.** Die Compliancekurve verläuft zunächst flach, steigt am unteren Umschlagspunkt („lower inflection point") steil an, um am oberen Umschlagspunkt („upper inflection point") wieder flacher zu werden.

c. **Richtig.** Surfactant besteht zu 90 % aus Phospholipiden und zu 10 % aus Apoproteinen. Er wird in den Pneumozyten Typ II produziert und reduziert die Oberflächenspannung der Alveolen.

d. **Falsch.** Dieses frühere Konzept gilt heute als überholt. Bei gleichzeitiger adäquater Schmerztherapie, z. B. mittels thorakaler Periduralanalgesie oder paravertebralen Kathetern, erhält der Patient eine partielle nicht invasive Atemunterstützung in Form von CPAP, oder er betreibt aktive Atemtherapie. Im Einzelfall kommt bei instabilen Thoraxverhältnissen die invasive Beatmung oder selten auch die operative Fixierung der Rippenfrakturen zur Anwendung.

e. **Richtig.** Nach Pneumektomie mit Eröffnung bzw. Resektion des Perikards kann es zur Herniation des Herzens in den leeren Hemithorax kommen. Diese lebensbedrohliche Komplikation erfordert die sofortige operative Intervention.

Fragen

24 Welche Aussagen zur Ateminsuffizienz bzw. Beatmung sind richtig?

a. Bei einer Ateminsuffizienz kann ein Versagen der ventilatorischen Pumpleistung oder eine pulmonale Oxygenierungsstörung vorliegen.

b. Zu den klinischen Zeichen der Ateminsuffizienz gehören Tachypnoe, Tachykardie, Unruhe und schweißige Haut.

c. Bei Patienten mit Langzeitbeatmung ist ein HME-Filter („heat moisture exchanger") zur Atemgasbefeuchtung zur Prävention der beatmungsassoziierten Pneumonie besser geeignet als eine aktive Befeuchtung.

d. Im Gegensatz zur Beatmung über einen oralen Tubus kommen Tubusobstruktionen nach Tracheotomie so gut wie nicht vor.

e. Ein Endotrachealtubus mit einem Innendurchmesser von 7 mm hat einen geringfügig höheren Strömungswiderstand als ein Tubus mit 8 mm Innendurchmesser.

Antworten

a. **Richtig.** Insbesondere aus didaktischen Gründen ist diese Unterscheidung sinnvoll. Ein ventilatorisches Versagen geht mit einer Hyperkapnie einher, während das Kennzeichen einer Oxygenierungsstörung die Hypoxämie ist. In praxi tritt oft eine Kombination beider Störungen auf.

b. **Richtig.** Die klinischen Zeichen bestehen aus einer schnellen, flachen Atmung, einer motorischen Unruhe mit schweißiger Haut und einer

Tachykardie. Bei einer postoperativen Ateminsuffizienz können solche Zeichen fehlen, da z. B. bei Opioidüberhang eine Bradypnoe vorliegt.

c. **Falsch.** Bei Patienten mit kurzer postoperativer Nachbeatmung oder einer Beatmung von wenigen Tagen ist ein entsprechender Filter ausreichend. Bei Langzeitbeatmung wird hingegen der Einsatz eines aktiven Befeuchtungssystems von vielen Klinikern nach wie vor bevorzugt. Ein HME-Filter („heat and moisture exchanger") dient der Erwärmung und Anfeuchtung der Atemluft und wird nach Herstellerangaben gewechselt. Ein Einfluss der Art der Atemgasanfeuchtung auf die Häufigkeit beatmungsassoziierter Pneumonien konnte nicht gezeigt werden.

d. **Falsch.** Tracheotomietuben können ebenfalls durch festen Schleim oder Sekret verlegt werden, obwohl die Strecke zur Trachea kürzer ist. Auch hier spielt die aktive Befeuchtung zur Prophylaxe eine wichtige Rolle.

e. **Falsch.** Der Strömungswiderstand des 7-mm-Tubus ist wesentlich höher als derjenige des 8-mm-Tubus, da er nach dem Gesetz von Hagen-Poiseuille von der 4. Potenz des Radius des durchströmten Tubus abhängt. Dies erklärt auch den deutlich steigenden Widerstand bei endoluminalen Inkrustationen, wie sie nicht selten bei längerer Beatmung beobachtet werden.

2.3 Intubation und Tracheotomie

Fragen

25 Welche Aussagen zur nasotrachealen Intubation sind richtig?

a. Wird ein Säugling über mehrere Tage beatmet, ist die nasotracheale der orotrachealen Intubation vorzuziehen.

b. Das Vorschieben des Endotrachealtubus im Bereich der Glottis ist bei der nasalen Intubation einfacher als bei der oralen Intubation.

c. Im Rahmen des Einführens eines nasotrachealen Tubus kann es zur retropharyngealen Dissektion kommen.

d. Die nasale Intubation beim Intensivpatienten ist mit einer hohen Rate an Sinusitis vergesellschaftet.

e. Wird ein Erwachsener mehrere Tage beatmet, wird der orotracheale Tubus am zweiten oder dritten Beatmungstag gegen einen nasotrachealen Tubus gewechselt.

a. **Richtig.** Aufgrund der wesentlich besseren Fixierungsmöglichkeiten hat sich die nasotracheale Intubation bei der längerfristigen Beatmung von Säuglingen als vorteilhaft erwiesen.

b. **Falsch.** Bei der nasalen Intubation ist das Vorschieben erschwert, da die Tubusspitze aufgrund des ungünstigeren Winkels subglottisch an der Vorderwand der Trachea ansteht. Mithilfe der Magill-Zange wird die Tubusspitze dann nach dorsal gedrückt, während eine Hilfsperson den Tubus vorschiebt.

c. **Richtig.** Beim Vorschieben des nasotrachealen Tubus treten häufig Blutungen im Bereich der Nase und des Epipharynx auf. Wird die Schleimhaut perforiert, kommt es zur retropharyngealen Dissektion, die im Einzelfall zur retropharyngealen Hämatom- und Abszessbildung führen kann.

d. **Richtig.** Im Vergleich zur oralen Intubation und zur Tracheotomie weist die nasale Intubation beim Intensivpatienten eine deutlich höhere Sinusitisrate auf.

e. **Falsch.** Während man in früheren Jahren bei erwachsenen Beatmungspatienten relativ frühzeitig den nasotrachealen Zugang wählte, wird man heute aufgrund der vielfältigen akuten und subakuten Komplikationsmöglichkeiten (Fragen c. und d.) eher auf diesen Zugangsweg verzichten.

26 Welche Aussagen zur Tracheotomie sind richtig?

a. Der Bedarf an Analgosedierung ist beim tracheotomierten Beatmungspatienten in der Regel geringer als bei oraler oder nasaler Intubation.

b. Eine typische Akutkomplikation der Dilatationstracheotomie ist neben der Blutung eine Verletzung der Tracheahinterwand.

c. Bei der Anlage einer perkutanen Dilatationstracheotomie ist der Einsatz einer Fiberoptik notwendig.

d. Im Gegensatz zum plastischen, epithelialisierten Tracheostoma treten nach perkutaner Dilatationstracheotomie keine Trachealstenosen als Spätkomplikation auf.

e. Wundheilungsstörungen sind nach perkutaner Dilatationstracheotomie seltener als nach Anlage eines chirurgischen epithelialisierten Tracheostomas.

a. **Richtig.** Tracheotomierte Patienten weisen den niedrigsten Analgosedierungsbedarf auf. Nur wenige Patienten tolerieren einen nasalen oder oralen Endotrachealtubus ohne jede Sedierung.

b. **Richtig.** Neben der akuten Blutung ist die Verletzung der Tracheahinterwand eine typische Komplikation, wobei letztere allerdings sehr selten ist.

c. **Richtig.** Mithilfe des Bronchoskops werden der Einstich in die Trachea und die intratracheale Lage des Drahtes und das Vorschieben des Dilatators kontrolliert. Bei der Punktion der Trachea sollte eine Punktion des Bronchoskops vermieden werden, da hohe Folgekosten für die Reparatur entstehen. Manche Kliniken verwenden deshalb Einmalbronchoskope für die Punktionstracheotomie.

d. **Falsch.** Auch nach perkutaner Dilatationstracheotomie sind tracheale Schäden wie Strikturen oder Stenosen als Langzeitkomplikationen möglich.

e. **Richtig.** Während nach Anlage eines epithelialisierten Tracheostomas häufig infizierte seitliche Taschen auftreten, sind solche Probleme nach Dilatationstracheotomie eher selten.

27 Welche Aussagen zur Tracheotomie sind richtig?

a. Eine perkutane Dilatationstracheotomie sollte ähnlich wie eine chirurgische Tracheotomie im Operationssaal durchgeführt werden.

b. Eine Tracheotomie beim langzeitbeatmeten Intensivpatienten wird heute in der Regel zwischen dem 10. und 14. Beatmungstag durchgeführt.

c. Die Indikation zur Tracheotomie bei Kindern sollte zurückhaltender gestellt werden als bei Erwachsenen.

d. Eine perkutane Dilatationstracheotomie wird in Höhe des zweiten bis vierten Trachealrings angelegt.

e. Eine Minitracheotomie wird in derselben Trachealhöhe wie eine reguläre Tracheotomie durchgeführt.

a. **Falsch.** Ein Vorteil der perkutanen Dilatationstracheotomie ist, dass dieses Verfahren routinemäßig bettseitig durchgeführt wird. Somit entfällt auch der Transport des beatmeten Patienten in den OP.

b. **Falsch.** Mit Etablierung der Technik der Dilatationstracheotomie hat sich der Zeitpunkt der Tracheotomie nach vorne verschoben, sodass an vielen Kliniken die Dilatationstracheotomie bereits am vierten bis siebten Beatmungstag durchgeführt wird. Entscheidend für die Indikation sind die individuelle Situation des Patienten und die Prognose der Beatmungsdauer. Feste Zeitschemata haben sich nicht bewährt.

c. **Richtig.** Da Kinder eine deutlich höhere Komplikationsrate (z. B. Trachealstenosen) als Erwachsene haben, sollte die Indikation zur Tracheotomie in dieser Patientengruppe sehr streng gestellt werden.

d. **Richtig.** Die Tracheotomie wird üblicherweise im Bereich der genannten Trachealringe angelegt.

e. **Falsch.** Eine Minitracheotomie wird in Koniotomiehöhe, also zwischen Schild- und Ringknorpel, angelegt. Hier wird ein dünner Tubus (z. B. mit 4,0 mm ID) eingeführt, der nicht der Beatmung, sondern nur der Entfernung von Sekret dient.

Fragen

28 Welche Aussagen zur Tracheotomie sind richtig?

a. Bei der perkutanen Dilatationstracheotomie nach Ciaglia wird die Trachea mit einer Spezialzange aufgedehnt.

b. Die „Blue-rhino-Technik" entspricht einer Weiterentwicklung der Dilatationstechnik nach Ciaglia.

c. Bei der perkutanen Dilatationstracheotomie nach Fantoni wird die Trachea von innen nach außen dilatiert und die Trachealkanüle von innen nach außen durchgezogen.

d. Ein weiteres Verfahren der Tracheotomie setzt eine Dilatationsschraube ein.

e. Das Wechseln des Trachealtubus am Tag nach perkutaner Dilatationstracheotomie ist in der Regel problemlos.

Antworten

a. **Falsch.** Bei der Methode nach Ciaglia wird die Punktionsstelle mit Dilatationsstäben mit zunehmendem Durchmesser aufgedehnt. Bei der Methode nach Griggs wird die Trachea mit einer speziellen Zange aufgespreizt.

b. **Richtig.** Die Dilatation wird vereinfacht, indem nur noch eine einzige Aufdehnung mit einem konisch zulaufenden, gebogenen Dilatator erfolgt.

c. **Richtig.** Bei der translaryngealen Tracheotomie nach Fantoni, auch Durchzugstracheotomie genannt, wird die Trachealkanüle durch den Hypopharynx, die Stimmbänder und die Trachealwand nach außen gezogen.

d. **Richtig.** Bei der perkutanen Dilatationstracheotomie nach Frova wird der Punktionskanal mit einer konisch zulaufenden Dilatationsschraube geweitet.

e. **Falsch.** Das Wechseln des Tubus in den ersten Tagen nach Dilatationstracheotomie ist nur dann problemlos, wenn man ein steifes Führungssystem wählt (z. B. Tubuswechselkatheter, „airway exchange catheter", „Cook-Führungsstab"). Ein unbedachtes Entfernen des Tubus kann in einem nicht möglichen Rekanülierungsversuch enden, da sich die durch die Dilatationstechnik beiseitegeschobenen Gewebeschichten schnell wieder übereinanderlegen („Kulissenphänomen") können und der Punktionskanal dann nicht mehr erkennbar ist. In dieser Situation müssen die rasche perorale Intubation der Trachea zur Sicherung des Atemwegs und dann die kontrollierte Neuanlage der Tracheotomie erfolgen.

2.4 ARDS

Fragen

29 Welche Aussagen zum ARDS sind richtig?

a. Das ARDS wird heute nach den Vorschlägen einer europäisch-amerikanischen Konsenskonferenz definiert.

b. Ein ARDS wird anhand von 6 Kriterien charakterisiert.

c. Ein ARDS kann nur mithilfe eines Swan-Ganz-Katheters diagnostiziert werden.

d. Die Sicherung der Diagnose ARDS kann nur histopathologisch durch eine Lungenbiopsie erfolgen.

e. Der Murray-Score zur Einteilung des Schweregrades des ARDS reicht von 3 bis 15 Punkten.

Antworten

a. **Richtig.** Die Definition des „acute respiratory distress syndrome" (ARDS) wurde in 2 amerikanisch-europäischen Konferenzen festgelegt und erstmalig 1994 publiziert. Seit 2012 gibt es eine aktualisierte Definition (JAMA 2012; 307: 2526–33), in der ein schweres ARDS (bei einem Quotienten aus arteriellem Sauerstoffpartialdruck und inspiratorischer

Sauerstoffkonzentration $[p_aO_2/F_IO_2] \leq 100$ mmHg, bei einem positiven endexspiratorischen Druck [PEEP] ≥ 5 cm H_2O), ein moderates ARDS ($p_aO_2/F_IO_2 = 101-200$ mmHg, bei PEEP ≥ 5cm H_2O) und ein mildes ARDS ($p_aO_2/F_IO_2 = 201-300$ mmHg, bei PEEP ≥ 5cm H_2O) unterschieden werden.

b. **Falsch.** Laut Konsensuskonferenz zählen 4 Kriterien zur Definition des ARDS: 1. der Beginn der Erkrankung muss akut sein, 2. das Verhältnis p_aO_2/F_IO_2 muss <300 mmHg sein, 3. im Thoraxröntgenbild oder im CT Thorax müssen bilaterale Infiltrate vorliegen und 4. ein kardiales Lungenödem muss z. B. mittels Echokardiographie ausgeschlossen sein.

c. **Falsch.** Das 4. Definitionskriterium des ARDS dient dem Ausschluss eines kardialen Lungenödems. Dieser Ausschluss erfolgt heute in der Regel mittels transösophagealer oder transthorakaler Echokardiographie und eher selten durch den Einsatz eines Pulmonaliskatheters, wobei ein pulmonalkapillärer Wedgedruck <18 mmHg als Grenze gilt.

d. **Falsch.** ARDS ist eine klinische Diagnose aufgrund der in Antwort a genannten Kriterien. Eine Lungenbiopsie kann zur Klärung der Ätiologie des ARDS in differenzialdiagnostisch schwierigen Situationen hilfreich sein.

e. **Falsch.** Der Lung Injury Score nach Murray aus dem Jahre 1988 dient der Schweregradeinteilung des ARDS, wobei die Skala von 0–4 reicht. Ein schweres ARDS liegt bei einem Scorewert $>2,5$ vor.

Fragen

30 Welche Aussagen zum ARDS sind richtig?

a. Ein ARDS kann sowohl durch eine direkte Lungenschädigung als auch durch indirekte Einwirkungen verursacht werden.

b. Die Letalität des ARDS liegt zwischen 60 und 65 %.

c. Die Computertomographie des Thorax beim schweren ARDS bietet aufgrund des Transportes des Patienten mehr Risiken als Vorteile.

d. Die Lunge des ARDS-Patienten lässt sich morphologisch in die Zonen D, R und H einteilen.

e. Der Ausdruck „baby lung" bezieht sich auf das Spontanatmungsmuster beim ARDS-Patienten.

Antworten

a. **Richtig.** Zu den direkten Lungenschädigungen, die ein ARDS hervorrufen können, zählt die Lungenkontusion, zu den indirekten Ursachen beispielsweise die Sepsis.

b. **Falsch.** Während die Letalität des ARDS Anfang der 1980er-Jahre noch bei 60–65 % lag, nahm sie in den Folgejahren sukzessive ab. Einige Autoren geben inzwischen eine Letalität von 25 % an. Hierbei ist zu berücksichtigen, dass ein junger Patient mit einem ARDS nach Trauma eine bessere Prognose aufweist als ein geriatrischer Patient mit ARDS im Rahmen einer Sepsis. Allerdings gibt es auch einzelne Autoren, die eine Reduktion der ARDS-Letalität bezweifeln.

c. **Falsch.** Das Thorax-CT ist in der Diagnostik des ARDS sehr hilfreich. Neben der Erkennung von Atelektasen, Pneumothorax oder Ergüssen erlaubt das CT auch eine Quantifizierung der vorliegenden Störungen.

d. **Richtig.** Computertomographisch lassen sich in der Lunge dorsal gelegene atelektatische Bezirke erkennen, in denen kein pulmonaler Gasaustausch stattfindet (Zone D: Diseased). Im mittleren Bereich erkennt man potenziell für den Gasaustausch rekrutierbare Bezirke (Zone R: Recruitable). Ventral befindet sich gesundes Lungengewebe (Zone H: Healthy).

e. **Falsch.** Der Terminus „baby lung" wurde von Gattinoni geprägt und gibt das gesunde, am Gasaustausch teilnehmende Lungengewebe beim ARDS an, das auf 20–30 % seines Ausgangsvolumens reduziert ist.

Fragen

31 Welche Aussagen zum ARDS bzw. PEEP sind richtig?

a. Bereits wenige Stunden nach ARDS-Beginn kommt es zur pulmonalen Fibroblasteninfiltration und zur Kollagenproliferation.

b. Führt man bei einem ARDS-Patienten eine bronchoalveoläre Lavage durch, können in der Lavageflüssigkeit erhöhte Konzentrationen von Zytokinen nachgewiesen werden.

c. Vorrangiges Behandlungsziel beim ARDS-Patienten ist die Aufrechterhaltung einer adäquaten Oxygenierung.

d. Der sog. „Best-PEEP" legt dasjenige PEEP-Niveau fest, unter dem die besten kardiopulmonalen Funktionen vorhanden sind.

e. Neben dem Einsatz von PEEP kann zur Verbesserung der Oxygenierung auch die Inspirationszeit verlängert werden.

Antworten

a. **Falsch.** Die Fibroblasteninfiltration und Kollagenproliferation, die zur Entstehung einer fibrosierenden Alveolitis führen, sind Zeichen des späten ARDS.

b. **Richtig.** Im Rahmen des ARDS kommt es zu einer Aktivierung verschiedener Kaskadensysteme, die eine Erhöhung der pulmonalen Kapillarpermeabilität bewirken. Es lassen sich erhöhte Konzentrationen z. B. von Interleukinen und Tumor-Nekrose-Faktor in der Lavageflüssigkeit nachweisen.

c. **Richtig.** Hierzu ist in der Regel eine Beatmung mit positiv endexspiratorischem Druck (PEEP) erforderlich. Eine gewisse Hyperkapnie kann in den meisten Fällen toleriert werden („permissive Hyperkapnie"). Bei der Beatmung von schweren COVID 19-Verläufen wurden teilweise deutlich niedrigere Sauerstoffpartialdrücke als sonst üblich toleriert („permissive Hypoxämie").

d. **Richtig.** Verschiedene Autorengruppen haben versucht, den Best-PEEP zu definieren. Am bekanntesten ist der Best-PEEP nach Suter, der das PEEP-Niveau festlegt, bei dem die kardiopulmonale Funktion optimiert ist und gleichzeitig ein maximaler Sauerstofftransport, ein geringstmöglicher Totraum und eine größtmögliche totale statische Compliance vorhanden sind.

e. **Richtig.** Auch die Verlängerung der Inspirationszeit im Verhältnis zur Exspirationszeit verbessert die Oxygenierung. Bei einer Umkehr des normalen Verhältnisses zugunsten der Inspirationszeit spricht man von „inverse ratio ventilation".

Fragen

32 Welche Aussagen zum ARDS sind richtig?

a. Alveoläre Rekrutierungsmanöver sind bei manifestem ARDS kontraindiziert.

b. Das Open-lung-Konzept von Lachmann beruht auf 2 Maßnahmen.

c. Beim Vollbild des ARDS sollte die inspiratorische Sauerstoffkonzentration (F_IO_2) bei 0,9–1,0 belassen werden.

d. Beim ARDS-Patienten nimmt das extravaskuläre Lungenwasser deutlich zu.

e. Zur Reduktion des extravaskulären Lungenwassers müssen ARDS-Patienten aggressiv dehydriert werden.

a. **Falsch.** Durch hohe Beatmungsdrücke über wenige Atemzyklen (z. B. 40 cmH$_2$O für 20–40 s) werden atelektatische Lungenbezirke rekrutiert. Hierdurch lässt sich im Einzelfall die Oxygenierung verbessern. Verschiedene Autoren glauben, dass solche Rekrutierungsmanöver - nur in der Frühphase des ARDS sinnvoll sind. Mit dem Einsatz solcher Manöver nimmt die Inzidenz von unerwünschten Ereignissen, wie z. B. Pneumothorax, zu, sodass sie nicht unkritisch eingesetzt werden sollten.

b. **Richtig.** Nachdem insbesondere durch die Arbeiten von Gattinoni bekannt wurde, dass Atelektasenbildung ein Hauptproblem beim ARDS-Patienten ist, schuf Lachmann 1992 sein Open-lung-Konzept („open up the lung and keep the lung open"). Die Eröffnung geschieht mit Rekrutierungsmanövern mit hohen inspiratorischen Drücken, gefolgt von einem ausreichend hohen PEEP, um die Lunge weiterhin „offen" zu halten. Heutzutage wird auch bei Rekrutierungsmanövern versucht, die inspiratorischen Drücke so gering wie möglich zu halten. Generell gilt die Differenz zwischen inspiratorischem Plateaudruck und PEEP, der so genannte Driving pressure, inzwischen als relevanter Faktor für die beatmungsinduzierte Lungenschädigung. Ein Driving pressure über 15 cm Wassersäule geht dabei mit einer erhöhten Mortalität einher.

c. **Falsch.** Die inspiratorische Sauerstoffkonzentration sollte so niedrig wie möglich gewählt werden, da hohe Konzentrationen mit Resorptionsatelektasen assoziiert sind. Weiterhin ist die Sauerstofftoxizität bei hohen Konzentrationen (>0,5) zu berücksichtigen.

d. **Richtig.** Das extravaskuläre Lungenwasser, das beim Gesunden im Bereich von 5 ml/kg liegt, nimmt beim ARDS-Patienten auf Werte >15 ml/kg zu.

e. **Falsch.** Die Dehydrierung des ARDS-Patienten muss moderat durchgeführt werden. Es gibt Hinweise, dass eine aggressive Minusbilanzierung die Prognose verschlechtert, da sie das Herzzeitvolumen bzw. das Sauerstoffangebot reduziert. Besonders wichtig ist es in diesem Zusammenhang aber, durch die gezielte Gabe von Katecholaminen eine Volumenüberladung zu verhindern.

33 Welche Aussagen zum ARDS sind richtig?

a. Die kinetische Therapie ist eine sinnvolle Maßnahme beim ARDS.

b. Der primäre Haupteffekt der Bauchlagerung beim ARDS ist die verbesserte Mobilisation von tracheobronchialem Sekret.
c. Die Nachteile einer Bauchlagerung beim Beatmungspatienten sind vernachlässigbar.
d. Zur Vermeidung eines VALI bzw. VILI („ventilator associated/in-duced lung injury") beatmet man ARDS-Patienten heute mit Atemzugvolumina von 6 ml/kg.
e. Der Terminus „permissive Hyperkapnie" bezieht sich auf eine möglichst späte Intubation des ARDS-Patienten.

Antworten

a. **Richtig.** Die kinetische Therapie in Form einer dorsoventralen Wechsellagerung oder einer kontinuierlichen axialen Rotation ist bei schwerem ARDS eine sinnvolle Maßnahme. Der systematische Einsatz der Bauchlagerung beim ARDS verbessert generell die Oxygenierung, hat jedoch wenig Einfluss auf die Letalität. Neuere Studien berichten von einer Verbesserung der Letalität, wenn mindestens 12 h Bauchlage realisiert werden können.
b. **Falsch.** Der Haupteffekt der Bauchlagerung ist die Rekrutierung von Kompressionsatelektasen. Die Sekretmobilisation ist ein positiver Zweiteffekt. Lange Bauchlagerungsphasen (mindestens 16 h/Tag) haben sich dabei insbesondere bei der Behandlung des ARDS von COVID 19-Patienten bewährt.
c. **Falsch.** Die Bauchlagerung ist beim beatmeten Intensivpatienten kein komplikationsloses Verfahren. Neben Lagerungsschäden und Gesichtsödemen kommen akzidentelle Extubationen und Katheterdislokationen vor. Ein eingespieltes Team mit regelmäßiger Erfahrung in der Bauchlagerung ist die beste Prophylaxe derartiger Komplikationen. Eine bestehende Adipositas per magna erhöht die Komplikationsrate.
d. **Richtig.** Um beatmungsinduzierte Lungenschäden im Sinne eines Voluoder Barotraumas zu vermeiden, beatmet man ARDS-Patienten mit niedrigen Atemzugvolumina. Von Vorteil ist hierbei eine drucklimitierte oder druckkontrollierte Beatmung.
e. **Falsch.** Die lungenprotektive Beatmung führt zu einem Anstieg des p_aCO_2 auf Werte im Bereich von 60 mmHg. Der Ausdruck „permissive Hyperkapnie" wurde hierfür von Hickling 1990 geprägt. Die permissive Hyperkapnie ist nach Hickling das Resultat der niedrigen Atemzugvolumina und eines Beatmungsspitzendrucks von maximal 30 cmH$_2$O.

Fragen

34 Welche Aussagen zum ARDS sind richtig?

a. Für die permissive Hyperkapnie beim ARDS-Patienten gibt es zurzeit keine Kontraindikation.

b. Bei der partiellen Flüssigkeitsbeatmung wird die Lunge teilweise mit physiologischer Kochsalzlösung gefüllt und so lange mit hohem PEEP beatmet, bis die Lösung resorbiert ist.

c. Bei einer Flüssigkeitsbeatmung ist das Thoraxröntgenbild nur eingeschränkt verwertbar.

d. Die extrakorporale Membranoxygenierung (ECMO) hat sich in den letzten Jahren als primärer Therapiemodus für das ARDS beim Erwachsenen etablieren können.

e. Während die Gabe von Surfactant beim Atemnotsyndrom des Frühgeborenen ein Standardverfahren ist, hat die Surfactantapplikation beim ARDS keine Bedeutung erlangt.

Antworten

a. **Falsch.** Für Patienten mit erhöhtem intrakraniellem Druck kann der Einsatz einer Strategie mit permissiver Hyperkapnie negative zerebrale Folgen nach sich ziehen, sodass in diesem Fall auf diese Vorgehensweise verzichtet werden sollte, wenn nicht eine kontinuierliche ICP-Messung erfolgt.

b. **Falsch.** Bei der partiellen Flüssigkeitsbeatmung wird die Lunge mit einer der funktionellen Residualkapazität entsprechenden Menge an Perfluorocarbonen gefüllt und anschließend eine konventionelle Beatmung durchgeführt. Perfluorocarbone haben zum einen eine hohe physikalische Löslichkeit von Sauerstoff und verbessern zum anderen die Compliance durch eine Erniedrigung der Oberflächenspannung. Die partielle Flüssigkeitsbeatmung ist derzeit als experimentelle Therapieform einzuordnen.

c. **Richtig.** Da Perfluorocarbone röntgendicht sind, ist nach Instillation dieser Substanzen in die Lunge eine Röntgendiagnostik nicht mehr sinnvoll.

d. **Falsch.** Die ECMO oder ECLA („extracorporeal lung assist") bleibt weiterhin schweren Verläufen und ausgewählten Patienten vorbehalten und wird inzwischen auch an kleineren Zentren erfolgreich durchgeführt. In jüngster Zeit ist ein vermehrtes Interesse an kombinierten Verfahren auch mit nicht invasiven Beatmungsformen („Wach-ECMO") zu beobachten. Durch die verbesserte und einfacher zu handhabende Gerätetechnik hat sich die Komplikationsrate deutlich vermindert. Im Rahmen der SARS CoV-2-Pandemie wurden zahlreiche COVID 19-Patienten mit ECMO behandelt.

e. **Richtig.** Weder die intrabronchiale Instillation noch die Verneblung von Surfactant erbrachten beim ARDS bisher positive Effekte. Beim IRDS („infant respiratory distress syndrome") hingegen ist die Surfactantapplikation ein anerkanntes Therapieprinzip.

2.5 Beatmung

Fragen

35 Welche Aussagen zum ARDS und zur Hochfrequenzbeatmung sind richtig?

a. Die routinemäßige Gabe von Kortikoiden hat in der Therapie des ARDS keine Bedeutung.

b. Die Hochfrequenzoszillation kann beim ARDS-Patienten die Oxygenierung verbessern.

c. Bei der Hochfrequenzoszillation erfolgt die Exspiration aktiv.

d. Das Prinzip des pulmonalen Gasaustausches bei der Hochfrequenzbeatmung ist eindeutig geklärt.

e. Die Hochfrequenzbeatmung ist ein ideales Verfahren zur Langzeitbeatmung.

Antworten

a. **Richtig.** Die hoch dosierte Methylprednisolontherapie führt in der Frühphase des ARDS zu keiner Verbesserung. In der Spätphase des ARDS wurde dagegen insbesondere von der Gruppe um Meduri die Gabe von Methylprednisolon propagiert. Eine randomisierte, plazebokontrollierte Studie der ARDS-Network-Gruppe aus dem Jahre 2006 konnte dies nicht bestätigen, sodass von der routinemäßigen Gabe von Methylprednisolon in der Spätphase des ARDS abzuraten ist. Für zukünftige Studien zur Identifikation von Untergruppen von ARDS-Patienten, die von Glukokortikoiden profitieren könnten, wird die Berücksichtigung pharmakokinetischer Faktoren angeregt.

b. **Richtig.** Die meisten Erfahrungen mit der Hochfrequenzoszillation liegen bei Säuglingen und Kleinkindern vor. Es gibt Hinweise, dass die

Oszillation auch beim Erwachsenen mit schwerem Oxygenierungsversagen die Oxygenierung verbessern kann.

c. **Richtig.** Im Gegensatz zu den anderen Formen der Hochfrequenzbeatmung erfolgt die Ausatmung bei der Hochfrequenzoszillation aktiv.

d. **Falsch.** Bei einem Atemzugvolumen, das kleiner als das Totraumvolumen ist, lassen sich die konventionellen Konzepte des konvektiven Gastransportes nicht anwenden. Man nimmt an, dass der Gasaustausch unter Hochfrequenzbeatmung mittels forcierter Diffusion erfolgt. Möglicherweise spielen auch andere Mechanismen wie die axiale Dispersion oder die molekulare Diffusion eine Rolle.

e. **Falsch.** Die Jetdauerbeatmung bietet eine Reihe von Problemen. Neben der ungewohnten technischen Handhabung ist das Monitoring eingeschränkt; es fehlt z. B. die Messung des Atemminutenvolumens. Bei Obstruktion des Gasabflussweges kann es zu einem akuten Barotrauma kommen. Weiterhin ist die Atemgasklimatisierung komplexer als bei konventionellen Beatmungsformen.

Fragen

36 Welche Aussagen zu PEEP sind richtig?

a. Der Einsatz von PEEP verändert die funktionelle Residualkapazität (FRC).

b. Eine Beatmung mit PEEP senkt das Herzzeitvolumen.

c. Wird ein Patient mit PEEP beatmet, tritt eine negative Beeinflussung der Nierenfunktion auf.

d. Eine Beatmung mit PEEP verbessert die Leberfunktion aufgrund der besseren Durchblutung der Leber.

e. Bei der lungenprotektiven Beatmung eines Patienten mit ARDS ist bei einer inspiratorischen Sauerstoffkonzentration (F_IO_2) von 0,5 die Einstellung eines PEEP-Wertes von 16–18 cmH_2O sinnvoller als ein Wert von 8–10 cmH_2O.

Antworten

a. **Richtig.** Eine Beatmung mit PEEP vergrößert die FRC. Damit erhöht sich die Gasaustauschfläche, und das Ventilations-Perfusions-Verhältnis verbessert sich.

b. **Richtig.** Durch die PEEP-Beatmung wird der intrathorakale Druck erhöht, wodurch sich der venöse Rückstrom zum rechten Herzen reduziert und somit die rechtsventrikuläre Füllung abnimmt. Bei gleichzeitigem Anstieg der rechtsventrikulären Nachlast vermindert sich der Auswurf des rechten Ventrikels weiter. Linksventrikulär kommt es zur Reduktion der Vorlast und der Nachlast. Das komplexe Zusammenspiel verschiedener Faktoren resultiert in der Regel in einem Abfall des Herzzeitvolumens. Bei manifestem Linksherzversagen sollen sich hohe inspiratorische Beatmungsdrücke positiv auf die linksventrikuläre Pumpfunktion auswirken, was jedoch von einzelnen Autoren angezweifelt wird.

c. **Richtig.** Es kommt zu einem Anstieg des renalen Venendrucks bei evtl. gleichzeitigem Abfall des arteriellen Druckes. Durch Senkung des transmuralen Vorhofdrucks wird die Sekretion von atrialem natriuretischem Peptid vermindert. Weiterhin wird vermehrt antidiuretisches Hormon freigesetzt und das Renin-Angiotensin-Aldosteron-System aktiviert.

d. **Falsch.** Eine Beatmung mit PEEP verschlechtert die Splanchnikusperfusion und bewirkt dadurch auch eine Verschlechterung der Leberfunktion.

e. **Falsch.** Inzwischen ist bekannt, dass „niedrige" PEEP-Werte bei der lungenprotektiven Beatmung von ARDS-Patienten dieselben Erfolge bewirken wie der Einsatz von hohen PEEP-Werten. Diese von der ARDS-Network-Gruppe an 549 Patienten gewonnene Aussage (*N Engl J Med* 2004; 351: 327–36) wird allerdings eingeschränkt durch 2 kleinere Studien aus Brasilien (Amato et al. in: *N Engl J Med* 1998; 338: 347–54) und aus Spanien (Villar et al. in: *Crit Care Med* 2006; 34: 1311–18), die über eine Verbesserung der Überlebensquote unter höheren PEEP-Werten berichteten. Grundsätzlich erscheint eine individuelle Titration des „best PEEP" sinnvoll.

Fragen

37 Welche Aussagen zu nicht invasiver Atemunterstützung und CPAP sind richtig?

a. Die High-Flow-Sauerstofftherapie wird bei akuter hypoxämischer respiratorischer Insuffizienz häufig eingesetzt und kann im Vergleich zur konventionellen Sauerstofftherapie die Notwendigkeit einer Intubation reduzieren, ohne die Sterblichkeit signifikant zu beeinflussen.

b. NIV und HFNC gehen mit einer hohen Umgebungsbelastung mit infektiösen Aerosolen bei der Behandlung von COVID 19-Patienten einher und sind bei viralen Atemwegsinfektionen kontraindiziert.

c. Eine Bauchlagerung spontan atmender Patienten und HFNC oder NIV ist nicht möglich.

d. CPAP („continuous positive airway pressure") ist nur sinnvoll, wenn das Applikationssystem dicht sitzt.

e. Helm-CPAP wird vom Patienten besser als Masken-CPAP toleriert.

Antworten

a. **Richtig.** Bei progredienter Verschlechterung des Gasaustausches und vermehrtem Sauerstoffbedarf unter HFNC ist die Indikation zur CPAP-Therapie oder nichtinvasiven Beatmung (NIV) bzw. invasiven Beatmung zu überprüfen.

b. **Falsch.** Studien zur Charakterisierung der Exspirationswolke unter NIV und HFNC zeigen keine vermehrten Luftströme jenseits von einem Meter Abstand zum Gesicht des Patienten.

c. **Falsch.** In verschiedenen retrospektiven Kohortenstudien wurde eine ergänzende Bauchlagerung bei wachen nicht invasiv beatmeten oder mit HFNC therapierten Patienten für wenige Stunden beschrieben. Oftmals fand sich darunter eine Verbesserung der Oxygenierung, andererseits wurden auch Intubationsverzögerungen beschrieben und die Bauchlagerung war nicht für alle Patienten tolerabel.

d. **Richtig.** CPAP ist beim Erwachsenen nur dann sinnvoll, wenn keine Leckage vorhanden ist. Es muss also ein dicht sitzendes Maskensystem vorhanden sein. Dieser dichte Abschluss kann beim Patienten psychische Probleme erzeugen. Gerade in Akutsituationen, z. B. bei Lungenödem im Notarztdienst, ist dies mitunter problematisch, obwohl die meisten Notfallbeatmungsgeräte inzwischen über die Möglichkeit zur präklinischen nicht invasiven Beatmung mit CPAP und PSV verfügen. Oftmals ist eine milde Sedierung erforderlich.

e. **Richtig.** Die Applikation von CPAP über ein Helmsystem wird vom Patienten besser toleriert als über dicht sitzende Nasen- oder Gesichtsmasken. Druckstellen im Gesicht treten unter Helm-CPAP so gut wie nicht auf. Allerdings können unter Helm-CAP Klaustrophobiegefühle auftreten.

Fragen

38 Welche Aussagen zu CPAP sind richtig?

a. Durch eine CPAP-Therapie nimmt die Atemarbeit des Patienten zu.

b. Bei Anwendung von CPAP sollte initial mit einer Einstellung des Niveaus bei 15 cmH_2O begonnen werden.

c. Meteorismus ist eine häufige Nebenwirkung der CPAP-Therapie.

d. Ein Demand-Flow-CPAP erfordert eine geringere Atemarbeit als ein Continuous-Flow-CPAP.

e. Rachen-CPAP ist ein veraltetes Verfahren der Atmungsunterstützung.

Antworten

a. **Falsch.** Unter CPAP nimmt die inspiratorische Atemarbeit ab. Durch die Anhebung der Atemmittellage wird ein vorzeitiger Alveolenkollaps bei der Exspiration verhindert.

b. **Falsch.** Der Bereich des einzustellenden CPAP-Niveaus liegt in der Regel bei 5–10 cmH$_2$O. Werte von 15 cmH$_2$O werden vom Patienten meist schlecht toleriert.

c. **Richtig.** Durch eine Aerophagie tritt häufig ein Meteorismus auf.

d. **Falsch.** Beim Demandsystem muss der Patient die Ventile des Respirators antriggern, um den Flow zu aktivieren. Beim Continuous-Flow-CPAP wird der Flow kontinuierlich generiert, sodass ein Triggern von Ventilen entfällt und eine geringere Atemarbeit erforderlich ist.

e. **Falsch.** Rachen-CPAP ist auch heute ein gängiges Verfahren, um bei Säuglingen und Kleinkindern einen kontinuierlichen positiven Druck in den Atemwegen aufrechtzuerhalten.

Fragen

39 Welche Aussagen zu den verschiedenen Beatmungsformen sind richtig?

a. Unter SIMV kann der Patient zwischen den maschinellen Beatmungshüben nicht spontan atmen.

b. Bei MMV wird in der Regel eine Hechelatmung mit hoher Totraumventilation nicht registriert.

c. ASB („assisted spontaneous breathing") ist ein Synonym für PSV („pressure support ventilation").

d. CMV ist ein Überbegriff für alle Spontanatmungsvarianten.

e. IPPV kann sowohl volumenkontrolliert als auch druckkontrolliert appliziert werden.

Antworten

a. **Falsch.** Unter SIMV („synchronized intermittent mandatory ventilation") wird eine SIMV-Frequenz von z. B. 6 oder 8 pro Minute vorgegeben, der Patient kann jedoch zwischen diesen getriggerten maschinellen Hüben spontan atmen.

b. **Richtig.** MMV („mandatory minute ventilation") garantiert zwar ein ein-
gestelltes Atemminutenvolumen, eine Hechelatmung mit hoher Atemfrequenz und kleinen Atemzugvolumina wird allerdings nicht registriert.

c. **Richtig.** ASB ist eine Alternativbezeichnung für PSV. Sie wird zur
inspiratorischen Druckunterstützung einer insuffizienten Spontanatmung
durchgeführt, wobei nach Antriggerung des Gerätes bis zum Erreichen des
eingestellten Druckniveaus eine inspiratorische Gasströmung erfolgt.

d. **Falsch.** CMV entspricht der „controlled mechanical ventilation" und ist
somit ein Überbegriff für die kontrollierte maschinelle Beatmung.

e. **Richtig.** IPPV entspricht der „intermittent positive pressure ventilation",
die sowohl volumenkontrolliert als auch druckkontrolliert zur Anwendung
kommen kann. Wird IPPV mit PEEP kombiniert, handelt es sich um CPPV
(„continuous positive pressure ventilation").

Fragen

40 Welche Aussagen zu den verschiedenen Beatmungsformen sind richtig?

a. Bei der druckkontrollierten Beatmung ist die Gefahr des Barotraumas
geringer als bei der volumenkontrollierten Beatmung.

b. Bei BIPAP-Beatmung („biphasic positive airway pressure") wechselt das
Beatmungsgerät zwischen 3 Druckniveaus.

c. Unter BIPAP ist eine Spontanatmung nur sehr eingeschränkt möglich.

d. Die „airway pressure release ventilation" (APRV) ist eine Sonderform von
BIPAP.

e. Bei der „proportional assist ventilation" (PAV) erfolgt die Unterstützung
der Spontanatmung durch eine festgelegte Druck- oder Volumenunter-
stützung.

Antworten

a. **Richtig.** Bei der druckkontrollierten Beatmung (PCV, „pressure-controlled
ventilation") mit dezelerierendem Flow ist das Risiko des Barotraumas
reduziert.

b. **Falsch.** Unter BIPAP wechselt der Respirator zwischen 2 Druckniveaus,
wodurch eine druckkontrollierte Beatmung entsteht.

c. **Falsch.** BIPAP ist zwar in der Variante CMV-BIPAP eine reine druckkontrollierte Beatmung, der genuine BIPAP erlaubt jedoch eine Spontanatmung auf beiden Druckniveaus.

d. **Richtig.** APRV entspricht BIPAP mit sehr kurzen Exspirationszeiten, sodass man APRV einem Inverse-Ratio-BIPAP gleichsetzen kann.

e. **Falsch.** Bei der PAV wird von der Maschine keine festgelegte Unterstützung geliefert. Eine fluss- und volumenproportionale Druckunterstützung erfolgt ausschließlich entsprechend der aktuellen Inspirationsbemühung.

Fragen

41 Welche Aussagen zur Beatmung sind richtig?

a. Bei Einsatz von IRV („inverse ratio ventilation") nimmt die rechtsventrikuläre Nachlast ab.

b. Air Trapping ist ein Risiko der IRV-Beatmung.

c. Automatische Tubuskompensation (ATC) bedeutet, dass bei Exspiration eine positive Druckunterstützung und bei Inspiration eine negative Druckunterstützung erfolgt.

d. Bei Einsatz der automatischen Tubuskompensation muss die Tubusgröße am Beatmungsgerät eingegeben werden.

e. Bei einer akuten Verschlechterung einer chronisch obstruktiven Lungenerkrankung ist die invasive Beatmung mit endotrachealer Intubation der nicht invasiven Beatmung vorzuziehen.

Antworten

a. **Falsch.** Eine „inverse ratio ventilation", bei der das normale Inspirations-Exspirations-Verhältnis zugunsten der Inspiration umgekehrt ist, erhöht den Beatmungsmitteldruck und damit die rechtsventrikuläre Nachlast.

b. **Richtig.** Die kurze Exspirationszeit bei IRV führt zu Air Trapping („Luftfalle"), was regionale Überblähungsphänomene in der Lunge bewirkt. Es entsteht ein intrinsischer PEEP.

c. **Falsch.** Tubuskompensation bedeutet, dass bei der Inspiration der Widerstand des Tubus durch eine entsprechende Druckerhöhung kompensiert wird. Während der Exspiration wird der Druck entsprechend reduziert.

d. **Richtig.** Vor dem Einsatz der automatischen Tubuskompensation muss am Gerät für weitere Berechnungen die Tubusgröße eingegeben werden.

e. **Falsch.** Die nicht invasive Beatmung bei einer akuten Verschlechterung einer chronisch obstruktiven Lungenerkrankung führt zu einer geringeren Rate von sekundären Pneumonien, zu einer kürzeren Beatmungs- und Liegedauer auf der Intensivstation und einer höheren Überlebensrate.

2.6 Entwöhnung vom Respirator

Fragen

42 Welche Aussagen zur Beatmung und zum Weaning sind richtig?

a. Voraussetzung einer nicht invasiven Beatmung ist die Kooperation des Patienten.

b. Voraussetzung für eine erfolgreiche Entwöhnung (Weaning) vom Respirator ist die hämodynamische Stabilität des Patienten und eine relativ normale Körpertemperatur.

c. Bei der Entwöhnung vom Respirator wird zuerst die inspiratorische Sauerstoffkonzentration reduziert, das Inspirations-Exspirations-Verhältnis normalisiert und der PEEP schrittweise verringert.

d. Durch Spontanatemversuche („spontaneous breathing trials", SBT) wird die Spontanatmung gefördert.

e. Das Weaning vom Ventilator nach Langzeitbeatmung wird durch eine Tracheotomie deutlich erleichtert.

Antworten

a. **Richtig.** Ein kooperativer Patient ermöglicht den dichten Sitz des Maskensystems und adaptiert sich rasch an den Modus des Beatmungsgerätes. Eine leichte Sedierung des Patienten ist manchmal hilfreich, eine zu tiefe Sedierung begünstigt eine Aspiration.

b. **Richtig.** Prämisse der Entwöhnung vom Respirator ist die kardiovaskuläre Stabilität des Patienten. Weiterhin sollte eine Infektion soweit behandelt sein, dass kein hochgradiges Fieber besteht. Außerdem sollte ein ausgeglichener Säure-Basen-Haushalt vorliegen.

c. **Richtig.** Die Entwöhnung des Langzeitbeatmeten vom Respirator beginnt nach einem definierten Schema, wobei die Reduktion einer hohen F_IO_2 im Vordergrund steht.

d. **Richtig.** Die frühzeitige Förderung der Spontanatmung gehört heute zu den Standardmaßnahmen beim Weaning. Hierbei muss eine Anpassung der Analgosedierung erfolgen. Oft ist auch keine oder nur eine minimale Sedierung bei guter Analgesie notwendig, sodass Patienten frühzeitig selbstständig mitatmen können. Psychologische Verfahren wie Musiktherapie, medizinische Hypnose oder Imaginationstechniken können gerade bei protrahiertem Weaning-Verlauf und Ängsten vor der Separation vom Respirator unterstützend eingesetzt werden.

e. **Richtig.** Eine Tracheotomie vereinfacht das Weaning. Der anatomische Totraum ist reduziert, die Atemarbeit ist vermindert, und die Sekretabsaugung ist einfacher.

43 Welche Aussagen zum Weaning sind richtig?

a. Der Yang-Index ist ein prognostischer Parameter für ein erfolgreiches Weaning.
b. Der Okklusionsdruck 100 ms nach Inspirationsbeginn ist ein Maß für den inspiratorischen neuromuskulären Atemantrieb.
c. Die Entwöhnung über eine inspiratorische Druckunterstützung ist dem Verfahren mittels Spontanatmung am T-Stück vorzuziehen.
d. Wird die Entwöhnung nach einem standardisierten Protokoll durchgeführt, lässt sich die Dauer der Beatmung bzw. der Atmungsunterstützung reduzieren.
e. Liegt bei einem invasiv beatmeten bzw. atmungsunterstützten Patienten mit chronisch obstruktiver Lungenerkrankung eine Erschöpfung der Atemmuskulatur vor, sollte er unter Sedierung mindestens 24 h lang kontrolliert beatmet werden.

Antworten

a. **Richtig.** Da die Tachypnoe ein negativer Prädiktor des Weaningerfolgs ist, entwickelte Yang 1991 sein Konzept des „rapid shallow breathing". Liegt der Quotient aus Atemfrequenz (pro min) und Atemzugvolumen (l) unter 80, so ist ein Weaningerfolg wahrscheinlich. Bei Werten > 100 ist eine erfolgreiche Entwöhnung unwahrscheinlich.
b. **Richtig.** Bei Beginn eines Atemzuges wird der Atemweg durch ein schnelles Ventil okkludiert und der negative Druck nach 100 ms gemessen. Dieser Okklusionsdruck $p_{0,1}$ ist ein Maß für den Atemantrieb.
c. **Falsch.** Die Entwicklung moderner Beatmungsgeräte fördert zwar den Einsatz der inspiratorischen Druckunterstützung (PSV, ASB), die Daten für den Erfolg der Entwöhnung sind jedoch widersprüchlich, sodass nicht von einem eindeutigen Vorteil der inspiratorischen Druckunterstützung auszugehen ist.
d. **Richtig.** Das konsequente Befolgen von definierten Entwöhnungsprotokollen reduziert die Zeitdauer der Beatmung bzw. der Atmungsunterstützung erheblich.

e. **Richtig.** COPD-Patienten mit Erschöpfung der Atemmuskulatur brauchen eine Ruhepause, sodass sich die Glykogenspeicher der Atemmuskulatur wieder auffüllen können. Nach einer solchen Ruhephase mit kontrollierter Beatmung von 24–36 h wird der wache COPD-Patient rasch extubiert, ohne ihn durch längere Spontanatmungsversuche vorher erneut zu erschöpfen. Die Extubation erfolgt dann idealerweise am frühen Morgen.

Fragen

44 Welche Aussagen zu Weaning- bzw. Beatmungsproblemen sind richtig?

a. Vorliegende Multizenterstudien zeigen, dass auch COPD-Patienten nach Langzeitbeatmung mit einem Hämoglobinwert von 7–9 g/dl problemlos entwöhnt werden können.
b. Eine erfolgreiche Entwöhnung vom Respirator ist nach Langzeitbeatmung von COPD-Patienten mit kardialer Einschränkung nur nach adäquater Dehydrierung möglich.
c. Sowohl der Ausgleich einer Hypophosphatämie als auch der Einsatz von Theophyllin verbessert die Zwerchfellkontraktilität.
d. Adipöse Intensivpatienten neigen vermehrt zur Atelektasenbildung.
e. Patienten nach abdominothorakaler Ösophagusresektion werden postoperativ 3 Tage lang beatmet.

Antworten

a. **Falsch.** Die kanadische Multizenterstudie von Hébert, die keinen Vorteil bei Transfusion anämischer Intensivpatienten fand, bezog sich auf ein Gesamtkollektiv von Intensivpatienten. Einzelne COPD-Patienten werden sicherlich auch mit einem niedrigen Hb-Wert entwöhnbar sein. Da COPD-Patienten in der Regel als Adaptation eine Polyglobulie aufweisen, sollte für eine erfolgreiche Entwöhnung ein Hb-Wert von 10 oder auch 12 g/dl angestrebt werden.
b. **Richtig.** Diese Patienten tolerieren ohne konsequente Dehydrierung die linksventrikuläre Vor- und Nachlasterhöhung beim Übergang zur Spontanatmung nur schlecht. Es muss daher eine konsequente, jedoch schonende Dehydrierung durchgeführt werden, die ggf. durch eine Katecholamintherapie, z. B. mit Dobutamin, ergänzt wird. Die Steuerung durch serielle BNP-Messungen kann dabei hilfreich sein. Die Serumspiegel des BNP korrelieren dabei mit der Höhe der Vorhofdehnung und geben damit einen

Anhalt für den Grad der kardialen Dekompensation bzw. die Volumen-
füllung.

c. **Richtig.** Insbesondere bei schweren Hypophosphatämien kann es durch
Einschränkung der Kontraktilität des Zwerchfells zum Scheitern der Entwöhnung kommen. Die Phosphatspiegel sollten daher im oberen Normbereich gehalten werden. Die Gabe von Theophyllinpräparaten führt
ebenfalls zur Steigerung der diaphragmalen Kontraktilität.

d. **Richtig.** Adipöse Patienten zeigen eine Reduktion aller statischen
Lungenvolumina, wobei insbesondere die funktionelle Residualkapazität
betroffen ist. Im Computertomogramm des Thorax lässt sich eine rasche
Atelektasenbildung nachweisen.

e. **Falsch.** Dieses früher übliche Konzept gilt heute als überholt. Wenn der
Patient postoperativ kardiovaskulär und respiratorisch stabil ist und eine
Normothermie aufweist, wird er extubiert. Bei adäquater Schmerztherapie
erfolgt über mehrere Tage eine konsequente Atemtherapie, z. B. mittels
CPAP, wobei die enteralen Sonden offen sein müssen. Weiterhin wichtig ist
eine konsequent ausgeglichene bis negative Bilanzierung und die frühest-
mögliche enterale Ernährung, z. B. über eine jejunale Sonde.

2.7   Sauerstofftherapie

Fragen

45 Welche Aussagen zur Sauerstofftherapie sind richtig?

a. Eine Hyperoxie hat keine negativen pulmonalen Auswirkungen.
b. Highflow-Sauerstoffgabe über spezielle Nasensonden kann eine Alternative
   zur nicht invasiven Beatmung (NIV) darstellen.
c. Ziel der hyperbaren Oxygenierung ist, den chemisch an das Hämoglobin
   gebundenen Sauerstoffanteil zu erhöhen.
d. Bei der Kohlenmonoxidintoxikation ist die hyperbare Oxygenierung auch
   dann noch sinnvoll, wenn sie erst 24 h nach der CO-Exposition begonnen
   wird.
e. Beim Gasbrand zählt die hyperbare Oxygenierung zu den Möglichkeiten
   der Behandlung.

a. **Falsch.** Abhängig von der Dauer und dem Ausmaß der Hyperoxie entstehen in der Lunge Resorptionsatelektasen. Weiterhin wirkt eine Hyperoxie direkt lungentoxisch.

b. **Richtig.** Diese Systeme werden auch „heated humidified high-flow therapy" (HHHF) oder „high-flow nasal cannula" (HFNC) genannt. Es kommt zu einer Verbesserung der Oxygenierung und zu einer Reduktion der Atemarbeit, wobei auch die Schaffung eines intrinsischen PEEP eine Rolle spielen dürfte. Das Konzept wird auch im Rahmen des Weanings durch spezielle Applikationssysteme über die Trachealkanüle angewandt.

c. **Falsch.** Mit der hyperbaren Oxygenierung soll die physikalisch im Blut gelöste Sauerstoffmenge erhöht werden. Hierbei korreliert der Anstieg des alveolären pO_2 linear mit der Zunahme der im Blut gelösten Sauerstoffmenge. Der chemisch gebundene Anteil wird durch einen weiteren Anstieg des alveolären pO_2 nicht wesentlich erhöht.

d. **Richtig.** Es ist inzwischen bekannt, dass der zeitlich verzögerte Einsatz dieses Verfahrens die neurologisch-psychiatrischen Spätfolgen der CO-Intoxikation reduziert, auch wenn primär eine hyperbare Oxygenierung nicht durchgeführt wurde.

e. **Richtig.** Neben der chirurgischen und der antibiotischen Therapie gehört die hyperbare Sauerstoffbehandlung zu den Behandlungsoptionen. Hohe Sauerstoffpartialdrücke im Gewebe hemmen die Produktion von a-Toxin und wirken möglicherweise bakterizid auf die anaeroben Clostridien.

2.8 Akute Atemnot

46 Welche Aussagen zum schweren Asthmaanfall sind richtig?

a. Zur Steuerung der Therapie mit Theophyllin sollten Serumspiegel der Substanz bestimmt werden.

b. Beim Status asthmaticus sind Methylxanthine wie Theophyllin Mittel der ersten Wahl.

c. Nebenwirkungen wie Tachykardie und Arrhythmien treten bei inhalativer Gabe von β_2-Sympathomimetika nur sehr selten auf.

d. Die Gabe von Kortikosteroiden ist in der Akuttherapie des Status asthmaticus nicht sinnvoll.

e. Muss ein Patient mit Status asthmaticus endotracheal intubiert und beatmet werden, sind hohe inspiratorische Drücke zu erwarten.

Antworten

a. **Richtig.** Die Bestimmung von Theophyllinserumspiegeln ist üblich, da die Substanz eine geringe therapeutische Breite aufweist. Der therapeutische Spiegel beträgt 10–20 mg/l. Mit der Verfügbarkeit inhalativer langwirkender $\beta2$-Sympathomimetika (LABA) und Muskarinrezeptor-Antagonisten (LAMA) werden Theophyllindauertherapien heute nur noch sehr selten eingesetzt.

b. **Falsch.** Beim Status asthmaticus sind Methylxanthine Mittel der zweiten Wahl. Mittel der ersten Wahl sind inhalative β_2-Sympathomimetika.

c. **Falsch.** Solche Nebenwirkungen sind keine seltenen Phänomene, sondern treten regelhaft bei der Gabe von hohen Dosen von β_2-Sympathomimetika im akuten Asthmaanfall auf.

d. **Falsch.** Auch wenn Kortikosteroide ihren Haupteffekt erst nach Stunden entfalten, reduziert die frühzeitige Gabe dieser Substanzen die Letalität bei schwerwiegenden Asthmaanfällen.

e. **Richtig.** Wenn ein Patient im Status asthmaticus endotracheal intubiert wird, sind unter Beatmung trotz adäquater Sedierung (z. B. mit Ketamin) hohe inspiratorische Drücke zu erwarten. Eine pulmonale Hyperinflation sollte dabei vermieden werden, da bereits ein ausgeprägtes Air Trapping mit evtl. hohem intrinsischem PEEP vorliegt. Günstig wirkt sich hier die bronchodilatatorische Wirkung der volatilen Anästhetika aus. Es gibt Kasuistiken, die über das erfolgreiche Durchbrechen des Status asthmaticus unter Analgosedierung mittels volatiler Anästhetika berichten.

Fragen

47 Welche Aussagen zum Lungenödem sind richtig?

a. Im Lungenultraschall zeigen sich typischerweise sogenannte B-Linien.

b. Das Thoraxröntgenbild bleibt beim Lungenödem normal, da es sich lediglich um die Ansammlung einer wässrigen Flüssigkeit handelt.

c. Die Gabe von Morphin ist beim Lungenödem obsolet.

d. Muss ein Patient mit schwerwiegendem Lungenödem beatmet werden, sollte auf PEEP verzichtet werden, um eine linksventrikuläre Insuffizienz nicht zu verstärken.

e. Ein postobstruktives Lungenödem („negative pressure pulmonary edema",
NPPE) hat eine schlechte Prognose.

Antworten

a. **Richtig.** Durch das Vorhandensein interstitieller Flüssigkeit bilden sich
im B-Bild-Modus kometenschweifartige Artefakte, die auch als B-Linien
bezeichnet werden. Die Anzahl der B-Linien korreliert mit dem Schweregrad der Stauung. Bei den horizontal verlaufenden A-Linien handelt es sich
um Wiederholungsartefakte durch Totalreflexion der Pleura bei normaler,
luftgefüllter Lunge.

b. **Falsch.** Das Röntgenbild wird durch die typische beidseitige
schmetterlingsförmige Verschattung charakterisiert.

c. **Falsch.** Morphin dämpft den Atemantrieb und verbessert somit die oft vorliegende respiratorische Alkalose, es trägt zum venösen Pooling bei, und es
reduziert die Angst des Patienten.

d. **Falsch.** Neben einer hohen inspiratorischen Sauerstoffkonzentration gehört
die Anwendung von PEEP zu den Grundmaßnahmen beim Lungenödem.
Beim nichtintubierten Patienten ist der Einsatz von CPAP sinnvoll. Eine
linksventrikuläre Insuffizienz wird pharmakologisch therapiert.

e. **Falsch.** Ein postobstruktives Lungenödem entsteht, wenn ein Patient einen
tiefen Inspirationsversuch bei verschlossener Glottis oder anderweitig ver-
legten Atemwegen durchführt. Betroffen sind in der Regel junge athletische
Patienten, die in der Lage sind, einen hohen Druckgradienten aufzubauen.
Bei adäquater Therapie kommt es nach wenigen Stunden zur Restitutio ad
integrum.

2.9 Inhalative Vasodilatatoren

Fragen

48 Welche Aussagen zu inhalativen Vasodilatatoren sind richtig?

a. Die inhalative Gabe von NO reduziert den intrapulmonalen Shunt beim
Intensivpatienten.

b. Die inhalative Gabe von NO ist ein Routineverfahren zur Verbesserung der
Oxygenierung beim ARDS.

c. Ein sinnvoller Einsatzbereich für die inhalative Gabe von NO ist das
schwere Rechtsherzversagen.

d. Zur Senkung des pulmonalarteriellen Druckes mittels inhalativem NO sind höhere Konzentrationen erforderlich als zur Oxygenierungsverbesserung beim ARDS.

e. Bei Säuglingen darf inhaliertes NO nicht eingesetzt werden.

Antworten

a. **Richtig.** Bei der Inhalation von NO kommt es nur in den belüfteten Arealen zu einer Vasodilatation, sodass nichtventilierte Bereiche weniger perfundiert werden. Somit reduziert sich der intrapulmonale Shunt.

b. **Falsch.** Die inhalative Gabe von NO beim ARDS ist kein Routineverfahren, sondern bleibt eine experimentelle Therapie für besondere Problemfälle. Bei Therapierespondern kommt es unter NO-Gabe beim ARDS zur Shuntabnahme bzw. zur Umverteilung des Blutflusses zu ventilierten Alveolen und damit zur Verbesserung der Oxygenierung. Der Nachweis der Verbesserung der Letalität von ARDS-Patienten durch die Gabe von inhalativem NO konnte nicht erbracht werden.

c. **Richtig.** Der Einsatz von NO beim schweren Rechtsherzversagen erscheint sinnvoll. Besondere Bedeutung hat die inhalative Gabe von NO zur Therapie des Rechtsherzversagens im Rahmen von Herztransplantationen.

d. **Richtig.** Zur Senkung des pulmonalarteriellen Druckes sind NO-Konzentrationen von 20–40 ppm (parts per million) erforderlich, während zur Oxygenierungsverbesserung geringere Konzentrationen von 5 ppm ausreichen.

e. **Falsch.** Eine Hauptindikation zum Einsatz von NO ist die persistierende pulmonale Hypertension des Neugeborenen (PPHN).

Fragen

49 Welche Aussagen zu inhalativen Vasodilatatoren sind richtig?

a. Außer NO gibt es keine beim Patienten einsetzbaren inhalativen Substanzen, die den pulmonalarteriellen Druck senken.

b. NO kann nicht nur exogen zugeführt werden, sondern ist auch ein endogenes Produkt.

c. Die Halbwertszeit von NO beträgt in vivo 3–4 min.

d. Im Rahmen der inhalativen NO-Gabe sollte der Methämoglobinspiegel gemessen werden.

e. Im Rahmen der inhalativen NO-Gabe sollte in der Atemluft NO_2 gemessen werden.

Antworten

a. **Falsch.** Prostazyklin (PGI_2) kann mit Spezialverneblern dem Patienten inhalativ zugeführt werden. Die Senkung des pulmonalarteriellen Druckes ist unter inhalativem Prostazyklin ausgeprägter als unter NO-Gabe.

b. **Richtig.** NO wird mithilfe der NO-Synthase aus Arginin gebildet, wobei Citrullin entsteht. Bei der NO-Synthase unterscheidet man konstitutionelle und induzierbare Formen. Das entstehende NO aktiviert die intrazelluläre Guanylylzyklase, was schließlich zur Relaxation der Gefäßmuskulatur führt.

c. **Falsch.** Die In-vivo-Halbwertszeit von NO beträgt wenige Sekunden.

d. **Richtig.** Durch die Inaktivierung von NO durch Hämoglobin kommt es zur Methämoglobinbildung, dessen Anteil im Blut gemessen werden sollte.

e. **Richtig.** Die Entstehung von Nitriten und Nitraten kann zur Bronchokonstriktion und zu proinflammatorischen pulmonalen Effekten führen. Daher sollte neben der Methämoglobinmessung auch ein NO_2-Monitoring erfolgen.

Fragen

50 Welche Aussagen zu inhalativen Vasodilatatoren sind richtig?

a. Das abrupte Absetzen höherer Dosen von inhalativem NO ist problemlos.

b. Bei inhalativer Gabe von NO ist die Hemmung der Thrombozyten-aggregation ausgeprägter als unter inhalativem Prostazyklin.

c. Unter inhalativer Gabe von Prostazyklin sollte der Methämoglobinspiegel gemessen werden.

d. Die gefäßrelaxierende Wirkung von Prostazyklin wird durch die intra-zelluläre Guanylylzyklase vermittelt.

e. Auch die intravenöse Infusion von Prostazyklin senkt den pulmonal-arteriellen Druck.

Antworten

a. **Falsch.** Nach dem abrupten Absetzen höherer Dosen können Rebound-phänomene auftreten. Somit ist die schrittweise Reduktion der NO-Konzentration sinnvoll.

b. **Falsch.** Die Thrombozytenaggregationshemmung unter NO-Gabe ist klinisch nicht relevant, während die inhalative Gabe von Prostazyklin zu klinisch relevanten Effekten führt.

c. **Falsch.** Prostazyklin bewirkt – im Gegensatz zu NO – keine Methämoglobinbildung, sodass die Messung des Methämoglobinspiegels nicht erforderlich ist.

d. **Falsch.** Prostaglandine wirken durch die Aktivierung der membrangebundenen Adenylylzyklase mit Bildung von zyklischem AMP (cAMP), während NO die intrazelluläre Guanylylzyklase aktiviert, wodurch vermehrt cGMP gebildet wird.

e. **Richtig.** Intravenös verabreichte Vasodilatatoren wie Prostazyklin bewirken nicht nur eine Dilatation im pulmonalen, sondern auch im systemischen Gefäßgebiet. Hierdurch kommt es zu einer systemischen Kreislaufreaktion. Weiterhin wird bei intravenöser Gabe die hypoxische pulmonale Vasokonstriktion vermindert bzw. aufgehoben, sodass sich der intrapulmonale Shunt erhöht und sich die Oxygenierung verschlechtern kann.

Infektiologie

3

3.1 Antibiotika

Fragen

51 Welche Aussagen zu den folgenden Antibiotika sind richtig?

a. Linezolid gehört zur Gruppe der Streptogramine.
b. Meropenem ist gegenüber der Einwirkung der renalen Dehydropeptidase wesentlich stabiler als Imipenem.
c. Die Gabe von Imipenem bei nekrotisierender Pankreatitis ist nicht sinnvoll, da Imipenem nicht pankreasgängig ist.
d. Aminoglykoside werden heute meistens 3-mal täglich dosiert.
e. Bei der Gabe von Aminoglykosiden ist das sog. „therapeutic drug monitoring" essenziell.

Antworten

a. **Falsch.** Linezolid gehört zur Gruppe der Oxazolidinone und dient als Reserveantibiotikum bei multiresistenten grampositiven Keimen wie Staphylokokken und Enterokokken. Linezolid hemmt die Monoaminoxidase, sodass entsprechende Auswirkungen, wie z. B. Blutdruckspitzen, möglich sind. Zu den Streptograminen zählen Quinupristin und Dalfopristin, die als Kombination im Verhältnis 30:70 kommerziell erhältlich waren (das Präparat wurde zwischenzeitlich vom Markt genommen). Als MRSA-wirksame Reserveantibiotika sind z. B. Daptomycin, Tigecyclin, Telavancin und Cephalosporine der 5. Generation verfügbar.

© Der/die Autor(en), exklusiv lizenziert durch Springer-Verlag GmbH, DE, ein Teil von Springer Nature 2022
F. Kehl und S. Schulz-Stübner, *Intensivmedizin Fragen und Antworten*,
https://doi.org/10.1007/978-3-662-64559-8_3

b. **Richtig.** Imipenem wird sehr schnell durch die renale Dehydropeptidase abgebaut, sodass im Handelspräparat ein Hemmer dieser Dehydropeptidase, das Cilastatin, im Verhältnis 1:1 zugefügt ist. Meropenem weist gegenüber diesem Enzym eine größere Resistenz auf, sodass es nicht mit einem Inhibitor kombiniert werden muss.

c. **Falsch.** Imipenem weist ebenso wie Meropenem eine gute Pankreasgängigkeit auf, sodass die Substanz zu den Antibiotika der Wahl bei nekrotisierender Pankreatitis zählt.

d. **Falsch.** Aminoglykoside wie Gentamicin, Tobramycin und Netilmicin werden heute 1-mal täglich (in der Tagesdosierung) verabreicht. Unter diesem Regime ist im Vergleich zur häufigeren Gabe die Nephro- und Ototoxizität geringer, wobei aufgrund des postantibiotischen Effektes der Aminoglykoside dieselbe Wirkung erzielt wird.

e. **Richtig.** Beim „therapeutic drug monitoring" (TDM) wird die Konzentration von Substanzen mit enger therapeutischer Breite im Serum oder Plasma gemessen, um ausreichend hohe Wirkspiegel zu erreichen und gleichzeitig toxische Nebenwirkungen zu minimieren. Bei der Aminoglykosidtherapie in der Einmaldosierung pro Tag sollte der Talspiegel vor einer Wiederholungsgabe der häufig verwendeten Aminoglykoside Gentamicin oder Tobramycin < 1 µg/ml sein. Inzwischen wird ein TDM gerade bei Intensivpatienten mit verändertem Verteilungsvolumen oder veränderter Clearance auch für viele Betalaktam-Antibiotika oder Linezolid durchgeführt, um eine Therapieoptimierung zu ermöglichen.

Fragen

52 Welche Aussagen zu den folgenden Antibiotika sind richtig?

a. Ceftriaxon wird 1-mal pro Tag dosiert, da es eine entsprechend lange Halbwertszeit aufweist.

b. Clavulansäure, Sulbactam und Tazobactam sind Cholinesterasehemmer.

c. Ceftazidim weist eine Wirklücke bei Pseudomonas aeruginosa auf.

d. Clindamycin weist eine sehr gute Gewebegängigkeit auf.

e. Tigecyclin ist ein Antibiotikum aus der Gruppe der Glycylcycline.

Antworten

a. **Richtig.** Ceftriaxon hat eine Halbwertszeit von 7–8 h (zum Vergleich Cefotaxim: 60 min) und kann deshalb in einer einzigen Tagesdosis verabreicht werden.

b. **Falsch.** Die genannten Substanzen sind β-Laktamase-Hemmer, die durch Zugabe zu β-Laktam-Antibiotika, wie z. B. Piperacillin, deren Wirkspektrum deutlich erweitern. Neuere β-Laktamase-Hemmer wie Avibactam, Relebactam und Vaborbactam hemmen auch Extended-spectrum-β-Laktamasen und einige Carbapenemasen. Kombinations-präparate wie Ceftazidim/Avibactam, Meropenem/Vaborbactam oder Imipenem/Relebactam werden dadurch gegen ESBL-Bildner bzw. einzelne Carbapenemasebildner wirksam.

c. **Falsch.** Ceftazidim besitzt eine relativ gute Wirksamkeit gegen Pseudomonas und kann somit therapeutisch bei Pseudomonasinfektionen eingesetzt werden. Aufgrund der fehlenden Wirksamkeit gegen Staphylococcus aureus sollte bei empirischen Therapieregimen mit dem Ziel der Erfassung von Pseudomonas aeruginosa und Staphylococcus aureus immer mit einem Staphylokokken-wirksamen Präparat kombiniert werden.

d. **Richtig.** Clindamycin weist eine sehr gute Gewebegängigkeit auf, auch die Penetration in Knochengewebe ist relativ gut. Es kann somit bei Abszessen, Empyemen oder auch bei Osteomyelitis zum Einsatz kommen, wobei ein Großteil des Anaerobierspektrums miterfasst wird. Allerdings wird hoher Clindamycingebrauch mit vermehrtem Auftreten von Clostridioides difficile-Infektionen in Verbindung gebracht.

e. **Richtig.** Tigecyclin ist ein Antibiotikum mit breitem antibakteriellem Wirkspektrum. Es ist auch wirksam gegen methicillinresistente Staphylokokken und vancomycinresistente Enterokokken.

Fragen

53 Welche Aussagen zu den folgenden Antibiotika sind richtig?

a. Penicilline und Imipenem können Konvulsionen auslösen.

b. Das Makrolidantibiotikum Erythromycin kann bei Intensivpatienten sowohl oral als auch intravenös zur Verbesserung der anterograden Magenentleerung eingesetzt werden.

c. Mupirocin ist ein lokal applizierbares Antibiotikum, das bei nasaler Kolonisation mit Staphylococcus aureus zur Dekolonisation eingesetzt werden kann.

d. Fluorochinolone weisen keine Hepatotoxizität auf.

e. Mit zunehmendem Einsatz der Fluorochinolone nimmt die Resistenz von gramnegativen Bakterien gegen Ciprofloxacin auf Intensivstationen zu.

a. **Richtig.** Besonders in hohen Dosen wirken Penicilline und Imipenem pro-konvulsiv.

b. **Richtig.** Erythromycin erhöht die Magenmotilität durch Wirkung auf die Motilinrezeptoren in der glatten Magenmuskulatur. Hierdurch beschleunigt Erythromycin die Magenentleerung. Der therapeutische Einsatz für diese Indikation erfolgt in im Vergleich zu primär antiinfektiven Indikationen deutlich niedrigerer Dosis und sollte auf max. 3 Tage beschränkt sein.

c. **Richtig.** Mupirocin wird als Nasensalbe zur Elimination von Staphylococcus aureus eingesetzt.

d. **Falsch.** Es gibt einige Berichte über die Hepatotoxizität von Fluorochinolonen, darunter auch Einzelfälle mit letalem Ausgang durch Leberversagen. Das Fluorochinolon Trovafloxacin wurde 1999 wegen seiner Hepatotoxizität vom Markt genommen. Die Indikationen von Chinolonen sind aufgrund weiterer unerwünschter Wirkungen (u. a. Verlängerung der QT-Zeit, Assoziation mit Aortendissektionen, Sehnenrupturen, Delir) durch eine Reihe „Roter-Hand-Briefe" eingeschränkt worden, haben aber bei schweren Infektionen nach wie vor ihren Stellenwert.

e. **Richtig.** Es ist inzwischen bekannt, dass die Resistenz von gramnegativen Bakterien gegen Ciprofloxacin parallel zum Fluorochinoloneinsatz zunimmt und nationale wie internationale Resistenzstatistiken zeigen eine deutliche Altersabhängigkeit (Chinolone sind bei Kindern nicht zugelassen). Der unkritische Einsatz von Chinolonen bei Atemwegsinfektionen im ambulanten Bereich hat inzwischen nicht zuletzt durch die zahlreichen „Rote-Hand-Briefe" (s. Antwort d) deutlich abgenommen.

54 Welche Aussagen zu Vancomycin sind richtig?

a. Vancomycin gehört zur Gruppe der Makrolidantibiotika.

b. Das Wirkspektrum von Vancomycin umfasst insbesondere gramnegative Keime.

c. Vancomycin kumuliert stark bei Niereninsuffizienz.

d. Eine typische Nebenwirkung der Vancomycingabe ist das sog. „Red-man-Syndrom".

e. Vancomycin wird bei pseudomembranöser Enterokolitis durch Clostridioides difficile oral verabreicht.

Antworten

a. **Falsch.** Vancomycin gehört wie Teicoplanin und Telavancin zur Gruppe der Glykopeptide. Zur Gruppe der Makrolide gehören Erythromycin, Clarithromycin, Roxithromycin und andere.

b. **Falsch.** Vancomycin wirkt ausschließlich auf grampositive Keime. Hierzu gehören Staphylokokken, Streptokokken, Enterokokken und auch Clostridium difficile. Durch die Zunahme resistenter Keime, wie z. B. methicillinresistenter Staphylokokken (MRSA), haben die Glykopeptide an Bedeutung gewonnen.

c. **Richtig.** Die Ausscheidung erfolgt zu 90 % über die Niere, sodass Vancomycin bei Niereninsuffizienz kumuliert. Hilfreich ist die Messung der Blutspiegel, wobei dem Talspiegel die größere Bedeutung zukommt. Als großes Molekül mit 1500 Dalton ist Vancomycin kaum dialysierbar, wird aber durch Hämofiltration eliminiert. Somit kann beim Dialysepatienten die Gabe von Vancomycin nur ein einziges Mal pro Woche erforderlich sein, während unter kontinuierlicher Hämofiltration häufigere Gaben nötig sind.

d. **Richtig.** Das „Red-man-Syndrom" (auch „Red-neck-Syndrom" genannt) ist eine Hautrötung, die nach Gabe von Vancomycin und anderen Glykopeptiden auftreten kann. Sie wird der Freisetzung von Mediatoren zugeschrieben. Bei schneller intravenöser Gabe sind ausgeprägte Blutdruckabfälle bis hin zum Herz-Kreislauf-Stillstand beschrieben. In hohen Dosen und bei Kumulation wirkt Vancomycin ototoxisch.

e. **Richtig.** Vancomycin und Teicoplanin werden bei enteraler Gabe kaum resorbiert und können somit auf Clostridioides difficile im Darmlumen wirken, während sie bei intravenöser Gabe keine ausreichenden Wirkspiegel in den Darmzotten erreichen. Therapiealternative bei schwerer oder rezidivierender pseudomembranöser Enterokolitis ist Fidaxomicin.

3.2 Infektiologie

Fragen

55 Welche Aussagen zur Infektiologie sind richtig?

a. Grampositive Bakterien färben sich in der Gramfärbung rot. Klebsiellen und Escherichia coli sind typische grampositive Bakterien.

b. Die Fournier-Gangrän ist keine Mischinfektion, sondern wird durch einen einzigen Keim verursacht.

c. Mit der selektiven Darmdekontamination (SDD) werden Infektionen mit grampositiven Kokken verhindert.

d. Der routinemäßige halbjährliche Wechsel der primär in der empirischen Therapie eingesetzten Antibiotikaklassen auf Intensivstation, um Resistenzentwicklungen von Bakterienzu verhindern, hat sich in der Praxis nicht bewährt.

e. Die Händedesinfektion auf der Intensivstation wird von Ärzten konsequenter als vom Pflegepersonal durchgeführt.

Antworten

a. **Falsch.** Grampositive Bakterien färben sich in der Gramfärbung blauschwarz. Klebsiellen und Escherichia coli sind gramnegative Bakterien, die sich rot färben.

b. **Falsch.** Die Fournier-Gangrän ist eine Sonderform der nekrotisierenden Fasziitis im Bereich der Skrotal- und Perinealfaszien. Sie wird in der Regel durch eine Mischinfektion aus Streptokokken, Staphylokokken, Escherichia coli und anaeroben Keimen verursacht. Prädisponierend wirken Diabetes mellitus und chronischer Alkoholismus.

c. **Falsch.** Durch die selektive Darmdekontamination, die mittels einer Kombination aus Polymyxin B, einem Aminoglykosid und Amphotericin B durchgeführt wird, werden gramnegative Bakterien und Pilze eliminiert. Es kommt allerdings zu einer Selektion von grampositiven Keimen, wie z. B. Staphylokokken.

d. **Richtig.** Durch den systematischen Wechsel des primären Antibiotikums für schwere Infektionen im 3- bis 6-monatigen Intervall („antibiotic cycling" oder „antibiotic rotation") hat man gehofft, Resistenzentwicklungen zu vermeiden. Das Konzept hat sich aber in zahlreichen Studien nicht als alltagstauglich erwiesen. Der Wechsel empirischer Therapieregime sollte daher nicht vorbeugend routinemäßig, sondern nur bei tatsächlich bestehenden Resistenzproblemen als gezielte Intervention erfolgen.

e. **Falsch.** Mehrere Studien belegen, dass die Händedesinfektion im ärztlichen Bereich wesentlich weniger Beachtung findet als beim Pflegepersonal. Allerdings kann die Compliance für die Händedesinfektion durch gezielte, verhaltenspsychologisch orientierte Kampagnen nachhaltig erhöht werden.

56 Welche Aussagen zur Infektiologie sind richtig?

a. Die Substanz Propofol ist in einer Fettlösung gelöst, die bakterizide Eigenschaften aufweist.

b. Neurologische Störungen sind keine typische Nebenwirkung der Gabe von Metronidazol.

c. Infektionen in Zusammenhang mit intravasalen Kathetern (katheterassoziierte Infektionen) werden am häufigsten durch Pseudomonas aeruginosa verursacht.

d. Arterielle Katheter weisen eine deutlich höhere Infektionsrate als zentralvenöse Katheter auf.

e. Bei Verdacht auf Infektion eines liegenden intravasalen Katheters kommt die Antibiotic-lock-Technik zum Einsatz.

a. **Falsch.** Die Propofolemulsion ist ein idealer Nährboden für Keimwachstum. Somit sind nach Öffnen der Ampulle bzw. der Flasche die Herstellerangaben für den Umgang mit Propofol strikt einzuhalten. Die Infusionslaufzeiten sind beschränkt.

b. **Falsch.** Besonders bei längerer Therapie mit Metronidazol treten periphere Neuropathien (mit Parästhesien) auf. Zusätzlich kann es zu zentralnervösen Störungen kommen.

c. **Falsch.** Bei katheterassoziierten Infektionen sind grampositive Erreger, z. B. Staphylococcus aureus, besonders häufig. Die Differenzierung zwischen Kontamination und Infektion kann jedoch bei Koagulasenegativen Staphylokokken (KNS) schwierig sein und erfordert den gleichzeitigen Nachweis in der Blutkultur und an der Katheterspitze. Während KNS-Nachweise in der Erwachsenenintensivmedizin häufig Kontaminationen darstellen spielen sie in der Neonatologie eine klinisch bedeutsame Rolle.

d. **Falsch.** Neuere Studien gehen davon aus, dass das Kolonisationsrisiko von arteriellen Kathetern und auch die Rate katheterassoziierter Blutstrominfektionen mit denen von zentralen Venenkathetern vergleichbar sind. Allerdings werden in der Routine bei Verdacht auf „Plastiksepsis" nicht immer parallel Blutkulturen aus dem arteriellen Zugang entnommen.

e. **Falsch.** Das grundsätzliche Vorgehen bei Verdacht auf eine Katheter-infektion ist das Entfernen des Katheters mit Asservierung und mikro-biologischer Untersuchung des distalen Kathetersegments. In seltenen Einzelfällen mit schwierigem Gefäßzugang kann die Antibiotic-lock-Technik zum Einsatz kommen. Hierunter versteht man die Instillation von Antibiotika wie Vancomycin oder Gentamicin in das Katheterlumen (bzw. in alle Lumina bei mehrlumigen Kathetern) über einen Zeitraum von 8–12 h, wobei der Katheter in situ belassen wird. Anstelle von Antibiotika werden auch Taurolidin oderEthanol als Lock-Flüssigkeit verwendet, wobei bei Ethanol die gute Wirksamkeit gegen das Risiko möglicher Materialschäden abgewogen werden muss.

Fragen

57 Welche Aussagen zur Infektiologie sind richtig?

a. Gasbrand wird durch Stenotrophonas maltophilia verursacht.

b. Die Meningokokkensepsis wird durch gramnegative Diplokokken ver-ursacht.

c. Die mikrobielle Endokarditis wird v. a. durch gramnegative Stäbchen ver-ursacht.

d. Eine mikrobielle Endokarditis ist per definitionem an einen positiven Erregernachweis in der Blutkultur gebunden.

e. Die antimikrobielle Therapie der Endokarditis wird in der Regel 10 Tage lang durchgeführt.

Antworten

a. **Falsch.** Gasbrand wird durch die Toxine von Clostridium perfringens Typ A verursacht. In der Regel sind Gasbrandclostridien penicillinsensibel.

b. **Richtig.** Neisseria meningitidis ist ein gramnegativer Diplococcus. Bei der Antibiotikatherapie dieses Erregers (z. B. mit Ceftriaxon) kann Endotoxin freigesetzt werden, das eine Jarisch-Herxheimer-Reaktion bewirken kann.

c. **Falsch.** Bei der mikrobiellen Endokarditis spielen grampositive Kokken wie Enterokokken, Staphylokokken und Streptokokken die dominierende Rolle, da sie eine sehr gute Adhäsionsfähigkeit aufweisen.

d. **Falsch.** Der Prozentanteil nicht erfolgreicher Erregernachweise liegt zwischen 5 % und 40 %. Dies kann an Mängeln beim Entnehmen der Blut-proben, Befüllen der Kulturflaschen oder an Problemen bei der mikro-biologischen Aufarbeitung liegen; weiterhin kann eine bereits begonnene

Antibiotikatherapie für das Fehlen eines positiven Erregernachweises verantwortlich sein.

e. **Falsch.** In aller Regel wird die antimikrobielle Therapie der Endokarditis für 6 Wochen durchgeführt. Wichtig sind Kontrollblutkulturen nach Therapiebeginn, um den Therapieerfolg nachzuweisen. Nach neueren Studien sind orale Sequenztherapien nach mindestens 14tägiger intravenöser Therapie in ausgewählten Fällen gut wirksam.

Fragen

58 Welche Aussagen zur Infektiologie sind richtig?

a. Kommt es bei einem neutropenischen Patienten zu Fieber ohne eindeutigen Hinweis auf eine nichtinfektiöse Ursache, sollte sofort eine adäquate Antibiotikatherapie begonnen werden.

b. Aminoglykoside spielen in der empirischen Antibiotikatherapie des neutropenischen Patienten mit Fieber keine Rolle.

c. Ein Kollege auf der Intensivstation sticht sich mit einer Injektionsnadel, mit der zuvor bei einem HIV-positiven Patienten Blut abgenommen worden war. Man empfiehlt ihm eine Postexpositionsprophylaxe.

d. Tritt bei einem HIV-Patienten eine Pneumocystis-carinii-Pneumonie auf, sollte Meropenem oder Imipenem verabreicht werden.

e. Bei zerebraler Malaria tropica ist Chinin das Mittel der Wahl.

Antworten

a. **Richtig.** Beim neutropenischen Patienten ist die Symptomatik bei infektiösen Komplikationen evtl. nur mäßig ausgeprägt. Diagnostische Maßnahmen wie das Abnehmen von Blutkulturen oder eine bronchoalveoläre Lavage dürfen den Beginn der empirischen Antibiotikatherapie nur unwesentlich verzögern.

b. **Falsch.** Aminoglykoside spielen zwar als Monosubstanzen keine Rolle, sie sind jedoch wichtiger Bestandteil der initialen empirischen Antibiotikatherapie beim neutropenischen Hochrisikopatienten. Eine mögliche Standardkombination besteht aus Piperacillin/Tazobactam kombiniert mit einem Aminoglykosid je nach regionaler Resistenzlage.

c. **Richtig.** Obwohl das Risiko einer HIV-Infektion relativ gering ist (<1 %), empfiehlt man eine medikamentöse Postexpositionsprophylaxe (PEP), die möglichst zeitnah beginnen sollte. Daher ist ein Notfallplan für die Bereitstellung der entsprechenden Medikamente auch in der Nacht und am

Wochenende erforderlich. Ist das Resistenzmuster des „Spenders" bekannt, kann die Auswahl der PEP daran ausgerichtet werden.

d. **Falsch.** Mittel der Wahl bei der Pneumocystis-carinii-Pneumonie des HIV-Patienten ist Cotrimoxazol (Sulfamethoxazol/Trimethoprim).

e. **Richtig.** Zur Therapie der komplizierten Malaria tropica gibt man initial Chinin 20 mg/kg i. v. als „loading dose", dann 8-stündlich 10 mg/kg in Kombination mit Doxicyclin oder Clindamycin in üblicher Dosierung für 10 Tage.

Fragen

59 Welche Aussagen zur Infektiologie sind richtig?

a. Acinetobacter baumannii ist sensibel auf die meisten Antibiotika.
b. Unter MRGN versteht man multiresistente grampositive Erreger, wie z. B. MRSA und VRE.
c. Cefiderocol ist das Mittel der Wahl für 3 MRGN-Escherichia coli-Infektionen.
d. KISS ist die Abkürzung für ein multiresistentes grampositives Bakterium.
e. Nosokomiale Infektionen müssen aufgrund eines Gesetzes fortlaufend dokumentiert und bewertet werden.

Antworten

a. **Falsch.** Acinetobacter-baumannii-Stämme weisen eine zunehmende Antibiotikaresistenz auf. Diese Resistenzen umfassen inzwischen auch Aminoglykoside und Chinolone. Auch carbapenemresistente Stämme wurden beschrieben und haben für eine Reihe von Ausbrüchen auf Intensivstationen gesorgt.
b. **Falsch.** Die Abkürzung MRGN steht für multiresistente gramnegative Erreger. Die KRINKO hat 2012 eine entsprechende Empfehlung zur Klassifikation und zum Umgang mit MRGN herausgegeben. Die 4 Antibiotikaklassen Carbapeneme, Acylureidopenicilline, Cephalosporine der 3. und 4.Generation und Fluorchinolone bilden dabei die Markerantibiotika. Bei Vorliegen einer Resistenz von Enterobacteriaceae, Pseudomonas aeruginosa oder Acinetobacter spp. gegen 3 der Antibiotikaklassen spricht man von 3-MRGN, bei Resistenz gegen alle 4 Klassen von 4-MRGN. Wichtig ist, dass Carbapenemasebildner automatisch als 4-MRGN betrachtet werden, unabhängig von ihrem tatsächlichen phänotypischen Antibiogramm. Inzwischen besteht für 4-MRGN eine Labormeldepflicht.

c. **Falsch.** Cefiderocol ist ein neuartiges Siderophor-Cephalosporin, welches auch gegen Carbapenemasebildner wirksam ist. Es sollte daher als Reserveantibiotikum 4 MRGN-Infektionen vorbehalten bleiben.

d. **Falsch.** KISS ist die Abkürzung für das Krankenhaus-Infektions-Surveillance-System, das relevante Daten zu nosokomialen Infektionen systematisch erfasst, analysiert und interpretiert. Spezielle Auswertungen für bestimmte Risikobereiche innerhalb des Krankenhauses ermöglichen z. B. die Module ITS-KISS (Patienten auf Intensivstationen) und NEO-KISS (Frühgeborene auf neonatologischen Intensivstationen). Die Referenzdaten finden sich auf der Internetseite des Nationalen Referenzzentrums für die Erfassung nosokomialer Infektionen (www.nrz-hygiene.de).

e. **Richtig.** Nach § 23 des Infektionsschutzgesetzes besteht für Krankenhäuser und Einrichtungen für ambulantes Operieren die Verpflichtung zur gezielten Erfassung und Bewertung bestimmter nosokomialer Infektionen sowie zur Erfassung von Erregern mit besonderen Resistenzen und Multiresistenzen. Darüber hinaus muss auch der Antibiotikaverbrauch gemeinsam mit der lokalen Resistenzstatistik erfasst und aufgezeichnet werden. Die Aufzeichnungen sind regelmäßig zu bewerten und die daraus abgeleiteten Maßnahmen dem Personal in geeigneter Form mitzuteilen.

3.3 Antimykotika

Fragen

60 Welche Aussagen zur Infektiologie bzw. Therapie mit Antimykotika sind richtig?

a. Es gibt nicht nur vancomycinresistente Enterokokken (VRE), sondern auch vancomycinresistente Staphylokokken (VRSA).

b. Muss ein Patient im Rahmen der Exazerbation einer chronisch obstruktiven Lungenerkrankung beatmet werden, beginnt man auch ohne Zeichen der Pneumonie mit einer antifungalen Therapie.

c. Invasive Aspergillosen treten beim operativen, nicht neutropenischen Intensivpatienten so gut wie nie auf.

d. Fluconazol besitzt hepatotoxisches Potenzial.

e. Non-albicans-Candida-Spezies sind besonders empfindlich auf Fluconazol.

a. **Richtig.** Die Glykopeptidresistenz von Enterokokken ist seit 1988 bekannt. Diese Resistenz wird durch die sog. „Van-Gene" (VanA, VanB und VanC-1, VanC-2 oder VanC-3 etc.) kodiert. Mittlerweile gibt es auch erste Fälle der kompletten Vancomycinresistenz von Staphylococcus aureus (VRSA). Hierbei konnte bisher nur das VanA-Resistenzgen nachgewiesen werden. GISA bedeutet glykopeptidintermediärempfindlicher Staphylococcus aureus, wobei eine verminderte Empfindlichkeit gegenüber Glykopeptiden vorliegt.

b. **Falsch.** Eine unspezifische antifungale Therapie ist nur bei bestimmten Patienten, z. B. mit schwerer Neutropenie, indiziert.

c. **Falsch.** Beim immunkompetenten Patienten ist die Inzidenz invasiver Aspergillosen sehr gering. Im operativen Patientengut treten sie jedoch aufgrund der Immunsuppression bei Transplantationspatienten auf, auch ohne dass eine Neutropenie vorliegt. Bei schweren, beatmungspflichtigen COVID 19-Verläufen hat man eine erhöhte Inzidenz von Aspergilluspneumonien festgestellt.

d. **Richtig.** Unter Fluconazol kann es zu einem Anstieg der Transaminasen kommen.

e. **Falsch.** Bei Non-albicans-Candida-Spezies liegen häufig intrinsische Resistenzen gegenüber Fluconazol vor. Liegt ihr Anteil in der lokalen Resistenzstatistik über 10 % sollte bei der empirischen Therapie lebensbedrohlicher Erkrankungen und der Indikation zur antifungalen Therapie ein Echinocandin verwendet werden.

61 Welche Aussagen zur Therapie mit Antimykotika sind richtig?

a. Candida glabrata und Candida krusei sind oft resistent gegen Fluconazol und Itraconazol.

b. Unter der Gabe von Flucytosin kommt es zu einer raschen Resistenzentwicklung, sodass die Substanz nur zusammen mit anderen Antimykotika, wie z. B. Amphotericin B, gegeben werden sollte.

c. Bei einer Behandlung mit Amphotericin B steht die Neurotoxizität im Vordergrund.

d. Caspofungin hat weniger Nebenwirkungen als Amphotericin B.

e. Das Antimykotikum Voriconazol verursacht bei 30 % der Patienten passagere Sehstörungen.

a. **Richtig.** Candida albicans ist in der Regel empfindlich auf Fluconazol und Itraconazol, Candida glabrata und Candida krusei sind dagegen resistent. Itraconazol hat ein größeres Wirkspektrum als Fluconazol: Es erfasst im Gegensatz zu Fluconazol auch Aspergillen.

b. **Richtig.** Insbesondere bei Infektionen durch Candida und Cryptococcus neoformans kommt es zu einer raschen Resistenzentwicklung unter Flucytosin.

c. **Falsch.** Unter der Gabe von Amphotericin B, das zur Gruppe der Polyene gehört, kommt es häufig zu Fieber und Schüttelfrost. Bei der Organtoxizität steht die Niere im Vordergrund. Die Nephrotoxizität kann durch Anhebung des Serumnatriumspiegels und durch Lösung der Substanz in Lipiden verringert werden.

d. **Richtig.** Caspofungin, ein Antimykotikum aus der Gruppe der Echinocandine, ist deutlich besser verträglich als Amphotericin B. Weitere Substanzen aus der Gruppe der Echinokandine sind Anidulafungin und Micafungin.

e. **Richtig.** Unter Voriconazol, das effektiver als Amphotericin B bei invasiver Aspergillose ist, wurde eine Häufung von Sehstörungen berichtet.

3.4 Sepsis

62 Welche Aussagen zur Sepsis sind richtig?

a. Ein SIRS liegt vor, wenn mindestens 2 der folgenden 4 Kriterien erfüllt sind: Hyperthermie/Hypothermie, Tachykardie, respiratorische Insuffizienz, Leukozytose/Leukopenie.

b. Nach den 2016 überarbeiteten Kriterien „Sepsis 3" wird Sepsis nur noch anhand biochemischer Marker definiert.

c. Neben der „Sepsis" gibt es nun die „schwere Sepsis" und den „septischen Schock".

d. Das PIRO-System ist ein Klassifikationsschema für Sepsis.

e. Das OPSI-Syndrom ist eine fulminante Variante der Sepsis.

a. **Richtig.** Nach der Konsensuskonferenz des American College of Chest
   Physicians (ACCP) und der Society of Critical Care Medicine (SCCM),
   die 1991 stattfand und deren Ergebnisse 1992 publiziert wurden, ist
   SIRS („systemic inflammatory response syndrome") eine systemische
   Entzündungsreaktion des Körpers. Als charakteristisches Element zur
   Definition der Sepsis wird SIRS seit 2016 nicht mehr verwendet. In der
   klinischen Praxis findet sich das SIRS aber noch zur Beschreibung eines
   (nicht selten diffusen) systemisch-entzündlichen Krankheitsbildes ohne
   Infektionsnachweis.

b. **Falsch.** Die Sepsis wird jetzt als „lebensbedrohliche Organdysfunktion
   aufgrund einer fehlregulierten Körperantwort auf eine Infektion" definiert.
   Das Schlüsselelement von „Sepsis 3" ist der SOFA-Score („sequential
   organ failure assessment score"), der anhand von 6 Kriterien (Atmung,
   Koagulation, Leberfunktion, Herzkreislauffunktion, Glasgow Coma Scale
   und Nierenfunktion) die Organfunktionen anzeigt. Eine Sepsis liegt dann
   vor, wenn sich der SOFA-Score des Patienten akut um 2 oder mehr Punkte
   verschlechtert. Neu ist auch das Screening-Tool „qSOFA", wobei „q" für
   „quick" steht. Die Kriterien des qSOFA sind ein Abfall des systolischen
   Blutdrucks auf 100 mmHg oder weniger eine Bewusstseinsveränderung
   und ein Anstieg der Atemfrequenz auf über 22 pro Minute.

c. **Falsch.** Der Begriff „schwere Sepsis" entfällt. Der septische Schock wird
   definiert als eine Untergruppe der Sepsis, bei der die Kreislaufreaktion
   und die zellulären und metabolischen Veränderungen so tiefgreifend sind,
   dass das Sterberisiko deutlich erhöht ist. Klinische Kriterien sind die Notwendigkeit, den Kreislauf durch Vasopressoren so weit zu stabilisieren,
   dass ein mittlerer arterieller Druck von 65 mmHg und ein Anstieg der
   Laktatkonzentration auf über 2 mmol/l trotz ausreichender Flüssigkeitszufuhr erreicht werden.

d. **Richtig.** Die internationale Sepsiskonferenz von 2001 hat – in Anlehnung
   an das TNM-System der Tumorstadieneinteilung – das PIRO-System für
   das Staging der Sepsis vorgeschlagen. „P" steht dabei für prädisponierende
   Faktoren, „I" für den Insult bzw. die Infektion, wobei beispielsweise der
   Ort der Infektion und die Art des Keimes eine Rolle spielen, „R" für die
   Reaktion bzw. Antwort des Körpers und „O" für den Grad der Organdysfunktion. In der Praxis hat sich diese Klassifikation allerdings nicht durchgesetzt.

e. **Richtig.** Nach Splenektomie kann es zu einer fulminanten Infektion insbesondere durch Pneumokokken kommen, die als OPSI-Syndrom („overwhelming postsplenectomy infection") bezeichnet wird. Innerhalb von Stunden kann sich aus einer einfachen Infektion ein septischer Schock entwickeln. Deshalb ist insbesondere die Pneumokokkenimpfung nach Splenektomie sinnvoll. Außerdem sollte bei Fieber eine rasche Selbstbehandlung des Patienten mit entsprechenden Antibiotika durchgeführt werden.

Fragen

63 Welche Aussagen zur Sepsis sind richtig?

a. Die empirische Antibiotikatherapie sollte bei septischem Schock innerhalb der ersten 4 h nach Diagnose verabreicht werden.

b. Die Fokussanierung spielt gegenüber der Antibiotikagabe eine untergeordnete Rolle für den Erfolg der Therapie des septischen Schocks.

c. Bei einer durch grampositive Keime bedingten Sepsis kommt es in der Regel zu einer Endotoxinämie.

d. TNF ist ein zentraler Mediator der grampositiven und der gramnegativen Sepsis.

e. Beta-D-Glucan und/oder Galaktomannan sind Marker einer invasiven Pilzinfektion.

Antworten

a. **Falsch.** Bei septischem Schock muss die empirische Therapie so schnell wie möglich, auf jeden Fall jedoch innerhalb der ersten Stunde nach Diagnosestellung verabreicht werden (Surviving Sepsis Campaign Guidelines Update 2018).

b. **Falsch.** In den Leitlinien der Surviving Sepsis Campaign wird ebenso wie in der deutschen S3-Leitlinie die Bedeutung der zügigen Fokussanierung (z. B. chirurgisch oder durch interventionell-radiologische Drainage von Abszessen etc.) für das Überleben eines septischen Schocks betont. Die hierfür erforderlichen diagnostischen und therapeutischen Maßnahmen sollten so rasch wie möglich nach Diagnosestellung eingeleitet werden.

c. **Falsch.** Nur gramnegative Bakterien enthalten in der äußeren Membran der Zellwand Endotoxin, das auch als Lipopolysaccharid (LPS) bekannt ist. Somit können nur gramnegative Keime wie Escherichia coli, Pseudomonas oder Neisserien Endotoxin freisetzen.

Richtig. Tumornekrosefaktor (TNF-α) gehört zu den Zytokinen und ist ein zentraler Mediator. Die Synthese von TNF-α ist von genetischen Polymorphismen abhängig, was die interindividuelle Variabilität in der Sepsis erklären könnte.

d. **Richtig.** Wenn diese Marker zeitnah zur Verfügung stehen, können sie für die Beurteilung der Wahrscheinlichkeit einer invasiven Pilzinfektion hilfreich sein.

Fragen

64 Welche Aussagen zur Sepsis sind richtig?

a. In der hyperdynamen Form der Sepsis wird die induzierbare Form der NO-Synthase nicht aktiviert.

b. Dem Laktatspiegel im Blut wird bei septischen Patienten eine prognostische Bedeutung beigemessen.

c. In der Sepsis kommt es zu einer Aktivierung der plasmatischen Gerinnung.

d. In der Sepsis tritt eine Störung der Gefäß- und der Darmpermeabilität auf.

e. In der Sepsis kommt es zu einem Abfall des Procalcitoninspiegels.

Antworten

a. **Falsch.** Die hyperdyname Form der Sepsis ist charakterisiert durch eine Vasodilatation aufgrund erhöhter NO-Freisetzung, die wiederum durch eine Aktivierung der induzierbaren NO-Synthase (iNOS) bewirkt wird.

b. **Richtig.** In der Sepsis korreliert ein hoher Laktatspiegel mit einem schlechten Outcome. Der Anstieg der Laktatkonzentration in der Sepsis ist durch eine Gewebehypoxie bzw. metabolische Störungen bedingt. Weiterhin ist die Laktatclearance der Leber erniedrigt. Die Bestimmung des Laktats ist fester Bestandteil des Ein-Stunden-Bündels bei der Behandlung des septischen Schocks.

c. **Richtig.** Mit Beginn einer Sepsis tritt eine Imbalance im Gerinnungssystem auf. Über das extrinsische System kommt es zu einer raschen Expression von Tissue Factor (Gewebethromboplastin) auf Monozyten und auf dem Gefäßendothel, wodurch die plasmatische Gerinnungsaktivierung beginnt. Parallel zu dieser Gerinnungsaktivierung fallen die Gerinnungsinhibitoren Antithrombin und Protein C ab. Als Nettoeffekt ergeben sich Fibrinablagerungen in der Mikrozirkulation, die Mikrothrombosen bewirken.

d. **Richtig.** Die in der Sepsis auftretende Kapillarleckage führt zu Verlusten in den „dritten Raum", den sog. „third space", welcher jedoch kein klar definiertes anatomisch-physiologisches Korrelat hat sondern mehr ein didaktisches Konstrukt darstellt. Es kommt zu einer intravasalen Hypovolämie bei gleichzeitiger Flüssigkeitseinlagerung in die Gewebe. Weiterhin ist die Darmpermeabilität gestört, wodurch Translokationsphänomene entstehen können. Aufgrund dieses Zusammenhangs wurde der Ausdruck vom „Darm als Motor des Multiorganversagens" geprägt.

e. **Falsch.** In der Sepsis steigen die Spiegel des C-reaktiven Proteins (CRP) und des Procalcitonins (PCT) an. Besonders hilfreich sind beide Parameter, wenn man ihren zeitlichen Verlauf berücksichtigt. Auch der Verlauf der Interleukin-6-Spiegel (IL 6) spielt eine wichtige Rolle. Der dynamische Verlauf von IL 6 ist etwas schneller als der des PCT. Während IL 6 historisch gewachsen häufiger in der pädiatrischen Intensivmedizin verwendet wird, dominiert PCT in der Erwachsenenintensivmedizin.

Fragen

65 Welche Aussagen zur Sepsistherapie sind richtig?

a. Die Deeskalationstherapie kann auch beim septischen Schock sinnvoll sein.

b. Die Effektivität der empirischen Antibiotikatherapie sollte nach 72 h kritisch überprüft werden.

c. Bei Sepsis muss immer mit einer doppelt gramnegativ wirksamen Kombinationstherapie (z. B. Carbapenem plus Chinolon) begonnen werden.

d. Bei der Therapie des septischen Schocks kann eine an Zielgrößen wie der zentralvenösen Sauerstoffsättigung orientierte Therapie hilfreich sein.

e. Noradrenalin gehört im septischen Schock wegen der drohenden Niereninsuffizienz nicht zu den Mitteln der Wahl.

Antworten

a. **Richtig.** Deeskalation bedeutet klassischerweise, dass initial mit einem Breitspektrumantibiotikum bzw. einer empirischen Antibiotikakombination therapiert wird, wobei nach Vorliegen des Keimbefundes und des Antibiogrammes die Breite der Therapie eingeschränkt wird. Bei schweren Infektionen auf der Intensivstation liegen inzwischen auch Studien vor die belegen, dass auch die empirische Deeskalation bei gutem klinischen Ansprechen der Therapie sicher durchgeführt werden kann, auch wenn kein Keimnachweis gelingt,

b. **Richtig.** Am besten wird die Antibiotikatherapie täglich einer kritischen Evaluation unterzogen. Spätestens 72 h nach Beginn einer empirischen Antibiotikatherapie sollte entschieden werden, ob diese fortgeführt, verändert oder bei nicht infektiöser Ursache des Schockzustands abgesetzt werden muss.

c. **Falsch.** Die Auswahl der empirischen Therapie richtet sich nach der einrichtungsspezifischen bzw. regionalen Resistenzlage und individuellen Risikofaktoren des Patienten. Für standardisierte Kombinationstherapien konnten keine Vorteile gegenüber der Monotherapie mit einem Breitspektrumantibiotikum gezeigt werden.

d. **Richtig.** In der Studie von Rivers et al. (2001) konnte die Krankenhaussterblichkeit von 46,5 % auf 30,5 % reduziert werden, wenn die gewählten Zielgrößen frühzeitig für mindestens 6 h optimiert wurden. Hierzu zählen neben einem zentralen Venendruck ≥ 8–12 mmHg, einem mittleren arteriellen Druck ≥ 65 mmHg und einer Urinausscheidung $\geq 0,5$ ml/kg/h insbesondere die Optimierung der zentralvenösen Sauerstoffsättigung auf Werte ≥ 70 %.

e. **Falsch.** Noradrenalin verschlechtert zwar per se die Nierendurchblutung, durch die Anhebung eines inadäquaten Perfusionsdrucks im septischen Schock überwiegen jedoch die positiven Effekte. Somit eignet sich diese Substanz als Katecholamin der ersten Wahl beim septischen Schock in Kombination mit einer adäquaten Volumensubstitution.

Fragen

66 Welche Aussagen zur Sepsistherapie sind richtig?

a. Mittel der Wahl zur Kontraktilitätssteigerung des Herzens in der Sepsis ist Dobutamin.

b. Die Gabe von Levosimedan ist bei septischem Schock therapeutischer Standard.

c. Die Gabe von Hydrokortison hat beim septischen Schock keinen Stellenwert.

d. Die Gabe von rekombinant hergestellten Antikörpern gegen Tumor-Nekrose-Faktor reduziert die Letalität bei schwerer Sepsis.

e. Der Einsatz der kontinuierlichen venovenösen Hämofiltration (CVVH) ist bereits in der Frühphase beim septischen Schock indiziert, wenn noch kein akutes Nierenversagen vorliegt.

Antworten

a. **Richtig.** In der Sepsis kommt es häufig zu einer reduzierten myokardialen Kontraktilität, ventrikulären Dilatation und verminderten Ejektionsfraktion (septische Kardiomyopathie). Das Katecholamin der Wahl zur Kontraktilitätssteigerung bei Sepsis ist Dobutamin.

b. **Falsch.** Levosimedan zählt pharmakologisch zur Gruppe der sog. Kalzium-Sensitizer und hat eine positiv inotrope Wirkung. Der Einsatz kann erwogen werden, es ergibt sich jedoch keine Überlegenheit gegenüber herkömmlichen Katecholaminen.

c. **Falsch.** Im Jahr 1987 erschienen im *New England Journal of Medicine* 2 Multizenterstudien zur Therapie der Sepsis mit hoch dosiertem Methylprednisolon, die keine positiven Effekte der Substanz zeigen konnten. Aufgrund der Arbeiten von Annane (JAMA 2002; 288: 862–71) fand die Gabe von niedrig dosiertem Hydrocortison (200–300 mg/Tag) zunächst Eingang in die Leitlinien der „Surviving Sepsis Campaign", wurde aber nach den Ergebnissen der nachfolgenden CORTICUS-Studie (NEJM 2008; 358: 111–24) relativiert. Es fand sich keine Senkung der Mortalität, wohl aber eine Verkürzung der Schockphase. Aus klinischer Sicht scheint die Gabe von niedrig dosiertem Hydrokortison (200–300 mg/Tag über mehrere Tage) im septischen Schock bei therapierefraktärem Schock trotz adäquater Volumengabe vorteilhaft zu sein, insbesondere wenn eine relative Nebennierenrindeninsuffizienz beim Patienten vorliegt. Eine routinemäßige breite Anwendung ist hingegen nicht gerechtfertigt. Auch Kombinationstherapien von Hydrokortison, hochdosiertem Vitamin C und Thiamin haben sich nach anfänglicher Euphorie in kleineren Studien in Folgestudien nicht als sinnvoll erwiesen.

d. **Falsch.** Mehrere große Studien konnten bei Patienten mit schwerer Sepsis oder septischem Schock keine signifikante Reduktion der Letalität durch die Gabe von Antikörpern gegen Tumor-Nekrose-Faktor feststellen. Lediglich in der nordamerikanischen MONARCS-Studie bewirkte die Gabe des monoklonalen anti-TNF-Antikörperfragments Afelimomab eine leicht signifikante (p = 0,041) Senkung der Sterblichkeit bei septischen Patienten mit erhöhten Interleukin-6-Spiegeln.

e. **Falsch.** Bisher gibt es keine Daten, die eine Verbesserung der Überlebensrate zeigen, wenn die kontinuierliche Hämofiltration sehr frühzeitig in der Sepsis begonnen wird. Der theoretische Vorteil einer CVVH ist die mögliche Mediatorenelimination über die Filtrationsmembran. Relevanter ist wahrscheinlich die Adsorption von Mediatoren an die Membran, sodass man unter dieser Prämisse den Filter in kurzen Intervallen wechseln müsste. Ein Haupteffekt der CVVH ist die Abkühlung eines hyperthermen Patienten durch das extrakorporale System, was zur Kreislaufstabilisierung beitragen kann.

Fragen

67 Welche Aussagen sind richtig?

a. Stenotrophomonas maltophilia ist ein gramnegatives Bakterium, das in der Regel resistent gegen Imipenem bzw. Meropenem ist.

b. Blutkulturen sollten über einen liegenden zentralen Venenkatheter entnommen werden.

c. Die Klassifizierung eines Erregers in die Kategorien „sensibel", „intermediär" oder „resistent" orientiert sich an der MHK.

d. Der O_2-Fluxtest ist ein klinischer Routinetest bei Patienten mit schwerer Sepsis bzw. ARDS.

e. Protein Z ist ein neuer Marker zur Diagnostik der schweren Sepsis.

Antworten

a. **Richtig.** Stenotrophomonas maltophilia tritt v. a. bei immungeschwächten Patienten auf. Auf Intensivstationen wird Stenotrophomonas häufiger nach Therapie mit Breitspektrumantibiotika wie Imipenem oder Meropenem gefunden, wobei meistens unklar bleibt, ob es sich um eine Infektion oder lediglich um eine Kolonisation handelt. Antibiotikum der Wahl ist Cotrimoxazol (Sulfamethoxazol/Trimethoprim).

b. **Falsch.** Idealerweise wird eine Blutkultur durch eine neue Venenpunktion gewonnen. Blutkulturen, die über einen liegenden Katheter entnommen werden, sind weniger spezifisch als solche, die durch Neupunktion gewonnen werden. Eine über einen liegenden Katheter entnommene Blutkultur hat zwar einen sehr guten negativen prädiktiven Wert, der positive prädiktive Wert ist jedoch niedrig. Bei Verdacht auf katheterassoziierte Infektionen ist die gleichzeitige Entnahme von peripheren Blutkulturen und Blutkulturen aus jedem Lumen des ZVK sinnvoll. Dann kann die „time to positivity" bestimmt werden. Wird die durch den ZVK entnommene Kultur 2 h vor der peripheren Blutkultur positiv, spricht dies mit hoher Wahrscheinlichkeit für eine katheterassoziierte Blutstrominfektion.

c. **Richtig.** Die minimale Hemmkonzentration (MHK) ist die niedrigste Konzentration eines Antibiotikums, die das sichtbare Wachstum eines

Bakterienstammes nach 18- bis 24-stündiger Inkubation verhindert. Mithilfe von entsprechenden Grenzwerten für jedes Antibiotikum erfolgt die Klassifizierung in „sensibel", „intermediär" oder „resistent". „Sensibel" bedeutet „sensibel bei normaler Exposition", d. h. wenn bei normaler Exposition des Infektionserregers gegenüber der antimikrobiellen Substanz (Standarddosis in der üblichen Darreichungsform) eine hohe Wahrscheinlichkeit für einen therapeutischen Erfolg besteht. „Intermediär" bedeutet „sensibel bei erhöhter Exposition", d. h. wenn bei erhöhter Exposition des Infektionserregers gegenüber der Substanz eine hohe Wahrscheinlichkeit für einen therapeutischen Erfolg besteht. Die erhöhte Exposition kann z. B. durch eine erhöhte Dosis, eine veränderte Verabreichungsform o.ä. erreicht werden. „Resistent" bedeutet, dass auch bei erhöhter Exposition eine hohe Wahrscheinlichkeit des therapeutischen Versagens besteht. In praxi bedeutet „Intermediär" also eine Empfehlung zur Therapie mit einer entsprechend erhöhten Dosis.

d. **Falsch.** Der O_2-Fluxtest, der den Sauerstoffverbrauch nach Änderungen des Sauerstoffangebotes misst, wurde in früheren Jahren eingesetzt, um eine pathologische Abhängigkeit des Sauerstoffverbrauchs vom Sauerstoffangebot zu erfassen. Er hat heute nur noch einen geringen klinischen Stellenwert.

e. **Falsch.** Protein Z ist ein Vitamin-K-abhängiger Gerinnungsfaktor mit einer Halbwertszeit von 2,5 h. Ein Protein-Z-Mangel soll zu einer erhöhten Blutungsneigung führen.

3.5 Pneumonie

· Fragen

68 Welche Aussagen zur Pneumonie sind richtig?

a. Bei der ambulant erworbenen Pneumonie ist Staphylococcus aureus der häufigste Erreger.

b. Eine nosokomiale Pneumonie ist eine im Krankenhaus erworbene Pneumonie.

c. Zur Diagnose einer Pneumonie gehört der röntgenologische Nachweis eines neuen oder persistierenden pulmonalen Infiltrates.

d. „Mendelson-Syndrom" ist ein Synonym für Aspirationspneumonie.

e. Bei der antibiotischen Therapie einer Aspirationspneumonie sollten auch anaerobe Bakterien erfasst werden.

a. **Falsch.** In Deutschlandsind Pneumokokken immer noch die häufigsten Erreger der ambulant erworbenen Pneumonie. Für Menschen über 65 Jahre wird daher eine Impfung gegen Pneumokokken empfohlen. Durch diese Impfungen hat die Prävalenz in der CAPNETZ-Kohorte inzwischen von 58 % im Jahr 2004 auf 37,5 % im Jahr 2016 abgenommen (Infection 2021; 49: 533–537).

b. **Richtig.** Eine nosokomiale Infektion ist definitionsgemäß bei Krankenhausaufnahme weder manifest vorhanden noch befand sie sich im Inkubationsstadium. In der Regel gilt eine Infektion dann als nosokomial, wenn sie mindestens 48 h nach Krankenhausaufnahme ohne Nachweis der vorherigen Inkubation auftrat.

c. **Richtig.** Neben der Röntgendiagnostik werden verschiedene Kriterien wie typischer Auskultationsbefund, purulentes Trachealsekret, Fieber und Leukozytose zur Diagnose herangezogen.

d. **Falsch.** Das Mendelson-Syndrom wird zwar in klinischen Wörterbüchern (z. B. Pschyrembel) als Synonym für die Aspirationspneumonie geführt. Es ist jedoch als Aspirationspneumonitis definiert, die als chemische Reaktion auf die Aspiration von saurem Mageninhalt zu verstehen ist. Die Aspirationspneumonie hingegen ist ein infektiös bedingter Prozess.

e. **Richtig.** Eine Aspirationspneumonie entsteht meist aufgrund einer Mischinfektion, die auch anaerobe Bakterien beinhaltet. Somit müssen auch Anaerobier in der Therapie erfasst werden (z. B. mit Ampicillin/ Sulbactam).

69 Welche Aussagen zur Pneumonie sind richtig?

a. Die meisten ambulant erworbenen Pneumonien müssen auf der Intensivstation behandelt werden.

b. Erhält ein Patient mit einer Beatmungspneumonie in den ersten 48 h nach der Diagnose eine inadäquate Antibiotikatherapie, so ist seine Aufenthaltsdauer auf der Intensivstation verlängert und sein Sterblichkeitsrisiko größer.

c. Bei einer nosokomialen Pneumonie stammen die Erreger in der Regel aus einer hämatogenen Streuung.

d. Eine flache Lagerung begünstigt das Auftreten einer nosokomialen Pneumonie.

e. Zur mikrobiologischen Diagnostik der Pneumonie auf der Intensivstation eignet sich die bronchoalveoläre Lavage oder die Technik der geschützten Bürste.

Antworten

a. **Falsch.** Die meisten ambulant erworbenen Pneumonien können ambulant oder auf Normalstation behandelt werden. Für die Einschätzung der Notwendigkeit einer intensivmedizinischen Behandlung haben sich gemäß S3-Leitlinie „Behandlung von erwachsenen Patienten mit ambulant erworbener Pneumonie und Prävention" (Update 2021) die ISDA Major und Minor-Kriterien bewährt. Majorkriterien sind die Notwendigkeit zur Intubation und maschinellen Beatmung sowie die Gabe von Vasopressoren. Das Vorliegen von mehr als 2 der 9 Minorkriterien bedeutet ein hohes Risiko der intensivmedizinischen Behandlungsnotwendigkeit: Schwere akute respiratorische Insuffizienz ($PaO2 \leq 55$ mmHg bzw. $\leq$ 7kPa bei Raumluft), Atemfrequenz $\geq$30/Minute, Multilobäre Infiltrate in der Röntgen-Thoraxaufnahme, neu aufgetretene Bewusstseinsstörung, systemische Hypotension mit Notwendigkeit der aggressiven Volumentherapie, akutes Nierenversagen (Harnstoff-N $\geq$ 20 mg/dL), Leukopenie (Leukozyten<4000 Zellen/mm3), Thrombozytopenie (Thrombozyten<100.000 Zellen/mm3) und/oder Hypothermie (Körpertemperatur<36°C).

b. **Richtig.** Die Antibiotikatherapie der Beatmungspneumonie erfolgt daher breit in Orientierung an der Resistenzlage auf der jeweiligen Intensivstation und patientenspezifischen Risikofaktoren, hoch dosiert und ohne zeitliche Verzögerung. Nach 72 h kann die Therapie meist empirisch bei gutem klinischen Ansprechen oder bei Vorliegen eines Erregernachweises deeskaliert werden. Häufig sind 7 Tage Gesamttherapiedauer ausreichend.

c. **Falsch.** Bei einer nosokomialen Pneumonie ist die oropharyngeale Flora meistens der Ausgangsherd. Die Erreger stammen somit nicht aus einer hämatogenen Streuung, sondern gelangen zumeist über Mikroaspiration aus dem Oropharynx in die tiefen Atemwege.

d. **Richtig.** Beim Intensivpatienten wird der Oropharynx innerhalb weniger Tage mit gramnegativen Keimen aus dem Darm kolonisiert. Dies tritt besonders dann ein, wenn Antazida die Kolonisation des oberen Gastrointestinaltrakts mit Darmkeimen fördern. Eine horizontale Lagerung bei beatmeten Patienten kann Mikroaspirationen aus dem Oropharynx begünstigen und stellt deshalb einen signifikanten Risikofaktor dar. Eine Oberkörperhochlagerung vermindert dagegen das Auftreten einer Beatmungspneumonie.

e. **Richtig.** Während die mikrobiologische Untersuchung des Trachealsekrets nicht selten Besiedlungsflora anzeigt, weisen die beiden genannten Techniken eine Sensitivität und Spezifität>80 % auf. Die Technik der geschützten Bürste soll dabei spezifischer, die bronchoalveoläre Lavage hingegen sensitiver sein. Die resultierenden Keimzahlen haben orientierenden Wert und sind nicht als unabhängige Prädiktoren des Vorliegens einer Pneumonie zu betrachten, vielmehr im klinischen Kontext zu interpretieren.

Blutprodukte und Volumenersatz

4

4.1 Gerinnung

70 Welche Aussagen zur heparininduzierten Thrombozytopenie Typ II sind richtig?

a. Bei der heparininduzierten Thrombozytopenie Typ II kommt es neben der Thrombozytopenie zur Thrombenbildung im venösen und arteriellen System.

b. Bei der heparininduzierten Thrombozytopenie Typ II werden Antikörper gegen den Komplex aus Heparin und Plättchenfaktor 4 gebildet.

c. Eine heparininduzierte Thrombozytopenie Typ II lässt sich mithilfe des HIPA-Tests nachweisen.

d. Für Danaparoidnatrium gibt es bei der heparininduzierten Thrombozytopenie Typ II keine Kreuzreaktion mit unfraktioniertem Heparin.

e. Argatroban kann bei heparininduzierter Thrombozytopenie Typ II zur Antikoagulation eingesetzt werden.

a. **Richtig.** Bei der heparininduzierten Thrombozytopenie Typ II kann es aufgrund der Thrombenbildung zu schweren Veränderungen der Mikro- und Makrozirkulation kommen („white clot syndrome"). Ein klinisch ähnliches Krankheitsbild wurde als vector vaccine-induced immunethrombotic thrombocytopenia (VITT) nach ChAdOx1-Impfungen gegen SARS CoV 2 beschrieben.

© Der/die Autor(en), exklusiv lizenziert durch Springer-Verlag GmbH, DE, ein Teil von Springer Nature 2022
F. Kehl und S. Schulz-Stübner, *Intensivmedizin Fragen und Antworten*,
https://doi.org/10.1007/978-3-662-64559-8_4

b. **Richtig.** Charakteristisch für die heparininduzierte Thrombozytopenie Typ II ist der Beginn zwischen dem fünften und zehnten Tag der Heparinisierung, wobei es sich um einen immunologisch vermittelten Prozess handelt, bei dem die genannten Antikörper gebildet werden.

c. **Richtig.** Mit dem HIPA-Test (heparininduzierter Plättchenaggregationstest) lässt sich die heparininduzierte Thrombozytopenie Typ II diagnostizieren. Weiterhin ist die Diagnose mithilfe des Serotoninfreisetzungstests und dem Antikörpernachweis im ELISA möglich.

d. **Falsch.** Danaparoidnatrium ist ein Heparinoid, das in 10 % der entsprechenden Fälle eine Kreuzreaktion aufweist. Danaparoidnatrium hemmt vorwiegend den Faktor Xa, sodass die Anti-Xa-Bestimmung zur Überwachung der Therapie eingesetzt wird. Allerdings muss die Eichkurve mit Danaparoidnatrium und nicht mit niedermolekularen Heparinen erstellt werden, da deren Anti-Xa-Aktivität deutlich geringer ist.

e. **Richtig.** Der Thrombininhibitor Argatroban ist zur Antikoagulation bei Patienten mit heparininduzierter Thrombozytopenie Typ II zugelassen. Die Substanz wird hepatisch eliminiert.

Fragen

71 Welche Aussagen zu Lepirudin sind richtig?

a. Lepirudin ist ein antithrombinabhängiger Gerinnungsinhibitor.

b. Lepirudin bewirkt keine allergischen Reaktionen.

c. Lepirudin wird renal eliminiert.

d. Die Bestimmung der PTT (partielle Thromboplastinzeit) ist im Rahmen der Lepirudintherapie nicht sinnvoll.

e. Die Wirkung von Lepirudin lässt sich am besten mithilfe der Ecarinzeit steuern.

Antworten

a. **Falsch.** Lepirudin ist ein rekombinantes Hirudinderivat, wobei Hirudin (aus der Speicheldrüse des Blutegels) ein antithrombinunabhängiger Thrombininhibitor ist. Die Indikation von Lepirudin, Argatroban und Danaparoidnatrium ist die Antikoagulation bei heparininduzierter Thrombozytopenie Typ II.

b. **Falsch.** Es ist inzwischen eine Reihe von anaphylaktischen Reaktionen auf Lepirudin bekannt geworden. Da bei der zweiten oder bei einer weiteren Reexposition mit Lepirudin solche Reaktionen tödlich verlaufen können, sollte auf eine Behandlung mit Lepirudin verzichtet werden, wenn anamnestisch bereits eine Vorbehandlung mit dieser Substanz bekannt ist.

c. **Richtig.** Lepirudin wird zu 90 % renal eliminiert, sodass sich bei Niereninsuffizienz die Eliminationshalbwertszeit und die Wirkzeit verlängert. Bei Überdosierung könnte der Einsatz der Hämodialyse oder Hämofiltration hilfreich sein.

d. **Falsch.** Der therapeutische Zielbereich für die Lepirudindosierung liegt bei einer PTT-Verlängerung auf das 1,5- bis 3-Fache des Normalwertes.

e. **Richtig.** Ecarin ist ein Schlangengift, das Prothrombin in Meizothrombin umwandelt. Dies wird dosisabhängig von Hirudin gehemmt und damit die Gerinnungszeit verlängert. Die Ecarinzeit ist für die Kontrolle der Hirudintherapie der PTT überlegen.

Fragen

72 Welche Aussagen zur Gerinnung sind richtig?

a. Bei der Gabe von niedrigmolekularen Heparinen ist die Nierenfunktion ohne Bedeutung.

b. Fondaparinux ist ein niedermolekulares Heparin.

c. Bei der Verbrauchskoagulopathie gibt es einen Phasenverlauf, der mit einer Hyperkoagulabilität beginnt und in einer Hypokoagulabilität endet.

d. Bei einer Verbrauchskoagulopathie ist die Messung von TAT und der Prothrombinfragmente F1+2 sinnvoll.

e. Bei der Verbrauchskoagulopathie sind Antithrombinwerte von 140 % durch Gabe von Antithrombinkonzentrat anzustreben.

Antworten

a. **Falsch.** Bei einer Niereninsuffizienz muss die Dosis der niedrigmolekularen Heparine angepasst werden, da es durch Akkumulation sonst zu erheblichen Blutungskomplikationen kommen kann. Alternativ weicht man besser auf unfraktioniertes Heparin aus.

b. **Falsch.** Fondaparinux ist ein synthetisches Pentasaccharid, das als Faktor-Xa-Inhibitor wirkt. Es wird zur Thromboembolieprophylaxe und -therapie eingesetzt.

c. **Richtig.** Der prokoagulatorische Stimulus bei der Verbrauchskoagulopathie (DIC, „disseminated intravascular coagulation") führt zu einer Gerinnungsaktivierung. Im Verlauf kommt es im Rahmen eines gesteigerten Umsatzes zu einem Verbrauch der Gerinnungsfaktoren, der schließlich in eine Hypo-koagulabilität mündet. Diese Hypokoagulabilität manifestiert sich klinisch als diffuse Blutung.

d. **Richtig.** Bei der Verbrauchskoagulopathie kommt es neben der Abnahme der Thrombozytenzahl, von Fibrinogen und Antithrombin zu einem Anstieg von Aktivierungsmarkern wie Thrombin-Antithrombin-Komplex (TAT) und der Prothrombinfragmente F1+2.

e. **Falsch.** Es ist nicht belegt, dass das Erzielen eines Antithrombinspiegels von 140 % vorteilhaft ist.

4.2 Transfusion von Blut und Blutkomponenten

Fragen

73 Welche Aussagen zur Transfusion sind richtig?

a. Die Gabe von Gerinnungskomponenten kann über die ROTEM-Analyse gesteuert werden.
b. Leukozytendepletierte Erythrozytenkonzentrate enthalten keine Leuko-zyten mehr.
c. Erythrozytenkonzentrate können bei korrekter Kühlung heute zwischen 35 und 49 Tagen gelagert werden.
d. Die Abkürzung PBM steht für Patient Blood Management.
e. Frischplasma kann noch bis zu 24 h nach dem Auftauen transfundiert werden, da die gerinnungsaktive Qualität so lange ausreichend erhalten bleibt.

Antworten

a. **Richtig.** ROTEM steht für „rotational thromboelastometry", vormals auch ROTEG (rotational thromboelastography) genannt. Es handelt sich um ein Point of care-Verfahren, mit dem der Behandlungserfolg innerhalb weniger Minuten kontrolliert werden kann.
b. **Falsch.** Mittels spezieller Leukozytendepletionsfilter wird die Anzahl der Leukozyten im Erythrozytenkonzentrat deutlich reduziert. Die Zahl der Restleukozyten sollte pro Erythrozytenkonzentrat nicht höher als $1–5 \times 10^6$ Zellen liegen.
c. **Richtig.** Die Haltbarkeit bei Verwendung des CPDA-1-Stabilisators beträgt 35 Tage. Der Zusatz von Additiven kann die Lagerungszeit weiter auf bis

zu 49 Tage verlängern. Voraussetzung ist allerdings die kontinuierliche Kühlung bei 2–6 °C.

d. **Richtig.** Beim Patient Blood Management (PBM) geht es um die Optimierung des eigenen Blutvolumens der Patienten, Minimierung von Blutverlusten und die Optimierung der physiologischen Anämietoleranz der Patienten mit dem Ziel, Fremdbluttransfusionen und die damit verbundenen Komplikationen zu vermeiden. Es handelt sich dabei laut WHO um ein wichtiges Prinzip zur Verbesserung der Patientensicherheit.

e. **Falsch.** Nach dem Auftauen verlieren die Gerinnungsfaktoren im Frischplasma rasch an Aktivität, sodass eine Transfusion baldmöglichst nach dem Auftauen – idealerweise innerhalb von 30 min – erfolgen sollte.

Fragen

74 Welche Aussagen zur Transfusion sind richtig?

a. Auf der Intensivstation soll ein beatmetes Kind transfundiert werden. Die Mutter des Kindes hat die gleiche Blutgruppe und will, dass ihr mütterliches Blut dem Kind transfundiert wird. Diese Maßnahme ist sinnvoll.

b. Thrombozytenkonzentrate werden bei +4 °C im Kühlschrank gelagert.

c. Wenn ein Patient ein Thrombozytenkonzentrat erhalten soll, dann muss auf jeden Fall die Kompatibilität im AB0-Blutgruppensystem eingehalten werden.

d. Yersinien (z. B. Yersinia enterocolitica) können sich bei +4 °C gut vermehren und können somit durch eine Bluttransfusion übertragen werden.

e. Der Hauptmanifestationsort des TRALI ist die Niere, wenn eine Hämolyse die Tubuli schädigt.

Antworten

a. **Falsch.** Bei Transfusion unter Blutsverwandten kann es zu einer Graftversus-host-Reaktion kommen, wenn der Spender homozygot für einen HLA-Haplotyp des Empfängers ist. Wird trotz dieser Warnung eine gerichtete Transfusion unter Blutsverwandten durchgeführt, so muss das Blut vor Transfusion mit 30 Gy bestrahlt werden.

b. **Falsch.** Thrombozytenkonzentrate werden bei +22 °C unter ständiger gleichmäßiger Agitation gelagert. Die Lagerungsdauer beträgt bis zu 5 Tage.

c. **Falsch.** Bei Erwachsenen sind auch AB0-inkompatible Thrombozytengaben möglich. Diese transfundierten Thrombozyten werden in aller Regel

nicht beschleunigt abgebaut. Allerdings sollte kein Refraktärzustand vorliegen (Refraktärzustand: wiederholtes Ausbleiben eines Thrombozyten-
anstieges nach Thrombozytentransfusion).

d. **Richtig.** Liegt beim Blutspender eine asymptomatische Bakteriämie vor, so
können sich manche „kälteliebenden" Keime wie Yersinia enterocolitica im
gelagerten Erythrozytenkonzentrat vermehren und nach Transfusion beim
Empfänger ein septisches Krankheitsbild verursachen, wobei von einer
hohen Letalität auszugehen ist.

e. **Falsch.** TRALI ist die heute selten auftretende transfusionsinduzierte akute
Lungeninsuffizienz. Sie wird in der Regel durch im Plasma enthaltene
granulozytenspezifische Antikörper verursacht.

Fragen

75 Welche Aussagen zur Transfusion sind richtig?

a. Kurz nach Beginn der Transfusion eines Erythrozytenkonzentrates bei
einem zuvor kreislaufstabilen, beatmeten Patienten kommt es zu einem
ausgeprägten Blutdruckabfall. Als erste Maßnahme wird die Tropfenzahl
der Transfusion zur schnelleren Volumenzufuhr erhöht.

b. Die häufigste Ursache für eine hämolytische Transfusionsreaktion ist eine
fehlerhafte Kennzeichnung der Spenderkonserve.

c. Nach Transfusion von Fremdblut nimmt die Infektionsrate von Intensivpatienten zu.

d. Die Transfusionsschwelle für erwachsene Intensivpatienten lässt sich eindeutig definieren.

e. Patienten mit dem sehr seltenen Bombay-Typ können problemlos Blut der
Blutgruppe 0 erhalten.

Antworten

a. **Falsch.** Im Einzelfall kann zwar eine akute Hypovolämie simultan mit dem
Beginn einer Transfusion auftreten. Besonders wenn der Patient vorher
kreislaufstabil war, muss man jedoch primär an eine akute hämolytische
Transfusionsreaktion denken. Beim beatmeten Patienten kann ein Blutdruckabfall das erste Zeichen einer solchen Reaktion sein, während beim
wachen Patienten Unruhe, Übelkeit, Schüttelfrost und Dyspnoe zuerst auftreten. Die Therapie beginnt in diesem Fall mit dem sofortigen Abstellen
der Transfusion. Parallel wird die erforderliche Diagnostik eingeleitet.

b. **Falsch.** Die eindeutig häufigste Ursache für hämolytische Transfusionsreaktionen ist die Verwechslung der Konserve bei der Transfusion. Deshalb wird der Bedside-Test (AB0-Identitätstest) am Patienten und nicht außerhalb des Zimmers durchgeführt.

c. **Richtig.** Nach einer Transfusion steigt die Infektionsrate bei Intensivpatienten an. Man führt diesen Effekt auf eine Immunsuppression durch die Transfusion zurück, deren Ursachen nicht eindeutig geklärt sind.

d. **Falsch.** Man wählt die Transfusionsschwelle heute deutlich niedriger als früher. Ein konkreter Hb-Wert als Trigger für die Transfusion beim Intensivpatienten ist abzulehnen. Zu berücksichtigen ist immer der individuelle Patient mit seinen Vorerkrankungen und seiner aktuellen Erkrankung. Man wird z. B. geriatrische Intensivpatienten eher transfundieren als junge Patienten; ein Patient mit septischem Schock kann im Einzelfall von einer frühzeitigen Transfusion profitieren; und ein vorher polyglobuler Patient mit COPD wird bei einem Hb-Wert von 8 g/dl von der Langzeitbeatmung kaum zu entwöhnen sein.

e. **Falsch.** Patienten vom Bombay-Typ fehlt das H-Antigen. Bombay-Individuen besitzen neben Anti-A und Anti-B auch ein Anti-H, sodass nicht nur A- und B-Erythrozyten, sondern auch 0-Erythrozyten agglutiniert und hämolysiert werden. Sie dürfen nur Blut von Bombay-Individuen erhalten.

Fragen

76 Welche Aussagen zur Transfusion bzw. zu chargendokumentationspflichtigen Konzentraten sind richtig?

a. Nach einer problemlosen Transfusion kann der Beutel mit dem Restblut weggeworfen werden.

b. Vor der Transfusion von Frischplasma ist der Bedside-Test (AB0-Identitätstest) nicht erforderlich.

c. Die rasche Gabe von Frischplasma kann beim Empfänger zu einem Abfall des Spiegels des ionisierten Kalziums führen.

d. Im Rahmen der Gabe von PPSB-Konzentraten wurden früher in Einzelfällen fatale Nebenwirkungen wie disseminierte intravasale Gerinnung und Multiorganversagen berichtet.

e. Bei einem Glottisödem kann im Einzelfall die Gabe von C1-Esterase-Inhibitor-Konzentrat sinnvoll sein.

a. **Falsch.** Nach erfolgter Transfusion ist das Behältnis mit dem Restblut kontaminationssicher abzuklemmen und 24 h bei +4 °C aufzubewahren. Die Aufzeichnungen über die Transfusion müssen mindestens 15 Jahre lang aufgehoben werden.

b. **Falsch.** Auch vor der Transfusion von Frischplasma muss die Blutgruppe des Empfängers, falls dies nicht im Rahmen einer parallelen Erythrozytentransfusion erfolgt ist, mithilfe des Bedside-Tests (AB0-Identitätstest) bestätigt und dokumentiert werden.

c. **Richtig.** Besonders bei rascher Transfusion und vorliegender Hypothermie kann der Zitratgehalt der Stabilisatorlösungen eine passagere „ionisierte" Hypokalzämie auslösen.

d. **Richtig.** PPSB-Konzentrate sollten nur minimalste Mengen an aktivierten Faktoren enthalten. Ein höherer Anteil an aktivierten Faktoren, insbesondere an Faktor VIIa, hat in der Vergangenheit zu letalen Nebenwirkungen beigetragen.

e. **Richtig.** Beim hereditären Angioödem kann es zum Larynx- bzw. Glottisödem mit Atemwegsverlegung kommen. In diesem Fall ist die Gabe von C1-Esterase-Inhibitor-Konzentrat indiziert.

4.3   Volumenersatzmittel

77 Welche Aussagen zu Kolloiden sind richtig?

a. Die Albuminsynthese findet im Knochenmark statt.

b. Der kolloidosmotische Druck wird im Wesentlichen durch Albumin aufgebaut.

c. Die Gabe von Humanalbumin zur „small volume resuscitation" bei septischem Schock zeigt keinen Überlebensvorteil gegenüber kristalloiden Lösungen.

d. Dextrane werden aus kollagenem Gewebe von Rindern hergestellt.

e. Anaphylaktische/anaphylaktoide Reaktionen spielen im Rahmen der Gabe von künstlichen Kolloidlösungen keine Rolle.

Antworten

a. **Falsch.** Albumin wird von Hepatozyten produziert. Eine gestörte Leberfunktion bewirkt eine erniedrigte Albuminkonzentration, die wiederum zur Stadieneinteilung bei Leberdysfunktion mit herangezogen wird.

b. **Richtig.** Der kolloidosmotische Druck spielt bei der Verteilung des Wassers zwischen Intravasalraum und Interstitium eine bedeutende Rolle. Albumin kann aufgrund seines Molekulargewichtes von 66.000 Dalton im Normalfall den Intravasalraum nicht frei verlassen und bindet dort Wasser.

c. **Richtig.** Zwar erlaubt gerade der Einsatz von 20 %igem Humanalbumin die Reduktion der Gesamtmenge an Flüssigkeit, aber Metaanalysen einer Reihe von Albuminstudien konnten keinen Überlebensvorteil bei Patienten mit septischem Schock zeigen.

d. **Falsch.** Dextrane werden durch Fermentation glukosehaltiger Medien hergestellt. Sie sind Polysaccharide mit α-1,6-glykosidisch verbundenen Glukoseketten. Gelatinepräparate bestehen aus Polypeptidmolekülen, die aus Rindergewebe gewonnen werden.

e. **Falsch.** Solche Reaktionen sind zwar selten, sie treten jedoch in unterschiedlicher Häufigkeit auf. Gelatinegabe führt in 0,345 % zu anaphylaktoiden Reaktionen, die durch eine Histaminliberation charakterisiert sind. Bei Gabe von Dextran und Hydroxyethylstärke treten Reaktionen seltener auf; es handelt sich dabei jedoch in der Regel um „echte" anaphylaktische Reaktionen.

Fragen

78 Welche Aussagen zu Kolloiden sind richtig?

a. Hydroxyethylstärke ist Mittel der Wahl zur Behandlung des septischen Schocks.

b. Der Substitutionsgrad von Hydroxyethylstärke gibt den Gelatinegehalt in der Lösung wieder.

c. Nach Infusion von Hydroxyethylstärke kann es laborchemisch zu einem Anstieg der Serumamylase kommen.

d. Nach Infusion von künstlichen Kolloiden kann es zur Störung der Kreuzprobe kommen.

e. Kolloidale Volumenersatzmittel haben sowohl unspezifische als auch spezifische Effekte auf die Blutgerinnung.

a. **Falsch.** Hydroxyethylstärke wird zur Behandlung des septischen Schocks wegen der Gefahr renaler Komplikationen nicht empfohlen.

b. **Falsch.** Hydroxyethylstärke wird aus Amylopektin (Stärke) gewonnen. Die Glukoseketten sind dabei α-1,4-glykosidisch verbunden. Um den raschen Abbau der Glukoseketten zu verzögern, sind Hydroxyethylgruppen eingefügt. Der Substitutionsgrad (z. B. 0,4) gibt den Anteil der mit Hydroxyethylgruppen substituierten Glukoseringe im Verhältnis zur Gesamtzahl der Glukoseringe an.

c. **Richtig.** Der Anstieg entsteht durch die Bildung von hochmolekularen Komplexen aus Hydroxyethylstärke und Amylase, die nur verzögert eliminiert werden.

d. **Richtig.** Besonders Dextrane, aber auch hochmolekulare Hydroxyethylstärkelösungen beeinflussen die Kreuzprobe. Von Gelatinelösungen sind solche Effekte bisher nicht bekannt.

e. **Richtig.** Alle Substanzen führen zu einer Hämodilution, sodass man von einer „Verdünnungskoagulopathie" sprechen könnte. Darüber hinaus treten spezifische Effekte auf, die unter Gelatinegabe am geringsten ausgeprägt sind. Dextrane beeinträchtigen insbesondere die Adhäsionsfähigkeit der Thrombozyten, während insbesondere langsam abbaubare Hydroxyethylstärkelösungen einen Abfall der Faktor-VIII-Kofaktor-Aktivität bewirken können, sodass im Einzelfall ein erworbenes von Willebrand-Jürgens-Syndrom auftritt.

Notfälle und Komplikationen

5

5.1 Reanimation

Fragen

79 Welche Aussagen zur Durchführung der Reanimation sind richtig?

a. Die Thoraxkompression bei Kindern sollte mindestens ein Drittel des Brustdurchmessers betragen.

b. Bei der Reanimation von nicht intubierten erwachsenen Patienten durch 2 Helfer ist das empfohlene Verhältnis der Anzahl der Thoraxkompressionen zur Anzahl der Beatmungshübe 5:1.

c. Die Herzdruckmassage wird mit einer Frequenz von 100/min durchgeführt.

d. Der präkordiale Faustschlag wird generell vor Einleitung einer Reanimation durch Ärzte empfohlen.

e. Der Einsatz von automatischen externen Defibrillatoren (AED) bei Kindern unter 8 Jahren wird derzeit nicht empfohlen.

Antworten

a. **Richtig.** Für Kleinkinder sind dies in der Regel 4 cm, für Schulkinder 5 cm.

b. **Falsch.** Sowohl für die 1-Helfer- als auch für die 2-Helfer-Methode wird bei Erwachsenen ein universelles Kompressions-Ventilations-Verhältnis von 30:2 empfohlen.

c. **Richtig.** Thoraxkompressionen sollen ausreichend tief mit einer Kompressionsfrequenz von 100–120/min durchgeführt und nur minimal unterbrochen werden.

© Der/die Autor(en), exklusiv lizenziert durch Springer-Verlag GmbH, DE, ein Teil von Springer Nature 2022
F. Kehl und S. Schulz-Stübner, *Intensivmedizin Fragen und Antworten*,
https://doi.org/10.1007/978-3-662-64559-8_5

d. **Falsch.** Der präkordiale Faustschlag kann durch professionelle Helfer dann durchgeführt werden, wenn der Herz-Kreislauf-Stillstand beobachtet und z. B. Kammerflimmern am Monitor erkannt wurde und ein Defibrillator nicht zur sofortigen Anwendung verfügbar ist.

e. **Falsch.** Die Anwendung von automatischen externen Defibrillatoren wird auch bei Kindern im Alter von 1–8 Jahren empfohlen, während sie bei Kindern unter 1 Jahr nicht zum Einsatz kommen sollen.

Fragen

80 Welche Aussagen zur Reanimation sind richtig?

a. Die „4 H" und „4 HITS" beschreiben die Reihenfolge der Reanimationsmaßnahmen.
b. Die eskalierende Gabe von Adrenalin wird empfohlen.
c. Nach 3-maliger erfolgloser Defibrillation bei einer ventrikulären Tachykardie oder bei Kammerflimmern sollte die Gabe von Amiodaron noch vor der Gabe von Adrenalin erfolgen.
d. Ist die Gabe von Amiodaron erfolglos, sollte zusätzlich Lidocain verabreicht werden.
e. Adrenalin ist Mittel der Wahl bei einer atropinrefraktären Bradykardie.

Antworten

a. **Falsch.** Sie beschreiben die potenziell korrigierbaren Ursachen des Herz-Kreislauf-Stillstands. Die „4 H" sind Hypoxie, Hypovolämie, Hyper-/Hypokaliämie und metabolische Störungen sowie Hypothermie. Zu den „4 HITS" zählen Herzbeuteltamponade, Intoxikation, Thromboembolie und Spannungspneumothorax (im englischsprachigen Bereich werden die „4 HITS" als „4 T" bezeichnet).
b. **Falsch.** Adrenalin wird intravenös oder intraossär (1 mg) alle 3 min (seltener über den Tubus, 2–3 mg) in einer festen Dosis verabreicht. Für alternative Dosierungen von Adrenalin (eskalierende oder hoch dosierte Gabe) konnte keine verbesserte Wirksamkeit gezeigt werden.
c. **Falsch.** Die Applikation von Amiodaron sollte erst nach der Gabe von Adrenalin erwogen werden. Amiodaron wird in einer Dosierung von 300 mg i. v. empfohlen. In hartnäckigen Fällen wird eine weitere Gabe von 150 mg vorgeschlagen, gefolgt von einer kontinuierlichen intravenösen Verabreichung.

d. **Falsch.** Lidocain ist dann eine Alternative, wenn Amiodaron nicht verfügbar ist. Antiarrhythmikakombinationen sollten nicht zur Anwendung kommen, d. h. Lidocain sollte nicht zusätzlich zu Amiodaron gegeben werden.

e. **Richtig.** Als weitere alternative Medikamente kommen Dopamin, Theophyllin und Isoproterenol (in Deutschland auch der reine β-Agonist Orciprenalin) in Betracht. Glukagon sollte bei einer durch β-Rezeptoren- oder Kalziumkanal-Blocker induzierten Bradykardie in Erwägung gezogen werden. Bei Versagen der medikamentösen Therapie kommen passagere Schrittmachersysteme zum Einsatz (transkutan, transösophageal oder transvenös).

Fragen

81 Welche Aussagen zur Reanimation sind richtig?

a. Bei einer hochschwangeren Patientin wird der Druckpunkt für die Herzmassage genauso bestimmt wie bei nicht schwangeren Patienten.

b. Eine hochschwangere Patientin wird in Linksseitenlage gebracht und so die Thoraxkompression durchgeführt.

c. Bei Kindern unter 8 Jahren sollte die Thoraxkompression durchgeführt werden, wenn die Pulsfrequenz 100/min unterschreitet.

d. Bei Säuglingen wird die 2-Daumen-Thoraxkompression empfohlen.

e. Bei einer Atemwegsobstruktion durch Fremdkörper bei einem Säugling werden zunächst 5 Rückenschläge verabreicht und bei Erfolglosigkeit 5 abdominelle Kompressionen durchgeführt.

Antworten

a. **Falsch.** Aufgrund des Zwerchfellhochstandes wird der Druckpunkt höher gewählt, wobei keine genauen Angaben der Korrektur gemacht werden. Eine Effektivitätskontrolle während der Reanimation mittels Pulskontrolle oder invasiver Druckmessung erscheint sinnvoll, um den richtigen Druckpunkt zu bestimmen.

b. **Richtig.** Durch den graviden Uterus wird die V. cava inferior komprimiert und somit der venöse Blutfluss zum Herzen vermindert. Durch eine Linksseitenlage (die Aorta verläuft links der V. cava) wird das „Kavakompressionssyndrom" gemildert. Eine Linksseitenlage sollte bei allen schwangeren Patienten im letzten Trimenon vorgenommen werden. Zur praktischen Durchführung der Reanimation werden 2 verschiedene

Methoden empfohlen: 2 Helfer knien auf dem Boden und der Rücken der Patientin wird gegen die Oberschenkel der Helfer abgestützt, oder Stühle werden umgedreht und die Patientin auf die Rückenlehne der Stühle gelegt und die Thoraxkompression gegen den Widerstand der Sitzfläche der Stühle durchgeführt. Wenn das Gestationsalter über 20 Wochen liegt oder Uterus über Nabelniveau tastbar ist und die Reanimation innerhalb von 4 min mißlingt, sollte ein Notkaiserschnitt durchgeführt werden.

c. **Falsch.** Die Herzdruckmassage wird bei Neugeborenen durchgeführt, wenn die Herzfrequenz auch nach 30 s suffizienter Beatmung unter 60/min bleibt (ERC-Leitlinien 2021).

d. **Richtig.** Bei der 2-Daumen-Technik wird der Brustkorb umgriffen und die Kompressionen werden mit den Daumen durchgeführt. Der Druckpunkt soll unterhalb der gedachten Linie zwischen den Mamillen liegen.

e. **Falsch.** Bei einem Säugling werden 5 Thoraxkompressionen analog der Herzdruckmassage durchgeführt, weil bei abdominellen Kompressionen die Gefahr der Ruptur von Milz und Leber zu groß ist. Bei Kindern werden abdominelle Kompressionen empfohlen (Heimlich-Handgriff).

Fragen

82 Welche Aussagen zur Reanimation sind richtig?

a. Nach außerklinischem Kreislaufstillstand mit vermutet kardialer Ursache ist eine Koronarangiographie wegen der Gefahr der Nierenschädigung nicht indiziert.

b. Zur Prognosestellung nach Herz-Kreislauf-Stillstand ist die Beurteilung der Pupillenreaktion der einzige verlässliche Parameter.

c. Bei fettleibigen Patienten wird wegen des evtl. schwierigen Atemwegs nur eine Maskenbeatmung empfohlen.

d. Patienten mit akutem Brustschmerz bei vermutetem akutem Koronarsyndrom brauchen keinen zusätzlichen Sauerstoff, sofern sie nicht Zeichen der Hypoxie, Atemnot oder Herzinsuffizienz aufweisen.

e. Patienten mit STEMI, die sich in der Notaufnahme eines Krankenhauses ohne PCI-Möglichkeit (perkutane Intervention) vorstellen, sollen sofort in ein PCI-Zentrum verlegt werden, sofern die PCI innerhalb von 120 min durchgeführt werden kann.

a. **Falsch.** Gerade in dieser Situation ist die frühzeitige Herzkatheteruntersuchung und ggf. die perkutane koronare Intervention angezeigt.

b. **Falsch.** Die Pupillenreaktion als alleiniger Parameter ist nicht geeignet. Für die Prognoseerstellung sind der gesamte klinische Neurostatus (insbesondere auch das Vorliegen von Myoklonien), neurophysiologische Untersuchungen (z. B. EEG und somatosensorisch evozierte kortikale N20-Potentiale) die Bildgebung, Laborparameter (insbesondere Verlauf der neuronenspezifische Enolase nach 24, 48 und 72 h) etc. erforderlich, wobei auf das Abklingen evtl. verabreichter Sedativa zu achten ist und der neurologischen Erholung genügend Zeit eingeräumt werden sollte. Die multimodale Diagnostik zur Prognose erfolgt daher meist nach 72 h.

c. **Falsch.** Bei fettleibigen Patienten stellt die effektive Herzdruckmassage die größte Herausforderung dar, sodass ein häufiger Wechsel der Helfer sinnvoll ist. Es wird die frühe endotracheale Intubation empfohlen, überbrückend kann auch ein Larynxtubus oder eine Maske eingesetzt werden.

d. **Richtig.** Hier hat sich der Grundsatz Euhomöostase („keep things normal") durchgesetzt, da eine Hyperoxie gerade in der Reperfusionsphase nach einem koronaren Gefäßverschluss schädlich ist.

e. **Richtig.** Ist der Transport innerhalb der genannten Zeit nicht möglich, sollen die Patienten eine Fibrinolyse erhalten und anschließend in ein PCI-Zentrum transportiert werden.

5.2 Lungenembolie

83 Welche Aussagen zur Lungenembolie sind richtig?

a. Charakteristisch für die Lungenembolie ist die hohe Frühletalität.

b. Klinische Zeichen einer Lungenembolie sind Dyspnoe, Tachypnoe, Tachykardie und Thoraxschmerz.

c. Bei der massiven Lungenembolie steht die Dekompensation des rechten Ventrikels im Vordergrund.

d. Die Echokardiographie hat in der differenzialdiagnostischen Abklärung der Lungenembolie große Bedeutung.

e. Der historische „Goldstandard" in der Diagnostik der Lungenembolie ist die Pulmonalisangiographie.

Antworten

a. **Richtig.** Ungefähr 45–90 % aller Todesfälle nach Lungenembolie ereignen sich in den ersten 2 h nach Symptombeginn.

b. **Richtig.** Die genannten Zeichen gehören zur klinischen Charakteristik der Lungenembolie. Im Prinzip muss bei jeder unklaren kardiopulmonalen Symptomatik an eine Lungenembolie gedacht werden, insbesondere wenn diese Symptomatik im Rahmen der Mobilisation des Patienten begann.

c. **Richtig.** Durch die Einschwemmung des thrombotischen Materials kommt es zu einer akuten Erhöhung der rechtsventrikulären Nachlast. Die Reduktion des arteriellen Blutdrucks bewirkt ein Absinken des koronaren Perfusionsdrucks, was sich wiederum negativ auf den rechten Ventrikel auswirkt. Es kommt schließlich zum rechtsventrikulären Versagen.

d. **Richtig.** Mithilfe der Echokardiographie können Thromben im rechtsventrikulären Ausflusstrakt direkt nachgewiesen werden. Weiterhin lässt sich das Ausmaß der Rechtsherzbelastung beurteilen. Die transösophageale Echokardiographie ist hierfür besser geeignet als die transthorakale Technik. Unter Reanimationsbedingungen können jedoch schon mit der subxiphoidalen FEEL-Untersuchung („focused echocardiography for life support") entscheidende Informationen gewonnen werden.

e. **Richtig.** Die Pulmonalisangiographie ist als historischer „Goldstandard" in der Diagnostik der Lungenembolie heute nur noch dann erforderlich, wenn die Mehrzeilen-Spiralcomputertomographie keinen eindeutigen Befund ergibt. Die Spiralcomputertomographie ist gegenüber der Perfusionsszintigraphie der Lungen mit einem geringeren Zeitaufwand verbunden.

5.3 Notfallmedizin

Fragen

84 Welche Aussagen aus der Notfallmedizin sind richtig?

a. Die Kapnometrie ist bei einer massiven Lungenembolie nicht hilfreich.

b. In der unmittelbar postoperativen Phase ist bei einer fulminanten Lungenembolie die Thrombolyse kontraindiziert.

c. Patienten mit Kokainintoxikation weisen meist ein stabiles Kreislaufsystem auf.

d. Charakteristisch für das Höhenlungenödem ist eine pulmonalarterielle Hypertonie bei normalem Wedgedruck.

e. Bei einer CO-Intoxikation mit COHb-Werten von 30–50 % zeigt die Pulsoxymetrie in der Regel Normalwerte an.

Antworten

a. **Falsch.** Bei einer massiven Lungenembolie kommt es durch die Verlegung der Lungenstrombahn zu einem akuten Abfall des exspiratorischen CO_2-Werts, sodass eine größere Differenz zwischen endexspiratorischem und arteriellem CO_2-Wert entsteht.

b. **Falsch.** Auch in der postoperativen Frühphase ist bei einer fulminanten Lungenembolie die Lysetherapie möglich. Allerdings muss in dieser Phase mit größeren Blutungskomplikationen gerechnet werden. Somit müssen eine Massivtransfusion und eine operative Revision einkalkuliert werden.

c. **Falsch.** Eine Kokainintoxikation ist u. a. durch Kreislaufstörungen charakterisiert. Im Rahmen der Steigerung des Sympathikotonus treten Tachykardien, Arrhythmien und Myokardischämien auf. Hypertensive Phasen können auch mit einem Hirnödem und intrazerebralen Einblutungen einhergehen.

d. **Richtig.** Der mittlere pulmonalarterielle Druck beträgt beim Höhenlungenödem >35 mmHg. Die Prophylaxe und Therapie kann erfolgreich mit dem Vasodilatator Nifedipin durchgeführt werden.

e. **Richtig.** Pulsoxymeter, die mit 2 Wellenlängen (660 nm und 940 nm) messen, interpretieren Carboxyhämoglobin als Oxyhämoglobin, sodass falsch hohe Sättigungswerte angezeigt werden. Mithilfe eines CO-Oxymeters (5 Wellenlängen) lässt sich der CO-Hb-Anteil erfassen.

Fragen

85 Welche Aussagen zum Antidoteinsatz sind richtig?

a. 4-Dimethylaminophenol ist ein Carboxyhämoglobinbildner.

b. Bei einer Zyanidintoxikation kann Hydroxokobalamin zur Anwendung kommen.

c. Flumazenil ist ein Benzodiazepinantagonist.

d. Beim forcierten Opioidentzug kommt es zu einer sympathischen Stimulation mit einem Anstieg der Adrenalinspiegel um das 30-Fache.

e. Physostigmin kann bei einer Atropinintoxikation zum Einsatz kommen.

a. **Falsch.** 4-Dimethylaminophenol (4-DMAP) ist ein Methämoglobinbildner, der bei einer Blausäure- bzw. Zyanidintoxikation in einer Dosierung von 3–4 mg/kg i. v. eingesetzt wird.

b. **Richtig.** Hydroxokobalamin wirkt als Zyanidfänger. Der Hydroxoligand des Kobalamin wird durch einen Zyanoliganden ersetzt. Es entsteht Zyanokobalamin (Vitamin B_{12}), das nicht toxisch ist.

c. **Richtig.** Flumazenil ist ein Benzodiazepinantagonist. Zu berücksichtigen ist dabei, dass Flumazenil mit 50–60 min eine kürzere Halbwertszeit als die üblichen Benzodiazepine aufweist.

d. **Richtig.** Beim forcierten Opioidentzug, auch Turboentzug oder UROD („ultrarapid opioid detoxification") genannt, wird unter Narkose Naloxon in steigender Dosierung i. v. verabreicht. Anschließend wird Naltrexon oral gegeben. Unter dieser akuten Antagonisierung tritt eine massive sympathische Stimulation auf.

e. **Richtig.** Der zentrale Cholinesterasehemmer Physostigmin kann sowohl bei einer Atropinvergiftung als auch beim zentral-anticholinergen Syndrom eingesetzt werden.

86 Welche Aussagen aus der Notfallmedizin sind richtig?

a. Typisch für eine Ecstasy-Intoxikation sind Hypothermie und Bradykardie.

b. Obidoxim ist ein Cholinesterasereaktivator.

c. Liegt bei einem Ertrinkungsunfall eine Submersionsphase ≥60 min vor, dann ist ein gutes neurologisches Outcome nach Reanimation nur bei ausgeprägter Hypothermie zu erwarten.

d. Patienten, die im Rahmen eines Kammerflimmerns erfolgreich reanimiert wurden, haben ein besseres neurologisches Outcome und eine geringere Letalität, wenn sie nach der Reanimation einer mäßigen Hypothermie über die Dauer von 24 h unterzogen werden.

e. Der niedrigste Wert in der Glasgow Coma Scale beträgt 0 (Null).

a. **Falsch.** Eine Intoxikation mit Ecstasy (Methyldimethoxymetamphetamin, MDMA) ist charakterisiert durch einen Anstieg der Körpertemperatur, durch eine Tachykardie und durch eine Bewusstseinstrübung. Eine typische Komplikation ist das akute Nierenversagen (als Folge einer Rhabdomyolyse).

b. **Richtig.** Bei einer akuten Organophosphatvergiftung kommt es zu einer irreversiblen Hemmung der Cholinesterase. Obidoxim, das nach Gabe von Atropin verabreicht wird, reaktiviert die Cholinesterase durch Ablösen des Alkylphosphates und Dephosphorylierung des Enzyms.

c. **Richtig.** Werden Patienten nach sehr langer Submersionszeit erfolgreich reanimiert, so wird nur dann über ein gutes neurologisches Ergebnis berichtet, wenn eine Hypothermie zwischen 15 und 20 °C vorlag. Allerdings gibt es hierzu nur Einzelfallberichte.

d. **Richtig.** Zahlreiche Studien zeigen einen positiven Effekt einer therapeutischen moderaten Hypothermie. Es wird deshalb empfohlen, überlebende Patienten nach Reanimation so früh wie möglich und 24 h lang einer moderaten Hypothermie zuzuführen. Nach aktueller Diskussion müssen hierfür nicht notwendigerweise 32–34 °C erreicht werden, sondern es wird ein Zielkorridor von 32,36 °C angegeben. Fieber sollte bei komatösen Patienten in jedem Fall für mindestens 72 h nach Return of spontaneous circulation (ROSC) verhindert werden. Es soll streng auf eine Normoxie geachtet werden, damit es nicht durch eine iatrogene Hyperoxygenierung zu Reperfusionsschäden kommt. Dies gilt insbesondere während der Kühlungsphase, aber auch in der Aufwärmphase.

e. **Falsch.** Die Glasgow Coma Scale besteht aus 3 Parametern, die jeweils mit Punktwerten versehen werden. Die 3 Parameter sind Augenöffnen, verbale Antwort und motorische Reaktion. Der höchste Wert ist 15, der niedrigste 3.

Fragen

87 Welche Aussagen zum Thema Schock sind richtig?

a. Bei einem unklaren Schockgeschehen kann die Bestimmung der Tryptase im Serum einen Hinweis auf eine Anaphylaxie als Auslöser geben.

b. Beim Volumenmangelschock handelt es sich um einen distributiven Schock mit Verlust des Vasotonus.

c. Beim septischen Schock handelt es sich ausschließlich um einen Volumenmangelschock durch Verlust von intravasaler Flüssigkeit in den sog. „dritten Raum" durch ein Kapillarlecksyndrom.

d. Beim manifesten kardiogenen Schock muss unverzüglich mit einer aortalen Gegenpulsationsbehandlung begonnen werden.

e. Im Rahmen einer akut auftretenden Hypotonie, z. B. bei einer vasovagalen Synkope oder bei kardialen Rhythmusstörungen, kann ein krampfanfallähnliches Bild das primäre Leitsymptom sein.

Antworten

a. **Richtig.** Die Freisetzung von Mediatoren aus Mastzellen und basophilen Leukozyten führt zum klinischen Bild der Anaphylaxie. Die Serum-Tryptase ist ein Indiz für die Aktivierung der Mastzellen und sollte 2–3 h nach Beginn der Reaktion bestimmt werden. Nach 48 h wird zusätzlich ein Basalwert bestimmt, um die Aussagekraft zu erhöhen.

b. **Falsch.** Der Volumenmangelschock ist durch seinen Namen charakterisiert. Um den akuten Volumenmangel zu kompensieren, kommt es in der Regel zu einer starken Vasokonstriktion.

c. **Falsch.** Der Volumenverlust durch ein Kapillarlecksyndrom spielt zwar auch eine Rolle, hinzu kommt aber eine Störung des Vasotonus mit einer distributiven Komponente.

d. **Falsch.** Die aortale Gegenpulsation stellt eine Behandlungsmöglichkeit im therapierefraktären kardiogenen Schock dar, nicht jedoch die Initialtherapie. Diese erfolgt mit positiv inotropen Substanzen. Eine Verbesserung des Outcomes durch den Einsatz der aortalen Gegenpulsation konnte nicht gezeigt werden.

e. **Richtig.** Bei der Abklärung von unklaren Krampfanfällen muss auch an die Möglichkeit einer kardialen Ursache gedacht werden.

Fragen

88 Welche Aussagen zu Verbrennungen sind richtig?

a. Der Schweregrad einer Verbrennung wird anhand der Einwirkdauer der thermischen Schädigung bestimmt.

b. Nach einer schweren Verbrennung kommt es zu ausgeprägten Flüssigkeitsverschiebungen im Körper.

c. Nach einer schweren Verbrennung tritt ein mehrwöchiger Hypermetabolismus auf, der zu einer ausgeprägten Katabolie führt.

d. Ketamin hat wegen seiner sympathikusstimulierenden Eigenschaften nur einen geringen Stellenwert in der Intensivtherapie des Brandverletzten.

e. Ein thermisches Inhalationstrauma kann noch nach Stunden zu einer ausgeprägten Atemwegsobstruktion führen.

a. **Falsch.** Der Schweregrad einer Verbrennung wird anhand zweier Kriterien bestimmt. Zum einen ist dies die Tiefe der thermischen Schädigung, die durch 4 mögliche Verbrennungsgrade charakterisiert wird. Das zweite Kriterium ist der Anteil der verbrannten Körperoberfläche, wobei zur Abschätzung die Neunerregel nach Wallace dient. Bei Kindern wird hierzu eher das Lund-Bowder-Schema angewandt.

b. **Richtig.** Während der initialen Phase besteht eine intravasale Hypovolämie aufgrund der Kapillarleckage, die zu einer interstitiellen Ödembildung führt. Somit müssen in dieser ersten Phase größere Volumina infundiert werden. Die Phase der Kapillarleckage endet nach etwa 3 Tagen, sodass dann ein Flüssigkeitsrückstrom in den Intravasalraum stattfindet.

c. **Richtig.** Nach einer schweren Verbrennung entsteht ein hyperdynamer Kreislaufzustand, der durch hohe Plasmakatecholaminspiegel charakterisiert ist. Der hyperdyname Zustand ist vergesellschaftet mit einer hypermetabolen Phase, wobei der Proteinkatabolismus rasch zum Muskelschwund führt. Neuere, an Verbrennungspatienten im Kindesalter erhobene Daten belegen, dass die mindestens 2-wöchige Gabe von β-Blockern den Hypermetabolismus vermindert und die Proteinkatabolie in Richtung Anabolie umkehrt.

d. **Falsch.** Ketamin hat als potentes Analgetikum in der Therapie des Verbrennungspatienten einen hohen Stellenwert, wobei es als Bolus oder als Dauerinfusion zur Anwendung kommt. Nach einigen Tagen sind dabei häufig Dosissteigerungen erforderlich.

e. **Richtig.** Mehrere Stunden nach der Hitzeeinwirkung kann es – insbesondere im Rahmen einer großzügigen Volumensubstitution – zu einem supraglottischen Ödem kommen, das die Atemwege komplett verlegen kann.

89 Welche Aussagen zum hypertensiven Notfall sind richtig?

a. Ein hypertensiver Notfall muss immer sofort behandelt werden und der systolische Blutdruck auf Werte um 120 mmHg eingestellt werden.

b. Ein hypertensiver Notfall besteht, wenn ein extrem erhöhter Blutdruck gemessen wird und gleichzeitig Zeichen einer Organdysfunktion vorliegen.

c. Pathophysiologisch spielt die Störung der Autoregulation der Gehirndurchblutung eine maßgebende Rolle.
d. Ein hypertensiver Notfall kann durch ein abruptes Absetzen von Clonidin
   ausgelöst sein.
e. Ein β-Blocker kann gefahrlos bei allen Ursachen eines hypertensiven
   Notfallesals Antihypertensivum eingesetzt werden.

Antworten

a. **Falsch.** Es ist richtig, dass ein hypertensiver Notfall sofort behandelt
   werden muss, jedoch falsch, eine Blutdruckreduktion auf solch niedrige
   Werte anzustreben. Gerade bei hypertensiven Notfällen mit neurologischer
   Symptomatik kann die aggressive Senkung des Blutdruckes kontraproduktiv sein. Derart niedrige Zielwerte gelten nur im Falle einer akuten
   Aortendissektion, um die Scherkräfte auf die Aortenwand zu minimieren.
   Dann sollte gleichzeitig auch die Inotropie gesenkt werden. Als gute
   Kombination erweist sich daher die Gabe eines gut steuerbaren β-Blockers
   mit einem Vasodilatator (z. B. Esmolol mit Natriumnitroprussid).
b. **Richtig.** Fehlen die Zeichen einer Organdysfunktion, so spricht man nicht
   einem hypertensiven Notfall (vormals auch hypertensive Krise oder hypertensive Entgleisung genannt), sondern von einer schweren Hypertension.
   In diesem Fall ist eine orale antihypertensive Therapie und Blutdruckein-
   stellung innerhalb von 24 h ausreichend.
c. **Richtig.** Diese Beziehung ist von besonderer Wichtigkeit, da bei einer
   länger bestehenden Hypertonie eine Adaptation der Gehirndurchblutung
   an erhöhte Blutdruckwerte stattgefunden hat (Rechtsverschiebung der
   Autoregulationskurve). Es gelten keine festen Grenzen und bei ansonsten
   normalen Blutdruckwerten könnte eine Minderperfusion des Gehirns
   resultieren. Bei längerem Überschreiten eines individuellen Blutdruck-
   niveaus kommt es mikroskopisch zu einer Arteriitis der zerebralen
   Arteriolen und zur Ausbildung eines Hirnödems mit Kopfschmerzen, Verwirrtheit, Übelkeit, Erbrechen, Sehstörungen und Bewusstseinstrübung.
   Diese Symptome sind differenzialdiagnostisch von einem zerebralen
   Infarkt, einer intrazerebralen oder subarachnoidalen Blutung abzugrenzen.
   Eine blutdrucksenkende Therapie sollte darauf ausgerichtet sein, den Blut-
   druck nicht mehr als 10–25 % des Ausgangsblutdrucks abzusenken, um
   nicht eine sekundäre Ischämie zu induzieren. Folge eines hypertensiven
   Notfalles kann auch ein Linksherzversagen sein.

d. **Richtig.** Das nicht ausschleichende Absetzen von Antihypertensiva kann einen hypertensiven Notfall auslösen. Andere Ursachen sind z. B. ein akutes Nierenversagen mit Volumenüberladung, ein Phäochromozytom oder auch die Einnahme verschiedener Drogen wie Phencyclidin oder Kokain.

e. **Falsch.** Obwohl die Kombination oder alleinige Therapie mit einem β-Blocker indiziert sein kann, ist der Einsatz z. B. bei einem Phäochromozytom gefährlich, da dann der Blutdruck durch die weiter bestehende Vasokonstriktion über die a-Rezeptoren weiter ansteigen kann. Die Therapie muss dann die a-Rezeptoren-Blockade und danach die β-Rezeptoren-Blockade umfassen.

5.4 Schwangerschaftskomplikationen

Fragen

90 Welche Aussagen zu schweren hypertensiven Schwangerschaftskomplikationen sind richtig?

a. Die Präeklampsie ist definiert als arterielle Hypertonie und Proteinurie während der Schwangerschaft.

b. Eklampsie ist das zusätzliche Auftreten einer Amblyopie bei Präeklampsie.

c. Die antikonvulsive Therapie bei schweren hypertensiven Schwangerschaftskomplikationen besteht aus der Gabe von Valproinsäure oder alternativ Carbamazepin.

d. Die antihypertensive Therapie bei schweren hypertensiven Schwangerschaftskomplikationen besteht aus der Gabe von ACE-Hemmern.

e. HELLP charakterisiert das zusätzliche Auftreten eines Lungenversagens bei Präeklampsie.

Antworten

a. **Richtig.** Die Definition der Präeklampsie (auch Gestose genannt) umfasst Hypertonie und Proteinurie mit oder ohne Ödeme. Fehlt die Proteinurie, dann ist eine Präeklampsie sehr wahrscheinlich, wenn Kopfschmerzen, Oberbauchbeschwerden oder pathologische Laborwerte wie Thrombozytopenie oder erhöhte Transaminasen hinzukommen.

b. **Falsch.** Eklampsie ist das zusätzliche Auftreten von tonisch-klonischen Krampfanfällen bei Präeklampsie.

c. **Falsch.** Antikonvulsivum der Wahl ist Magnesium, das intravenös verabreicht wird. Eine Alternative zu Magnesium ist Diphenylhydantoin.

d. **Falsch.** Nach initialer Gabe von Nifedipin oral besteht die Standardtherapie aus der intravenösen Gabe von Dihydralazin als intravenösem Bolus gefolgt von einer Dauerinfusion. Als Alternative zu Dihydralazin bietet sich Urapidil an. Für die orale Langzeitgabe ist alpha-Methyl-Dopa das Mittel der ersten Wahl, ACE-Hemmer sind kontraindiziert.

e. **Falsch.** HELLP ist eine schwere Verlaufsform der Präeklampsie. Das Akronym HELLP wurde aus den Anfangsbuchstaben H für „hemolysis" (Hämolyse), EL für „elevated liver enzymes" (erhöhte Leberenzyme) und LP für „low platelets" (niedrige Thrombozytenzahl) gebildet.

Fragen

91 Welche Aussagen zu schweren hypertensiven Schwangerschaftskomplikationen sind richtig?

a. Bei Präeklampsie/Eklampsie/HELLP-Syndrom ist das Plasmavolumen gegenüber einer normalen Schwangerschaft deutlich erniedrigt.

b. Die engmaschig überwachte Volumensubstitution gehört zu den therapeutischen Optionen bei schweren hypertensiven Schwangerschaftskomplikationen.

c. Im Rahmen eines HELLP-Syndroms kann eine spontane Leberruptur auftreten.

d. Eine kausale Therapie bei Eklampsie/HELLP-Syndrom gibt es bisher nicht.

e. Die Gabe von Thrombozytenkonzentraten ist beim HELLP-Syndrom so gut wie nie erforderlich.

Antworten

a. **Richtig.** Das Plasmavolumen ist deutlich erniedrigt. Die generalisierte Vasokonstriktion bei diesen Krankheitsbildern bewirkt einen erhöhten peripheren Gefäßwiderstand und einen erniedrigten Herzindex.

b. **Richtig.** Das verminderte intravasale Volumen sollte im Rahmen der antihypertensiven Therapie angehoben werden. Da die Gefahr eines Lungenödems besteht, muss die Volumensubstitution unter strikter hämodynamischer Kontrolle erfolgen.

c. **Richtig.** Der Oberbauchschmerz im rechten oberen Quadranten beim HELLP-Syndrom beruht auf einer Leberschwellung mit Dehnung der

Glisson-Kapsel. Die spontane Leberruptur ist ein seltenes Ereignis, wobei vorher oft subkapsuläre oder intrahepatische Hämatome sonographisch nachweisbar sind.

d. **Falsch.** Die kausale Therapie ist die Entfernung der Plazenta, d. h. die Geburt des Kindes. Alle anderen Therapieansätze sind nur symptomatisch.

e. **Falsch.** Im Einzelfall können die Thrombozyten auf unter $50.000/mm^3$ abfallen, sodass – insbesondere für eine Sectio caesarea – die Gabe von Thrombozytenkonzentraten (bzw. eines Apheresekonzentrats) erwogen werden sollte. Allerdings ist zu berücksichtigen, dass sich die Thrombozytenzahl nach der Geburt relativ rasch erholt.

Pharmakotherapie

6

6.1 Katecholamine

92 Welche Aussagen zu Adrenalin sind richtig?

a. Adrenalin in niedriger Dosierung (0,01–0,05 µg/kg/min) wirkt überwiegend auf α-Rezeptoren.
b. Adrenalin wird im Nebennierenmark aus Noradrenalin synthetisiert.
c. Bei länger anhaltender Gabe kommt es durch Upregulation der Adrenorezeptoren zu einer Wirkungsverstärkung.
d. Adrenalin hat eine sehr kurze Halbwertszeit von 1–3 s.
e. Die Wirkbeendigung erfolgt hauptsächlich durch neuronale Wiederaufnahme.

a. **Falsch.** In niedriger Dosierung werden zunächst überwiegend β-Rezeptoren stimuliert. Erst in höherer Dosierung (0,1–0,15 µg/kg/min) kommt es zur zusätzlichen α-Rezeptor-Stimulation. Adrenalin wirkt somit dosisabhängig unterschiedlich auf adrenerge Rezeptoren.
b. **Richtig.** Aus L-Phenylalanin wird über L-Tyrosin, L-Dopa, Dopamin, Noradrenalin und schließlich Adrenalin synthetisiert. Adrenalin ist im Gegensatz zu seiner Vorstufe Noradrenalin jedoch kein Neurotransmitter.
c. **Falsch.** Die längerfristige Gabe von Katecholaminen kann zu einer Downregulation der Rezeptoren und damit einer Abschwächung der Wirkung führen. Umgekehrt kann es unter einer Therapie mit β-Blockern

© Der/die Autor(en), exklusiv lizenziert durch Springer-Verlag GmbH, DE, ein Teil von Springer Nature 2022
F. Kehl und S. Schulz-Stübner, *Intensivmedizin Fragen und Antworten*,
https://doi.org/10.1007/978-3-662-64559-8_6

zu einer Upregulation mit erhöhter Sensibilität gegenüber β-Mimetika kommen, wenn die β-Blocker abgesetzt werden.

d. **Falsch.** Die Halbwertszeit beträgt ca. 1–3 min. Der Abbau von Adrenalin erfolgt über die Katechol-O-Methyltransferase und die Monoaminoxidase zu Homovanillinmandelsäure.

e. **Richtig.** Die Beendigung der Wirkung erfolgt hauptsächlich durch Wiederaufnahme in postganglionäre sympathische Nervenendigungen. Der enzymatische Abbau in der Blutbahn ist dagegen nur von untergeordneter Bedeutung. Zusätzlich kommt es zu einer variablen Extraktion von Katecholaminen in der Lungenstrombahn (ca. 25 % für Dopamin und Noradrenalin, vernachlässigbar für Dobutamin und Adrenalin).

Fragen

93 Welche Aussagen zu Noradrenalin sind richtig?

a. Noradrenalin ist ein reiner α-Rezeptor-Agonist.
b. Bei hoch dosierter Gabe ist die Gefahr der Entwicklung einer Laktazidose gegeben.
c. Es führt bei Bolusgabe von 1–5 mg zu einem Blutdruckabfall.
d. Noradrenalin muss bei einer hoch dosierten Gabe unbedingt mit Adrenalin zur Inotropiesteigerung kombiniert werden.
e. Die Gabe von Noradrenalin ist bei einer akuten Rechtsherzinsuffizienz im Rahmen einer Lungenembolie indiziert.

Antworten

a. **Falsch.** Noradrenalin wirkt äquipotent an α- und $β_1$-Rezeptoren. Es führt somit zu einer positiven Inotropie. Durch die Steigerung des arteriellen Mitteldrucks wird die Herzfrequenz reflektorisch vermindert.
b. **Richtig.** Durch die ausgeprägte vasokonstriktorische Wirkung wird insbesondere das Splanchnikusgebiet vermindert perfundiert. Hierbei kann es zu einer Darmischämie und der Entwicklung einer Laktazidose kommen.
c. **Falsch.** Die Bolusgabe von Noradrenalin führt nicht zu einem kurzfristigen Blutdruckabfall, sondern zu einem prompten Blutdruckanstieg.
d. **Falsch.** Die Inotropie wird unter Noradrenalin ebenso wie unter Adrenalin gesteigert, da Noradrenalin auch $β_1$-Rezeptoren stimuliert und eine positive Inotropie bewirkt. Eine kombinierte Applikation von Katecholaminen

kann im niedrigen Dosierungsbereich sinnvoll sein, um den jeweilig über-
wiegenden Effekt auf die verschiedenen Adrenozeptoren zu titrieren. Dies
sollte unter hämodynamischer Überwachung geschehen.

e. **Richtig.** Noradrenalin erhöht zwar den pulmonalarteriellen Druck, im
Vordergrund steht bei diesem Geschehen jedoch die Anhebung des rechts-
koronaren Perfusionsdrucks mit einer konsekutiven Verbesserung der
rechtsventrikulären Funktion.

Fragen

94 Welche Aussagen zu Dopamin sind richtig?

a. Dopamin wirkt selektiv auf α-Adrenozeptoren.
b. Die Gabe von Dopamin bewirkt eine Störung des Neuroendokriniums.
c. Die Gabe von Dopamin führt beim spontan atmenden Patienten zu einer
Hyperventilation.
d. Die Gabe von Dopamin kann eine Ischämie der Finger bewirken.
e. Dopexamin ist ein Stereoisomer von Dopamin.

Antworten

a. **Falsch.** Dopamin wirkt dosisabhängig an α-, β- und Dopaminrezeptoren.
Es führt somit auch zu einer positiven Inotropie und Tachykardie.
b. **Richtig.** Sowohl bei Kindern als auch bei Erwachsenen bewirkt die Gabe
von Dopamin – auch in niedriger Dosierung – eine Suppression der
Sekretion von Prolaktin, Wachstumshormon und thyreoidstimulierendem
Hormon (TSH).
c. **Falsch.** Dopamin inhibiert im Rahmen seiner Rolle als inhibitorischer
Neurotransmitter im Glomus caroticum die ventilatorische Antwort auf
eine arterielle Hypoxämie. Bei normoxischen Patienten mit ausgeprägter
Herzinsuffizienz reduziert die Gabe von Dopamin das Atemminutenvolumen.
d. **Richtig.** Dopamin kann in Einzelfällen zu einer ausgeprägten peripheren
Ischämie führen.
e. **Falsch.** Dopexamin ist als synthetisches Katecholamin kein Stereoisomer
von Dopamin. Im Gegensatz zu Dopamin besitzt es keine α-Rezeptor-
stimulierende Wirkung, es aktiviert jedoch wie Dopamin β- und
Dopaminrezeptoren. Durch die Hemmung der neuronalen Wiederaufnahme
kann die Wirkung von endo- oder exogenen Katecholaminen verstärkt
werden.

6.2   Phosphodiesterase-III-Hemmer

95 Welche Aussagen zu Enoximon und Milrinon sind richtig?

a. Phosphodiesterase-III-Hemmer wirken auch bei mit β-Blockern vorbehandelten Patienten positiv inotrop.

b. Bei initialer Bolusgabe ist mit deutlichen Blutdruckabfällen zu rechnen.

c. Sie sind beim kardiogenen Schock kontraindiziert.

d. Sie sollten bei Niereninsuffizienz in reduzierter Dosis angewandt werden.

e. Sie sind gut steuerbar, da sie nur eine kurze Halbwertszeit von 10 min haben.

a. **Richtig.** Das Imidazolderivat Enoximon und das Bipyridinderivat Milrinon sind Phosphodiesterase-III-Hemmer. Sie erhöhen den intrazellulären cAMP-Spiegel unabhängig von einer Wirkung über β-Rezeptoren und wirken additiv zu gleichzeitig verabreichten Katecholaminen.

b. **Richtig.** Durch die ausgeprägte Vasodilatation ist insbesondere bei nicht ausreichend mit Volumen therapierten Patienten mit einem Blutdruckabfall zu rechnen. Diese Nebenwirkung macht oft die gleichzeitige Gabe eines Vasokonstriktors wie Noradrenalin notwendig.

c. **Falsch.** Hier sind sie evtl. als Kombinationstherapie mit Adrenalin gut geeignet. Enoximon und Milrinon sind nur für die intravenöse Kurzzeitanwendung zugelassen (z. B. bis zu 2 Tagen). Milrinon erhöht bei oraler Langzeitgabe die Letalität von Patienten mit chronischer Herzinsuffizienz.

d. **Richtig.** Enoximon wird zu Piroximon metabolisiert, das eine Restaktivität aufweist und renal eliminiert wird. Milrinon wird überwiegend unverändert renal eliminiert. Daher ist mit einer Kumulation bei Niereninsuffizienz zu rechnen und eine verminderte Dosierung anzustreben.

e. **Falsch.** Die Halbwertszeit von Enoximon beträgt ca. 2 h, diejenige von Milrinon ca. 1 h. Insbesondere bei Herzinsuffizienz und eingeschränkter renaler Elimination ist die Halbwertszeit auf 3–6 h verlängert. Daher sind diese Substanzen nicht gut steuerbar.

6.3 Vasoaktive Substanzen

96 Welche vasoaktiven Substanzen vermindern charakteristischerweise den peripheren Gefäßwiderstand und den Wedgedruck?

a. Dopamin.
b. Dobutamin.
c. Noradrenalin.
d. Adrenalin.
e. Milrinon.

a. **Falsch.** Dopamin erhöht den Wedgedruck und den peripheren Gesamtwiderstand.
b. **Richtig.** Dobutamin wirkt über β-Rezeptoren-Stimulation vasodilatatorisch und vermindert damit den peripheren Gesamtwiderstand und den Wedgedruck.
c. **Falsch.** Über die Aktivierung von a-Rezeptoren werden sowohl der periphere Gesamtwiderstand als auch der Wedgedruck gesteigert.
d. **Falsch.** Auch Adrenalin (v. a. in höherer Dosierung) steigert wie Noradrenalin über α-Rezeptoren sowohl den peripheren Gesamtwiderstand als auch den Wedgedruck.
e. **Richtig.** Milrinon vermindert als Phosphodiesterase-III-Hemmer den peripheren Gesamtwiderstand und den Wedgedruck.

97 Welche Aussagen zu Natriumnitroprussid sind richtig?

a. Natriumnitroprussid ist ein vorwiegend arterieller Vasodilatator.
b. Natriumnitroprussid ist ein NO-Donator.
c. Natriumnitroprussid enthält gewichtsbezogen ca. 50 % Zyanidionen.
d. Während der Therapie mit Natriumnitroprussid kann es zu einer Laktazidose kommen.
e. Während der Therapie mit Natriumnitroprussid kommt es typischerweise zu einem Abfall des Herzzeitvolumens.

Antworten

a. **Falsch.** Natriumnitroprussid ist ein venöser und arterieller Vaso-dilatator, d. h. es wird gleichzeitig die Vor- und Nachlast gesenkt. Natriumnitroprussid wird in einer Dosierung von 0,1–10 mg/kg/min ein-gesetzt und ist durch seinen sofortigen Wirkbeginn und seine extrem kurze Halbwertszeit sehr gut steuerbar.

b. **Richtig.** Der Mechanismus der blutdrucksenkenden Wirkung von Natriumnitroprussid wird auf die Freisetzung von NO zurückgeführt. NO aktiviert die Guanylylzyklase, erhöht dadurch den intrazellulären cGMP-Gehalt und vermindert die intrazelluläre Kalziumkonzentration, was zur Relaxierung der glatten Muskulatur und zur Vasodilatation führt.

c. **Richtig.** Natriumnitroprussid reagiert mit Oxyhämoglobin und führt zur Freisetzung von NO und Zyanidionen und außerdem zur Methämoglobinbildung. Die Zyanidionen werden teils an Methämoglobin als Zyanmethämoglobin gebunden und teils in der Leber und der Niere zu Thiozyanat metabolisiert und entgiftet. Die endogenen Thiosulfatspeicher reichen beim Erwachsenen für eine Natriumnitroprussidgesamtdosis von ca. 50 mg. Die exogene Zufuhr von Natriumthiosulfat wird daher bei längerfristiger Anwendung empfohlen.

d. **Richtig.** Eine Laktazidose und eine Toleranz gegenüber der blutdruck-senkenden Wirkung von Natriumnitroprussid sind Symptome einer Zyanidvergiftung unter Natriumnitroprussidgabe. Die Therapie besteht im Absetzen der Substanz und der Gabe von Natriumthiosulfat.

e. **Falsch.** Die arterielle Vasodilatation führt zu einem Abfall der Nachlast des Herzens und typischerweise zu einer Zunahme des Herzzeitvolumens. Es kann zu einer über Barorezeptoren vermittelten Reflextachykardie kommen, die mit der zusätzlichen Gabe eines β-Blockers kupiert werden kann.

Fragen

98 Welche Aussagen zu Nitroglyzerin sind richtig?

a. Nitroglyzerin ist ein vorwiegend venöser Vasodilatator.

b. Während der Therapie mit Nitroglyzerin kommt es typischerweise zu einem Abfall des peripheren und des pulmonalen Gefäßwiderstands.

c. Indikationen für den Einsatz von Nitroglyzerin sind Angina pectoris und Lungenödem.

d. Die Wirkung von Nitroglyzerin ist NO-unabhängig.

e. Die Halbwertszeit von Nitroglyzerin beträgt ca. 10 min.

Antworten

a. **Richtig.** Nitroglyzerin dilatiert vornehmlich die venösen Kapazitätsgefäße und senkt daher die Vorlast. Erst bei höherer Dosierung werden zusätzlich auch Arteriolen dilatiert.

b. **Falsch.** Nitroglyzerin führt in üblicher Dosierung zu keiner nennenswerten Abnahme des peripheren Widerstands, allerdings zu einer pulmonal-arteriellen Vasodilatation und damit zu einem Abfall des pulmonalen Widerstands.

c. **Richtig.** Nitroglyzerin erhöht den subendokardialen Blutfluss des Myokards durch Rekrutierung von Kollateralgefäßen und vermag daher eine Myokardischämie günstig zu beeinflussen. Nitroglyzerin führt durch ein venöses Pooling zu einer Vorlastsenkung.

d. **Falsch.** Der Mechanismus der gefäßdilatierenden Wirkung von Nitroglyzerin wird ebenso wie unter Natriumnitroprussidgabe NO-abhängig vermittelt. Im Unterschied zu Natriumnitroprussid kann Nitroglyzerin jedoch NO nicht direkt freisetzen, sondern benötigt thiosulfatgruppentragende Reaktionspartner.

e. **Falsch.** Nitroglyzerin hat eine Eliminationshalbwertszeit von nur 1,5 min. Die intravenöse Anwendung erfolgt daher über eine kontinuierliche Infusion und ist gut steuerbar.

Fragen

99 Welche unerwünschten Wirkungen können unter der Therapie mit Nitroglyzerin auftreten?

a. Kopfschmerzen.

b. Erhöhung des intrakraniellen Druckes.

c. Myokardiale Ischämie.

d. Abfall des arteriellen pO_2.

e. Zunahme der Blutungszeit.

Antworten

a. **Richtig.** Nitroglyzerin dilatiert auch meningeale Gefäße und führt zu dem bekannten „Nitratkopfschmerz".

b. **Richtig.** Nitroglyzerin erhöht die zerebrale Durchblutung und kann so den intrakraniellen Druck steigern. Nitroglyzerin sollte daher bei Patienten mit erhöhtem intrakraniellem Druck (intracranial pressure, ICP) nicht oder nur unter entsprechendem ICP-Monitoring eingesetzt werden.

c. **Richtig.** Bei der Anwendung von Nitroglyzerin sollte einschleichend und behutsam vorgegangen werden, da ein ausgeprägter Blutdruckabfall resultieren kann. Die Abnahme des arteriellen Mitteldrucks und eine evtl. vorhandene Reflextachykardie können die Myokarddurchblutung verschlechtern und zu einer Myokardischämie führen.

d. **Richtig.** Nitroglyzerin beeinträchtigt die hypoxisch-pulmonale Vasokonstriktion (von Euler-Liljestrand-Reflex) und kann daher bei einer bestehenden pulmonalen Insuffizienz die intrapulmonale Shuntfraktion erhöhen und den arteriellen pO_2 vermindern.

e. **Richtig.** Alle Medikamente, die den intrazellulären cGMP-Gehalt erhöhen (wie Nitroglyzerin und Natriumnitroprussid), führen zu einer dosisabhängigen Verlängerung der Blutungszeit, deren Ausmaß selten klinische Relevanz erreicht.

6.4 Antiarrhythmika

Fragen

100 Welche Aussagen zur Therapie mit β-Blockern sind richtig?

a. Esmolol ist ein kardioselektiver β-Blocker mit intrinsischer Aktivität.

b. β-Blocker sind Antiarrhythmika der Klasse II nach Vaughan-Williams.

c. Die Letalität eines Myokardinfarkts wird durch die Gabe von β-Blockern reduziert.

d. Sowohl eine Hypoglykämie als auch eine Hypovolämie kann unter der Therapie mit β-Blockern maskiert sein.

e. Die QRS-Zeit wird dosisabhängig verlängert.

Antworten

a. **Falsch.** Esmolol ist ein ultrakurzwirksamer, reiner Antagonist ohne intrinsische Aktivität. Wie bei allen kardioselektiven β-Blockern werden in einer höheren Dosierung auch $β_2$-Rezeptoren blockiert, weswegen es zu einer peripheren oder koronaren Vasokonstriktion oder zum Bronchospasmus kommen kann.

b. **Richtig.** Nur Sotalol ist ein β-Blocker, der aufgrund seiner Wirkungen auch gleichzeitig zur Klasse III gezählt wird.

c. **Richtig.** Die Gabe von β-Blockern vermindert die Letalität eines Myokard-infarkts. Eine Ausnahme hiervon ist Sotalol, das die Infarktletalität erhöht.

d. **Richtig.** Eine Tachykardie als Zeichen einer Hypoglykämie oder Hypovolämie kann unter β-Blocker -Therapie fehlen.

e. **Falsch.** Die QRS-Zeit bleibt auch bei hohen Dosierungen von β-Blockern unverändert. β-Blocker wie Acebutolol, Carvedilol und Propranolol haben daneben auch eine sog. „membranstabilisierende" Wirkung, d. h. eine chinidinartige Hemmung des schnellen Natriumeinstroms. Diese direkten Membraneffekte spielen jedoch gegenüber der indirekten antagonistischen Betarezeptorblockade eine untergeordnete Rolle.

Fragen

101 Welche Aussagen zu Verapamil sind richtig?

a. Verapamil hemmt die Kontraktion glatter Muskulatur.

b. Verapamil ist negativ inotrop wirksam.

c. Verapamil verlängert die PQ- und die QT-Zeit.

d. Verapamil ist zur Behandlung einer AV-Knoten-Reentrytachykardie indiziert.

e. Verapamil kann problemlos bei einem AV-Block II gegeben werden.

Antworten

a. **Richtig.** Die Hemmung der glatten Muskulatur führt zu einer Dilatation der Arteriolen und einem konsekutiven Abfall des peripheren Widerstands. Zudem kann eine Vasodilatation der Koronararterien auftreten.

b. **Richtig.** Die negativ inotrope Wirkung kann zu einem Abfall des Schlag-volumens führen. Dies wird jedoch meist durch den gegensinnigen Effekt des Abfalls des peripheren Widerstands abgefangen (Vergrößerung des Schlagvolumens des linken Ventrikels), wodurch als Nettoeffekt das Herz-zeitvolumen nicht verändert wird.

c. **Falsch.** Verapamil wirkt auf den Sinusknoten hemmend (negativ chrono-trop) und verlängert die Überleitungszeit im AV-Knoten und somit die PQ-Zeit. Verapamil nimmt keinen Einfluss auf die Purkinje-Fasern und ver-längert nicht die QT-Zeit. Die QT-Zeit wird von Amiodaron oder Sotalol verlängert.

d. **Richtig.** Verapamil oder Diltiazem sind indiziert zur Terminierung von supraventrikulären Tachykardien, nachdem vagale Manöver und die Gabe von Adenosin versucht wurden.

e. **Falsch.** Die AV-Überleitung wird durch Antiarrhythmika der Klasse IV nach Vaughan-Williams verlängert, sodass ein totaler AV-Block und eine Asystolie resultieren können. Weitere relative Kontraindikationen sind eine Hypovolämie und eine Therapie mit β-Blockern.

Fragen

102 Welche Aussagen zu Digitalisglykosiden sind richtig?

a. Digitalisglykoside sind indiziert zur Behandlung der kardialen Insuffizienz.

b. Sie sind indiziert bei supraventrikulären Tachyarrhythmien wie Vorhof- flimmern und -flattern.

c. Ein Wolff-Parkinson-White-Syndrom ist keine Kontraindikation für deren Anwendung.

d. Digitalisglykoside wirken positiv inotrop.

e. Sie verlängern die atrioventrikuläre Überleitungszeit.

Antworten

a. **Falsch.** Digitalisglykoside wurden lange Zeit für diese Indikation ein- gesetzt. Neuere Studien zeigen allerdings, dass das Risiko, an einem Herz- versagen unter Digitalistherapie zu sterben, zwar vermindert ist, das Risiko eines Todes durch Kammerflimmern jedoch steigt. Medikamente der ersten Wahl für die Behandlung der kardialen Insuffizienz sind β-Blocker und ACE-Hemmer.

b. **Richtig.** Digitalisglykoside werden auch heute teilweise noch zur Behandlung von supraventrikulären Tachyarrhythmien eingesetzt. Auf- grund des engen therapeutischen Bereichs mit einem therapeutischen Index von 2:1 erfolgt der Einsatz jedoch zunehmend seltener.

c. **Falsch.** Durch die direkte Wirkung auf das Myokard werden ektope Reiz- bildung und Reizleitung durch Digitalisglykoside gefördert, weswegen das Vorliegen eines WPW-Syndroms eine Kontraindikation für die Anwendung von Digitalisglykosiden darstellt.

d. **Richtig.** Am insuffizienten Myokard wirken Digitalisglykoside positiv inotrop. Dies wird mit der durch Digitalis hervorgerufenen Hemmung des ATP-abhängigen Natrium-Kalium-Austausches erklärt. Die darauf- folgenden Schritte sind kompliziert und nicht genau geklärt, im Nettoeffekt steigt das intrazelluläre Kalzium, das mit den kontraktilen Proteinen interagiert und so die Kontraktionskraft steigert.

e. **Richtig.** Digitalisglykoside haben neben den direkten Effekten auf das Myokard auch indirekte, durch das vegetative Nervensystem vermittelte Wirkungen. Durch die Erhöhung des Parasympathikotonus wird die AV-Überleitungszeit verlängert.

Fragen

103 Welche Aussagen zu Digitoxin sind richtig?

a. Eine typische Dosierung zur schnellen Aufsättigung beträgt 3-mal 2 mg.
b. Die Digitalistoxizität wird durch eine Hyperventilation verstärkt.
c. Die Dosierung von Digitoxin muss bei einer renalen Insuffizienz modifiziert werden.
d. Die Dosis muss bei einer hepatischen Insuffizienz vermindert werden.
e. Phenytoin ist das Medikament der Wahl zur Behandlung von ventrikulären Arrhythmien unter der Therapie mit Digitoxin.

Antworten

a. **Falsch.** Die Aufsättigungsdosis für Digitoxin entspricht ungefähr 0,8–1,2 mg, d. h. 3- bis 4-mal 0,2 mg als typische Dosierung zur Aufsättigung. Digitalisglykoside haben nur eine geringe therapeutische Breite, sodass Bestimmungen der therapeutischen Plasmaspiegel (Digitoxin: 10–25 ng/ml) zur Therapieüberwachung sinnvoll sind. Somit kann eine Überdosierung vermieden bzw. diagnostiziert werden. Jedoch ist die Interpretation der Plasmaspiegelwerte erschwert, da nicht immer eine direkte Korrelation zwischen Digitalistoxizität und Plasmaspiegel vorhanden ist, zumal auch Elektrolytimbalanzen die Digitalisempfindlichkeit verändern.
b. **Richtig.** Eine Hypokaliämie verstärkt die Intoxikationszeichen einer Digitalisüberdosierung. Eine Hyperventilation senkt die Konzentration von Kalium im Plasma und führt so zu einer erhöhten Empfindlichkeit. Die Anwendung von Diuretika mit konsekutiver Hypokaliämie kann ebenso die Digitalisempfindlichkeit erhöhen.
c. **Falsch.** Die Dosierung von Digitoxin muss im Gegensatz zu Digoxin bei einer renalen Insuffizienz nicht angepasst werden, da es ausschließlich hepatisch metabolisiert wird.

d. **Falsch.** Auch das Vorliegen einer hepatischen Insuffizienz zwingt nicht notwendigerweise zu einer Dosisreduktion, da eine erhebliche Metabolisierungsleistung auch bei vermindertem Leberparenchym vorhanden ist.

e. **Richtig.** Phenytoin (1 mg/kg langsam i. v.) ist das Medikament der Wahl zur Behandlung von ventrikulären Arrhythmien unter Digitalistherapie. Ebenso kommt Lidocain infrage. Eine Korrektur einer Hypokaliämie ist essenziell. Bei einer leichten Symptomatik ist die Verabreichung von Cholestyramin zur Unterbrechung des enterohepatischen Kreislaufes von Digitoxin möglich. Eine Bradykardie kann durch Atropin therapiert werden, bei Ineffektivität muss ein passagerer Schrittmacher gelegt werden. Bei einer lebensbedrohlichen Digitalisintoxikation besteht die Möglichkeit, Digitalisantikörper (Fab-Fragmente) zu verabreichen oder mittels Hämoperfusion Digitoxin zu eliminieren.

Fragen

104 Welche Aussagen zu Lidocain sind richtig?

a. Lidocain ist ein Lokalanästhetikum vom Estertyp.
b. Es ist ein Antiarrhythmikum der Klasse Ib nach Vaughan-Williams.
c. Es ist indiziert beim Wolff-Parkinson-White-Syndrom.
d. Es ist indiziert bei ischämisch bedingter ventrikulärer Tachykardie.
e. Es kann zu Schwindel und Verwirrtheit führen.

Antworten

a. **Falsch.** Lidocain ist ein Lokalanästhetikum vom Amidtyp. Die Metabolisierung erfolgt in der Leber.

b. **Richtig.** Klasse-Ib-Antiarrhythmika blockieren die schnellen Natriumkanäle und führen zu einer Verkürzung der Aktionspotenzialdauer bei minimaler negativ inotroper Wirkung. Ia-Antiarrhythmika (Chinidin) verlängern die Aktionspotenzialdauer, Ic-Antiarrhythmika (Flecainid) haben keinen Einfluss auf die Aktionspotenzialdauer.

c. **Falsch.** Lidocain hat nur einen geringen Einfluss auf die Erregbarkeit akzessorischer Leitungsbahnen; es kann jedoch die Tachykardie verstärken.

d. **Richtig.** Die prophylaktische Gabe von Lidocain zur Unterdrückung eines Kammerflimmerns bei Myokardinfarkt wird nicht mehr empfohlen. Wenn Amiodaron nicht verfügbar ist, können 100 mg Lidocain bei refraktärem Kammerflimmern (nach 3 erfolglosen Defibrillationen) verabreicht werden.

Nach 5 Defibrillationen können nochmals 50 mg als Bolus gegeben werden.

e. **Richtig.** Bei einer Überdosierung treten zuerst Zeichen der ZNS-Toxizität auf. Hierzu zählen Schwindel, metallischer Geschmack auf der Zunge, Ohrenklingen, Verwirrtheit, Somnolenz, Koma und Grand-Mal-Anfälle.

Fragen

105 Welche Aussagen zu Amiodaron sind richtig?

a. Amiodaron ist ein Antiarrhythmikum der Klasse IV nach Vaughan-Williams.

b. Die intravenöse Bolusgabe von Amiodaron kann zu einem ausgeprägten Blutdruckabfall führen.

c. Amiodaron sollte bei eingeschränkter renaler Clearance in angepasster Dosis verabreicht werden.

d. Amiodaron besitzt eine Eliminationshalbwertszeit von 24 h.

e. Nach einer „loading dose" von 1600 mg wird der „steady state" innerhalb von 4 h erreicht.

Antworten

a. **Falsch.** Amiodaron wird zur Klasse III gezählt, obwohl die Wirkung auch Effekte der Klassen I, II und IV umfasst.

b. **Richtig.** Neben der Reduktion der Herzfrequenz kommt es zu einem Blutdruckabfall, der auf eine periphere Vasodilatation zurückzuführen ist. Bei rascher intravenöser Gabe kann dieser Druckabfall sehr stark ausgeprägt sein.

c. **Falsch.** Amiodaron wird nicht renal eliminiert, sondern in verschiedene Gewebe umverteilt. Es akkumuliert in Fettgewebe, Haut, Lunge und Leber. Im Myokard werden ca. 10- bis 50-mal höhere Konzentrationen als im Plasma gemessen.

d. **Falsch.** Die Eliminationshalbwertszeit von Amiodaron schwankt individuell sehr stark. Der Durchschnittswert liegt im Bereich von 29 Tagen.

e. **Falsch.** Selbst bei einer „loading dose" von 1600 mg und einer täglichen Therapie mit 1600 mg (Tagesmaximaldosis in Deutschland: 1200 mg) wird der „steady state" erst nach 3 Wochen erreicht. Erst dann kann auf eine individuelle Erhaltungsdosis von rund 300 mg reduziert werden. Im „steady state" sinkt die Plasmakonzentration nach Beendigung der Medikamentenzufuhr nur langsam ab (ca. 1 Woche bis 50 %). Davor fallen die

Plasmaspiegel durch Umverteilungsvorgänge schnell. In der Reanimations-
situation werden bei Erwachsenen 300 mg Amiodaron nach drei erfolglosen Defibrillationsversuchen und refraktärem Kammerflimmern
verabreicht.

Fragen

106 Welche Aussagen zur Pharmakotherapie sind richtig?

a. Der Amiodaronmetabolit Desethylamiodaron trägt zur antiarrhythmischen
   Wirkung entscheidend bei.
b. Amiodaron weist keine pulmonalen Nebenwirkungen auf.
c. Die Langzeitgabe von Amiodaron kann zu Korneaablagerungen,
   Photosensibilität, Neuropathien und Störungen der Schilddrüsenfunktion
   führen.
d. Die Metaboliten von Morphin weisen keine pharmakologische Aktivität
   auf.
e. Midazolam hat keine aktiven Metaboliten.

Antworten

a. **Richtig.** Das Verhältnis der Plasmakonzentration von Muttersubstanz
   zu Metabolit beträgt 3:2. Desethylamiodaron trägt wesentlich zur antiarrhythmischen Wirkung bei und erklärt z. T. die Zeitspanne bis zum Eintritt der Wirkung von bis zu 1 h.
b. **Falsch.** Eine bei längerer Applikation bekannte pulmonale Nebenwirkung
   ist die Alveolitis bzw. Pneumonitis. Diskutiert wurde auch, inwieweit die
   intravenöse Gabe der Substanz ursächlich zur Entstehung eines ARDS beitragen kann.
c. **Richtig.** Die genannten Probleme sind typische Nebenwirkungen einer
   längeren Amiodarontherapie.
d. **Falsch.** Morphin-3-Glukuronid ist pharmakologisch inaktiv, während
   Morphin-6-Glukuronid analgetisch und atemdepressiv wirkt. Die
   Elimination der Morphinglukuronide ist bei Niereninsuffizienz verlängert.
e. **Falsch.** Midazolam wird durch Cytochrom P450 3A4 hauptsächlich zu
   α-Hydroxy-Midazolam metabolisiert. Es handelt sich hierbei um einen
   pharmakologisch aktiven Metaboliten, der mit Glukuronsäure konjugiert
   und über die Niere ausgeschieden wird.

107 Welche Aussagen zur Pharmakotherapie sind richtig?

a. Polymyxin B wird bei enteraler Gabe sehr gut resorbiert.
b. Levosimendan ist ein Kalzium-Sensitizer.
c. Bei der Metabolisierung von Esmolol entsteht Methanol.
d. Bei einer parenteralen Gabe von Nifedipin kann es zu ausgeprägten Alkoholeffekten beim Patienten kommen.
e. Adenosin hat eine Halbwertszeit von 1 min.

a. **Falsch.** Das Antibiotikum Polymyxin B, das gegen gramnegative Bakterien wirkt, wird nicht resorbiert. Es wird daher enteral im Rahmen der selektiven Darmdekontamination (SDD) eingesetzt.
b. **Richtig.** Levosimendan ist ein Kalzium-Sensitizer, der an Troponin C bindet und die Interaktion von Aktin und Myosin verstärkt, wodurch die kontraktile Kraft des Herzens erhöht wird.
c. **Richtig.** Esmolol wird durch unspezifische Esterasen metabolisiert. Methanol entsteht in geringen Mengen, was jedoch klinisch ohne Bedeutung ist.
d. **Richtig.** Nifedipininfusionslösung (Adalat pro infusione) enthält größere Mengen Ethanol, sodass Alkoholeffekte zu berücksichtigen sind. Weiterhin ist Nifedipin lichtempfindlich, sodass die Infusion im lichtgeschützten System erfolgen muss.
e. **Falsch.** Adenosin hat eine Halbwertszeit 1–2 s. Es kann sowohl diagnostisch bei nicht sicher klassifizierbaren supraventrikulären Tachykardien als auch therapeutisch bei paroxysmalen Tachykardien eingesetzt werden. Bei der Applikation ist die schnelle intravenöse Gabe erforderlich.

6.5 Allgemeines

108 Welche Aussagen zur Pharmakotherapie sind richtig?

a. Furosemid kann zur Schwerhörigkeit von Patienten nach einem Intensivaufenthalt beitragen.

b. Sugammadex antagonisiert die Wirkung von Succinylcholin.
c. Tranexamsäure wird zur Antikoagulation bei Intensivpatienten eingesetzt.
d. Clonidin stimuliert Adrenozeptoren.
e. Protamin antagonisiert Heparin, indem das positiv geladene alkalische Protamin mit dem negativ geladenen sauren Heparin einen stabilen Komplex bildet.

Antworten

a. **Richtig.** Schwerhörigkeit nach Furosemidgabe kann entweder als passageres Phänomen oder auch permanent auftreten. Ursache sind wahrscheinlich diuretikabedingte Elektrolytveränderungen in der Endolymphe.
b. **Falsch.** Die Phase-I-Wirkung von Succinylcholin ist nicht antagonisierbar. Sugammadex antagonisiert die Wirkung von nicht depolarisierenden Muskelrelaxanzien vom Steroidtyp, insbesondere von Rocuronium. Bei dem besonderen Wirkmechanismus von Sugammadex spricht man von „Reversieren", das Rocuronium-Molekül wird in den Cyclodextrin-Ring von Sugammadex enkapsuliert.
c. **Falsch.** Tranexamsäure wird im Rahmen des Patient-blood-Managements bei schweren Blutungen zur Behandlung einer nicht ausreichenden Gerinnungssituation eingesetzt. Bei polytraumatisierten Patienten mit schwerer Blutung erfolgt die Gabe bereits präklinisch.
d. **Richtig.** Clonidin stimuliert zentrale, postsynaptische α_2-Adrenozeptoren im Nucleus tractus solitarii und wirkt damit zentral sympatholytisch. Weiterhin stimuliert es periphere präsynaptische α_2-Rezeptoren.
e. **Richtig.** Die Antagonisierung erfolgt über eine Komplexbildung, wobei die Heparin-Protamin-Komplexe keine antikoagulatorische Aktivität aufweisen. Im Einzelfall treten allergische Reaktionen auf, die mit einem Blutdruckabfall und einem pulmonalarteriellen Druckanstieg einhergehen.

Fragen

109 Welche Aussagen zur Pharmakotherapie sind richtig?

a. Die Metabolisierungsrate von Lidocain kann zur Erfassung der Leberfunktion herangezogen werden.
b. Procain, ein Lokalanästhetikum vom Estertyp, kann ausschließlich lokal zur Infiltrationsanästhesie verwendet werden.

c. Gammahydroxybuttersäure ist ein natürliches Stoffwechselprodukt, das auch therapeutisch beim Intensivpatienten eingesetzt werden kann.

d. Pancuronium kumuliert bei Niereninsuffizienz.

e. Die repetitive Gabe von Etomidat beim Intensivpatienten kann zu einer Suppression der Nebennierenrinde führen.

Antworten

a. **Richtig.** Lidocain wird in der Leber zu Monoethylglycinxylidid (MEGX) metabolisiert. Der MEGX-Test, d. h. das Ausmaß der MEGX-Bildung, spiegelt die Leberfunktion wider. Allerdings wird die MEGX-Bildung auch durch die hepatische Durchblutung mitbestimmt.

b. **Falsch.** Procain wird insbesondere im deutschsprachigen Raum z. B. bei akuter Pankreatitis auch zur systemischen Schmerztherapie verabreicht. Es kommt in 1 %iger Lösung als intravenöse Dauerinfusion von bis zu 2 g/24 h zum Einsatz. Alternativ wird heutzutage jedoch in erster Linie eine Lidocaindauerinfusion, v. a. wenn eine Periduralanästhesie nicht möglich ist, verabreicht. Das Indikationsspektrum hat sich auf die perioperative Analgesie nach großen abdominalchirurgischen Eingriffen erweitert.

c. **Richtig.** Die Substanz Gammahydroxybuttersäure ist kommerziell erhältlich und kann zur Sedierung von Intensivpatienten eingesetzt werden. Als Nebenwirkungen können Hypernatriämie, metabolische Alkalose und Myoklonien auftreten.

d. **Richtig.** Die Indikation zur Muskelrelaxation beim Intensivpatienten wurde in den letzten Jahren immer restriktiver gehandhabt. Das nichtdepolarisierende Muskelrelaxans Pancuronium wird zu 85 % renal eliminiert, sodass es bei Niereninsuffizienz kumuliert.

e. **Richtig.** Etomidat hemmt reversibel die Kortisolsynthese. Dies betrifft v. a. das Enzym 11β-Hydroxylase, jedoch auch die 17α-Hydroxylase. Solche Effekte sind bei repetitiver Gabe der Substanz zu berücksichtigen, aber inzwischen auch schon bei der Einmalgabe diskutiert.

Fragen

110 Welche Aussagen zu Nichtopioidanalgetika sind richtig?

a. Paracetamol kann beim Patienten nur oral oder rektal verabreicht werden.

b. Parecoxib ist ein Prodrug.

c. Parecoxib eignet sich besonders zur Schmerztherapie nach koronarer Revaskularisierung.

d. Metamizol kann bei schneller intravenöser Gabe eine akute arterielle Hypotension bewirken.

e. Eine typische Nebenwirkung von Metamizol ist die Agranulozytose.

Antworten

a. **Falsch.** Paracetamol ist inzwischen auch als intravenös applizierbares Präparat erhältlich. Zu berücksichtigen ist eine hepatische Dysfunktion, die nach hohen Dosen der Substanz auftreten kann.

b. **Richtig.** Der Cyclooxygenase-(COX-)2-Inhibitor Parecoxib wird als inaktives, aber lösliches Prodrug intravenös gegeben. Es wird im Organismus zur aktiven Form, dem Valdecoxib metabolisiert.

c. **Falsch.** Die Gabe von Parecoxib nach koronarer Revaskularisierung erhöht die Rate an unerwünschten kardiovaskulären Ereignissen wie Myokardinfarkt oder Schlaganfall. Somit ist die Anwendung von Parecoxib für diesen Bereich kontraindiziert.

d. **Richtig.** Die schnelle intravenöse Gabe von Metamizol kann im Einzelfall eine ausgeprägte arterielle Hypotension verursachen.

e. **Richtig.** Die Agranulozytose ist eine typische, jedoch seltene Nebenwirkung einer Metamizolgabe. Es handelt sich um eine unerwünschte Wirkung vom Typ B, die von individuellen Faktoren abhängt und nicht durch die Wirkweise des Medikaments vorhergesehen werden kann. Eine metamizolbedingte Agranulozytose kann erfolgreich mittels hämatopoetischer Wachstumsfaktoren (G-CSF) therapiert werden. Wichtig ist daher der Hinweis auf diese seltene Nebenwirkung im Rahmen der Aufklärung.

Fragen

111 Welche Aussagen zu Haloperidol sind richtig?

a. Haloperidol wird beim deliranten Patienten auf der Intensivstation therapeutisch eingesetzt.

b. Haloperidol hat eine Plasmahalbwertszeit von 3–4 h.

c. Haloperidol kann extrapyramidalmotorische Symptome verursachen.

d. Herzrhythmusstörungen können eine Nebenwirkung der Gabe von Haloperidol sein.

e. Haloperidol kann ein malignes neuroleptisches Syndrom verursachen.

a. **Richtig.** Die Gabe des Neuroleptikums Haloperidol zur Therapie deliranter Zustände beim erwachsenen Intensivpatienten mit Hypoaktivität oder produktiv-psychotischen Symptomen erscheint sinnvoll, wohingegen eine Delirprophylaxe mit Haldol bei nicht symptomatischen Patienten mit Risikofaktoren in großen Studien keinen protektiven Effekt zeigen konnte.

b. **Falsch.** Haloperidol weist eine lange Halbwertszeit von 18–54 h auf. Zu Beginn einer Haloperidoltherapie sollte eine Aufsättigung mit mehreren Einzeldosen in Abständen von 15–20 min erfolgen.

c. **Richtig.** Wie bei allen Neuroleptika kann es zu extrapyramidalen Symptomen kommen, z. B. Tremor, Rigidität, Hypersalivation, Brady-kinesie, Akathisie, akute Dystonie. Sehr häufig kommt es während der Behandlung mit Haloperidol – vor allem in den ersten Tagen und Wochen – zu Frühdyskinesien. Parkinson-Syndrom und Akathisie treten im Allgemeinen später auf. Nach zumeist längerer Therapie mit hohen Dosen oder nach Abbrechen der Therapie kann es zur Manifestation von Spätdyskinesien kommen (anhaltende, vielfach irreversible hyperkinetische Syndrome mit abnormen unwillkürlichen Bewegungen vor allem im Bereich von Kiefer- und Gesichtsmuskulatur, aber auch athetoide und ballistische Bewegungen der Extremitäten).

d. **Richtig.** Haloperidol führt zu einer dosisabhängigen Verlängerung des QT-Intervalls. Ventrikuläre Rhythmusstörungen können auftreten. Im Einzelfall wurde auch die Entstehung einer Torsade de Pointes beschrieben.

e. **Richtig.** Etwa 50 % der in der Literatur beschriebenen Fälle des malignen neuroleptischen Syndroms waren mit der Gabe von Haloperidol vergesellschaftet.

112 Welche Aussagen zur Analgesie und Sedierung auf der Intensivstation sind richtig?

a. Zur Sedierung eines beatmeten Patienten ist eine kontinuierliche tiefe Sedierung erforderlich.

b. Bei einer Langzeitsedierung mit Propofol ist die Gabe der 1 %igen Lösung sinnvoller als der Einsatz der 2 %igen Lösung.

c. Morphin wird in Europa kaum mehr zur Analgesie eingesetzt.

d. Ein Patient mit Sedierungsgrad 6 im Ramsay-Score befindet sich im tiefen Koma. Er reagiert nicht auf starke Schmerzreize.

e. Clonidin wird beim Intensivpatienten nicht mehr eingesetzt.

Antworten

a. **Falsch.** Es ist heute nicht mehr üblich, den beatmeten Intensivpatienten tief zu sedieren. Die kontinuierliche tiefe Sedierung verlängert die Beatmungsdauer und den Aufenthalt auf der Intensivstation. Hilfreich sind tägliche Unterbrechungen einer Dauersedierung oder auch die Schaffung einer zirkadianen Rhythmik für den Patienten. Bei ausreichender Analgesie sollte auf eine Sedierung möglichst ganz verzichtet werden, da dann auch das Risiko posttraumatischer Belastungsstörungen nach Intensivaufenthalt deutlich gesenkt werden kann.

b. **Falsch.** Propofol ist in einer Öl-Wasser-Emulsion gelöst. Es findet somit eine zusätzliche Fettzufuhr statt. Unter der Gabe von 2 %iger Lösung liegen die Triglyzeridspiegel deutlich niedriger als unter der Applikation von 1 %iger Propofollösung.

c. **Falsch.** Morphin wird in Ländern wie Norwegen, Schweden, Großbritannien, Spanien und Portugal häufig zur Analgesie von Intensivpatienten verwendet. Allerdings kumuliert Morphin bei Niereninsuffizienz, weswegen renal unabhängig metabolierte Opioide in Deutschland bevorzugt werden.

d. **Richtig.** Der Ramsay-Score, erstmals publiziert im *British Medical Journal* im Jahre 1974, dient heute der klinischen Beurteilung der Tiefe der Analgosedierung. Ein Patient mit Sedierungsgrad 6 nach Ramsay reagiert nicht mehr auf starke Schmerzreize und ist somit zu tief sediert.

e. **Falsch.** Der Einsatz von Clonidin führt zu einer Reduktion des Sedativa- und Analgetikabedarfes und hat daher nach wie vor einen Stellenwert in der Intensivtherapie. Weiterhin wird die Substanz bei einer Entzugssymptomatik eingesetzt. Zur kontinuierlichen Infusion zur Sedierung wird alternativ Dexmedetomidin mit einem dem Clonidin vergleichbaren Wirkungsmechanismus verwendet.

Fragen

113 Welche Aussagen zu Ketamin sind richtig?

a. Ketamin wirkt stark analgetisch.

b. Ketamin hemmt – ähnlich wie Opioide – die gastrointestinale Motilität.

c. Ketamin bewirkt einen Blutdruckabfall und eine Bradykardie.

d. Ketamin bewirkt eine Bronchodilatation und kann daher im Status asthmaticus eingesetzt werden.

e. Die intramuskuläre Gabe von Ketamin ist insbesondere in der Notfallmedizin eine etablierte Verabreichungsform.

Antworten

a. **Richtig.** Sowohl das Ketaminrazemat als auch S(+)-Ketamin (Esketamin) weisen eine ausgeprägte analgetische Wirkung auf. Das Razemat ist eine Mischung der Isomere R(−)-Ketamin und S(+)-Ketamin, wobei das Letztgenannte eine 3- bis 4-fach höhere analgetische Potenz als R(−)-Ketamin aufweist. Somit ist S(+)-Ketamin fast doppelt so potent wie das Razemat.

b. **Falsch.** Im Gegensatz zu Opioiden weist Ketamin keine Hemmung der gastrointestinalen Motilität auf.

c. **Falsch.** Ketamin erhöht den Sympathikustonus und führt charakteristischerweise zu einem Blutdruckanstieg und einer Tachykardie. Weiterhin steigt der pulmonalarterielle Druck an.

d. **Richtig.** Der respiratorische Haupteffekt von Ketaminrazemat und auch von S(+)-Ketamin ist die Bronchodilatation; somit kann die Anwendung bei bronchospastischen Zuständen erfolgen. Allerdings ist diese Bronchodilatation von einer Hypersalivation begleitet.

e. **Richtig.** Aufgrund seines relativ raschen Wirkungseintritts bei intramuskulärer Gabe hat diese Verabreichungsform Bedeutung in der Notfalltherapie erlangt, wenn ein Venenzugang schwer zu etablieren ist. Meist wird in diesen Situationen heute aber die transnasale Applikation mittels spezieller Zerstäuber bevorzugt, die auch bei Kindern gut anwendbar sind.

Herz und Kreislauf

7

7.1 Kardiale Pathophysiologie

Fragen

114 Welche Aussagen zur Physiologie des Herzens sind richtig?

a. Es besteht eine direkte proportionale Beziehung zwischen Inotropie des Herzens und zunehmendem enddiastolischem linksventrikulärem Volumen.
b. Das Herzzeitvolumen steigt mit zunehmender Herzfrequenz.
c. Die Vorhofkontraktion trägt ungefähr 50 % zur Füllung des linken Ventrikels in der Diastole bei.
d. Mit zunehmender Herzfrequenz steigt die Inotropie.
e. Als genaues Maß der Kontraktionskraft dient die maximale Druckanstiegsgeschwindigkeit des linken Ventrikels.

Antworten

a. **Richtig.** Dies ist die Beschreibung des Frank-Starling-Gesetzes. Als Maß für das linksventrikuläre enddiastolische Volumen dient indirekt die Messung des Wedgedrucks mittels Pulmonaliskatheter.
b. **Falsch.** Die naheliegende Schlussfolgerung aus der Beziehung „Herzzeitvolumen ist gleich Schlagvolumen mal Herzfrequenz" ist für das gesunde Herz nicht richtig. Erhöht man z. B. mittels eines Schrittmachers die Herzfrequenz, so bleibt das Herzzeitvolumen konstant, auch wenn man die Herzfrequenz schrittweise verdoppelt (70–150/min). Mit steigender Herzfrequenz fällt somit kompensatorisch das Schlagvolumen. Beim insuffizienten Herzen

F. Kehl und S. Schulz-Stübner, *Intensivmedizin Fragen und Antworten*, https://doi.org/10.1007/978-3-662-64559-8_7

oder bei einer Bradykardie (AV-Block II) nimmt allerdings das Herzzeit-volumen zu.

c. **Falsch.** Die aktive linke Vorhofkontraktion trägt ungefähr 30 % zum Füllungsvolumen des linken Ventrikels bei. Insbesondere ein insuffizienter linker Ventrikel kann bei fehlender Vorhofkontraktion, z. B. bei Vorhof-flimmern, dekompensieren und eine Kardioversion erforderlich machen, um ein ausreichendes Herzzeitvolumen aufrechtzuerhalten.

d. **Richtig.** Dieses Phänomen heißt Bowditch-Effekt oder auch Treppen-phänomen. Die Zunahme der Kontraktionskraft ist dabei unabhängig von der Wirkung des Sympathikus auch bei isolierten Herzen nachzuweisen.

e. **Falsch.** Die maximale Druckanstiegsgeschwindigkeit des linken Ventrikels (1. Differenzial des Drucks nach der Zeit) ist zwar ein Maß für die Kontraktilität. Da die Druckanstiegsgeschwindigkeit nicht vorlastunabhängig ist, ist dieses Maß jedoch ungenau. Die verläss-liche, vorlastunabhängige Messung der Kontraktilität ist klinisch äußerst schwierig und nur näherungsweise durchzuführen. Im Experiment kann man sog. Druck-Volumen-Kurven unter verschiedenen Vor- oder Nach-lastbedingungen generieren. Die Steigung der Regressionsgeraden der endsystolischen Druckmaxima ist dabei fast linear und unabhängig von der Vorlast und dient zur genauen Messung der Kontraktilität. In der Klinik kann näherungsweise mittels Conductance-Kathetern oder mittels transösophagealer Echokardiographie eine Druck-Volumen- bzw. Druck-Flächen-Kurve generiert und quantifiziert werden.

Fragen

115 Welche Mechanismen sind Kompensationsmechanismen für eine kardiale Insuffizienz?

a. Zunahme des linksventrikulären enddiastolischen Volumens.
b. Abnahme der Herzmuskelmasse.
c. Zunahme des peripheren Gesamtwiderstands.
d. Zunahme des zirkulierenden Blutvolumens.
e. Hyperaldosteronismus.

Antworten

a. **Richtig.** Unter Ausnutzung des Frank-Starling-Gesetzes reagiert der Ventrikel mit einer höheren Füllung, um eine größere Inotropie zu erreichen. Zudem sind erhöhte Füllungsdrücke aufgrund der verminderten Compliance notwendig, um eine ausreichende Füllung zu gewährleisten.

b. **Falsch.** Die Zunahme der Herzmuskelmasse und der Herzwanddicke führt aufgrund des Gesetzes nach Laplace zu einer Verminderung der Wandspannung und damit zu verminderter Herzmuskelarbeit und vermindertem Sauerstoffverbrauch.

c. **Richtig.** Bei vermindertem Herzzeitvolumen wird ein ausreichender arterieller Mitteldruck durch Erhöhung des peripheren Gesamtwiderstands aufrechterhalten. Dies kann in einen finalen Circulus vitiosus einmünden, da eine Erhöhung des peripheren Widerstands eine Verminderung des Herzzeitvolumens zur Folge hat.

d. **Richtig.** Durch Vergrößerung des zirkulierenden Blutvolumens, z. B. durch Ausschüttung von antidiuretischem Hormon (ADH), wird der Frank-Starling-Mechanismus nutzbar gemacht.

e. **Richtig.** Ein sekundärer Hyperaldosteronismus ist eine physiologische Reaktion auf eine Herzinsuffizienz. Zum einen wird durch die Aktivierung des Renin-Angiotensin-Aldosteron-Mechanismus der periphere Widerstand erhöht und zum anderen wird eine Natrium- und Wasserretention bewirkt.

7.2 Herzrhythmusstörungen

Fragen

116 Welche Aussagen zu Herzrhythmusstörungen sind richtig?

a. Bei einem Vorhofflimmern mit einer Pulsfrequenz über 150/min und Zeichen der kritischen Perfusion sowie Brustschmerzen sollte als Mittel der Wahl elektrisch kardiovertiert werden.

b. Bei einem länger als 24 h bestehenden Vorhofflimmern mit einer Pulsfrequenz von 100–150/min und Zeichen der schlechten Perfusion kann Verapamil zur Herzfrequenzkontrolle verabreicht werden.

c. Ein Vorhofflimmern, das länger als 24 h besteht, kann 2–3 h nach Beginn einer Antikoagulation mit Heparin ohne Gefahr der Thromboembolie elektrisch kardiovertiert werden.

d. Bei einer stabilen ventrikulären Tachykardie mit einer Frequenz unter 150/min ist die Gabe von Lidocain kontraindiziert.

e. Bei einer Tachykardie ohne Verlängerung der QRS-Zeit (Schmalkomplextachykardie) ist als erste Maßnahme eine Therapie mit Esmolol 0,5 mg/kg indiziert.

a. **Richtig.** Eine elektrische Kardioversion ist bei Hochrisikopatienten (Puls über 150/min, instabiler Patient) das Mittel der Wahl. Eine vorhergehende Sedierung und Heparingabe sind dabei obligat. Erst in zweiter Linie wird ein Antiarrhythmikum eingesetzt.

b. **Richtig.** Bei länger als 24 h bestehendem Vorhofflimmern und einer Pulsfrequenz von 100–150/min ist eine medikamentöse Herzfrequenzkontrolle indiziert. Als alternative Antiarrhythmika kommen bei guter Pumpfunktion des Herzens β-Blocker, Verapamil, Diltiazem oder Digoxin in Frage. Bei eingeschränkter Pumpfunktion sollte Amiodaron zur Anwendung kommen. Für eine spätere medikamentöse oder elektrische Kardioversion sollte systemisch antikoaguliert werden.

c. **Falsch.** Erst nach einer 2- bis 3-wöchigen Antikoagulationstherapie wird eine elektrische Kardioversion angestrebt, um das Thromboembolierisiko zu minimieren. Zum Ausschluss vorhandener Vorhofthromben sollte eine Herzultraschalluntersuchung durchgeführt werden.

d. **Falsch.** Die medikamentöse Therapie der stabilen ventrikulären Tachykardie kann sowohl mit Lidocain als auch mit Amiodaron durchgeführt werden. Man sollte sicherstellen, dass der Kalium- und Magnesiumspiegel auf hochnormale Werte angehoben wird. Bei einer Torsade de Pointes ist die Gabe von Magnesium oft schon allein therapeutisch wirksam.

e. **Falsch.** Als erste Maßnahme werden vagale Manöver (Augenbulbusdruck, Carotissinusmassage) empfohlen. Die Carotissinusmassage sollte nicht länger als 5 s und nur nach beidseitiger Auskultation der Aa. carotis erfolgen. Weitere Vagusmanöver sind die Trendelenburg-Lagerung oder der Valsalva-Versuch. Das Antiarrhythmikum der Wahl ist Adenosin. Erst in zweiter Linie wird die Gabe von Esmolol, Verapamil, Amiodaron oder Digoxin empfohlen.

7.3   Kardioversion

117 Welche Aussagen zur elektrischen Kardioversion sind richtig?

a. Die Kardioversion ist nur bei einer Tachykardie ventrikulären Ursprungs indiziert.

b. Sie ist Mittel der Wahl bei einer digitalisinduzierten Tachykardie.

c. Bei der Kardioversion wird ein Wechselstromstoß von 100–200 J abgegeben.

d. Sie ist besonders bei Reentrytachykardien wirksam.

e. Sie wird mit der R-Zacke synchronisiert.

Antworten

a. **Falsch.** Die Unterscheidung einer supraventrikulären von einer ventrikulären Tachykardie ist bei der elektrischen Therapie im Gegensatz zur medikamentösen Therapie weniger wichtig. Eine Indikation besteht, wenn Zeichen einer arteriellen Hypotonie, der akuten Herzinsuffizienz oder eine medikamentös nicht schnell behebbare Angina pectoris bestehen.

b. **Falsch.** Die Anwendung einer Kardioversion für eine durch Digitalisintoxikation induzierte Tachykardie ist kontraindiziert, da eine schwer beherrschbare Kammertachykardie oder ein Kammerflimmern resultieren können. Stattdessen kommt der Einsatz von Phenytoin, Lidocain oder digitalisspezifischen Antikörperfragmenten in Frage.

c. **Falsch.** Es wird nicht mit Wechselstrom, sondern mit Gleichstrom kardiovertiert. Dabei kommen typischerweise Energien von 0,5–5 J/kg zur Anwendung.

d. **Richtig.** Durch eine gleichzeitige Depolarisation der Myozyten und durch eine Verlängerung der Refraktärphase unterbricht der Stromstoß Reentry-erregungen wie Vorhofflimmern oder -flattern, AV-Knoten-Reentry oder Kammerflattern.

e. **Richtig.** Die Synchronisation mit der R-Zacke verhindert dabei meistens die Gefahr der Auslösung von Kammerflimmern, um eine Schockabgabe in der vulnerablen Phase zu vermeiden. Bei einer hochfrequenten Kammertachykardie kann dies allerdings trotzdem geschehen und ein Kammerflimmern induziert werden.

7.4 Myokardinfarkt und -ischämie

Fragen

118 Welche Aussagen zu perioperativen Myokardinfarkten bzw. -ischämien sind richtig?

a. Sie treten perioperativ gehäuft während der Narkoseeinleitung auf.

b. Sie treten gehäuft in der zweiten postoperativen Woche auf.

c. Sie sind fast immer auf Plaquerupturen in den Koronararterien zurückzuführen.

d. Sie sind im EKG an ST-Streckenhebungen zu erkennen.

e. Das Monitoring mit 3-Kanal-EKG ist ausreichend, um über 70 % der ischämischen Ereignisse zu erkennen.

Antworten

a. **Falsch.** Am seltensten sind ischämische Ereignisse während der Narkoseeinleitung. Sie treten häufiger intraoperativ im Zusammenhang mit chirurgischen Manipulationen (Inzision, Sternotomie etc.) auf. Die Inzidenz perioperativer Myokardischämien ist am höchsten in der postoperativen Phase.

b. **Falsch.** Nach umfangreichen Untersuchungen wird der Häufigkeitsgipfel für Myokardinfarkte innerhalb der ersten 3 postoperativen Tage gefunden, neuerdings werden die ersten 24 h als Hauptinzidenzzeitraum für Myokardischämien genannt. Der „stressfreien" Narkoseausleitung und der postoperativen Schmerzbehandlung sollte eine wichtige Bedeutung beigemessen werden.

c. **Falsch.** Perioperative Myokardinfarkte sind nur zu ca. 50 % einer Plaqueruptur zuzuschreiben. Herzinfarkte bei internistischen Patienten werden dagegen pathogenetisch überwiegend auf eine Ruptur einer vulnerablen atheromatösen Plaque zurückgeführt. Der Stenosegrad der Koronararterie korreliert dabei nicht mit der Wahrscheinlichkeit der Plaqueruptur, wobei gerade nichtsignifikante Stenosen um 50 % zu einer Plaqueruptur mit konsekutiver Koronarthrombose neigen. Perioperative Myokardinfarkte bei Patienten mit hochgradigen Koronarstenosen scheinen auf einen stressinduzierten negativen Einfluss auf das Verhältnis von Sauerstoffangebot zu -verbrauch zurückzuführen zu sein. Es ist bisher nicht geklärt, ob die Effektivität der Therapie mit β-Blockern durch eine Verbesserung des Verhältnisses von Sauerstoffangebot zu -verbrauch oder durch eine Stabilisierung einer vulnerablen Plaque bedingt ist.

d. **Richtig.** Häufiger treten jedoch ST-Streckensenkungen auf. Diese werden am besten mit einer ST-Strecken-Trendanalyse mittels 12-Kanal-EKG erkannt.

e. **Richtig.** Wird V_5 als Ableitung gewählt, erkennt man ca. 70 % aller Ischämien. Natürlich will man mehr als 90 % der signifikanten Myokardischämien detektieren, was erst durch Kombination von mindestens 2 Ableitungen gelingt (z. B. $V_3 + V_5 = 97$ %).

Fragen

119 Welche Pharmaka sind sinnvoll zur Behandlung einer perioperativen Myokardischämie?

a. Noradrenalin.
b. Nitroglyzerin.
c. Atropin.
d. Heparin.
e. Nifedipin.

Antworten

a. **Richtig.** Nimmt der koronare Perfusionsdruck ab, kann eine Myokardischämie entstehen. Die vorsichtig titrierte Gabe von Noradrenalin kann durch eine Anhebung des peripheren Widerstandes ohne Erhöhung der Herzfrequenz die Myokarddurchblutung vergrößern. Damit ist allerdings auch eine Steigerung des Sauerstoffverbrauchs des Myokards verbunden, da die Wandspannung ansteigt. Der Nettoeffekt vermindert allerdings die Ischämie.

b. **Richtig.** Nitroglyzerin führt zu einer Erhöhung der Durchblutung der subendokardialen Myokardschichten. Vorsichtig titrierend muss eine Hypotonie und eine Tachykardie unbedingt vermieden werden, da durch eine Verkürzung der Diastolendauer der myokardiale Blutfluss beeinträchtigt werden kann.

c. **Falsch.** Oberstes Prinzip der Behandlung einer Myokardischämie ist die Vermeidung einer Tachykardie. Atropin kann zwar indiziert sein, um eine Bradykardie zu therapieren, die zu einem kritischen Abfall des Herzzeitvolumens führt; eine nicht genau vorhersehbare Entwicklung einer atropininduzierten Tachykardie schränkt die Nützlichkeit jedoch sehr ein. Zur kontrollierten Therapie einer kreislaufwirksamen Bradykardie sollte daher ein temporärer Schrittmacher zum Einsatz kommen.

d. **Richtig.** Sofern die Art der Operation dies zulässt, kommt der Bekämpfung der Hyperkoagulabilität in der perioperativen Phase eine große Bedeutung zu, um eine intrakoronare Fibrinbildung zu vermindern.

e. **Falsch.** Werden Kalziumantagonisten eingesetzt, sollten diejenigen zur Anwendung kommen, die keine Tachykardie verursachen, wie z. B. Diltiazem oder Verapamil.

120 Welche Aussagen zur Stufentherapie des kardiogenen Lungenödems sind richtig?

a. Der Patient sollte sitzend gelagert werden.

b. Zur Analgesie ist Piritramid Mittel der ersten Wahl.

c. Mittel der ersten Wahl zur Vorlastsenkung ist hoch dosiertes Furosemid.

d. Bei schwerwiegenden Herzrhythmusstörungen ist die nicht invasive oder invasive Beatmung sinnvoll.

e. Eine Beatmung mit PEEP ist kontraindiziert.

a. **Richtig.** Durch die sitzende Lagerung erfolgt eine Reduktion der Vorlast. Die Verminderung der Vorlast ist vorrangiges Ziel bei der Behandlung des „Rückwärtsversagens" des Herzens.

b. **Falsch.** Mittel der ersten Wahl ist Morphin (5–10 mg i. v.). Es hat aufgrund seiner vorlastsenkenden Begleitwirkung theoretische Vorteile, alle gebräuchlichen Opioide können jedoch eingesetzt werden.

c. **Falsch.** Die kombinierte Anwendung von Furosemid und Nitroglyzerin ist Therapie der Wahl, wobei eine hoch dosierte Nitroglyzeringabe mit einer niedrig dosierten Furosemidgabe kombiniert werden sollte. Bei Patienten, die innerhalb der vorangegangenen 24 h Sildenafil oder ähnliche Präparate eingenommen haben, ist Nitroglyzerin kontraindiziert.

d. **Richtig.** Kriterien, die für eine Beatmung sprechen, sind neben den üblichen Zeichen der respiratorischen Insuffizienz auch Herzrhythmusstörungen, wenn sie infolge einer Hypoxämie auftreten.

e. **Falsch.** Die Beatmung mit PEEP reduziert den venösen Rückstrom und vermindert die Nachlast des linken Ventrikels. Sie wirkt sich bei kardiogenem Lungenödem hämodynamisch eher positiv aus.

121 Welche Aussagen zum kardiogenen Schock sind richtig?

a. Er ist meist Folge eines Myokardinfarkts, wenn mehr als 40 % des linksventrikulären Myokards betroffen ist.

b. Ein variabler Anteil von postischämischem dysfunktionalem Myokard trägt zusätzlich zum infarzierten Myokardareal zur Funktionsminderung des Ventrikels bei.

c. Der mittlere arterielle Blutdruck ist kleiner als 65 mmHg.
d. Der Herzindex ist kleiner als 2,2 l/min/m².
e. Der Wedgedruck ist größer als 18 mmHg.

Antworten

a. **Richtig.** Der kardiogene Schock entsteht meist auf dem Boden eines akuten Verschlusses einer Koronararterie. Sind mehr als 40 % des linksventrikulären Myokards betroffen, resultiert eine so starke Verminderung des Schlagvolumens, dass ein Schock entsteht.

b. **Richtig.** Zusätzlich zum irreversibel ausgefallenen infarzierten Myokard gibt es eine weitere Funktionsminderung von postischämischem Myokard. Darunter versteht man die verminderte Kontraktionskraft des Myokards, das zwar eine ischämische Episode strukturell unbeschadet überstanden hat, aber trotz einer wiederhergestellten normalen myokardialen Gewebedurchblutung dysfunktional ist. Dieses „stunned" (erschreckte) Myokard benötigt teilweise einige Tage zur Erholung.

c. **Richtig.** Der niedrige Blutdruck ist ein Zeichen der Störung der Pumpfunktion.

d. **Richtig.** Im kardiogenen Schock ist der Herzindex erniedrigt.

e. **Richtig.** Die Voraussetzungen c, d und e müssen vorliegen, um von einem kardiogenen Schock sprechen zu können. Ischämisches Myokard benötigt, um eine ausreichende enddiastolische linksventrikuläre Füllung zu gewährleisten, oftmals merklich erhöhte Wedgedrücke, da die Ventrikelcompliance deutlich erniedrigt ist und bei hohem Wedgedruck evtl. ein nur geringes, nicht ausreichendes enddiastolisches Volumen vorliegt. Die Vorlast muss also unter kontinuierlicher Überwachung des Herzzeitvolumens und des Wedgedrucks durch Volumengabe titriert und optimiert werden. Die Voraussetzungen c und d gelten ebenso für einen hypovolämischen Schock.

Fragen

122 Welche Aussagen zur Behandlung des kardiogenen Schocks sind richtig?

a. Es ist eine vordringliche Diagnosestellung zur Klärung der Ursache anzustreben.
b. Die Herzfrequenz sollte durch die Gabe von β-Blockern normalisiert werden (60/min).
c. Mittel der ersten Wahl zur Steigerung des Herzzeitvolumens ist Dopamin.

d. Die Thrombolyse ist der perkutanen transluminalen Koronarangioplastie (PTCA) bei Vorliegen eines Herzinfarkts vorzuziehen.

e. Die Nachlast sollte z. B. mittels Natriumnitroprussid vermindert werden.

Antworten

a. **Richtig.** Zur weiteren Therapieplanung und wegen der hohen Letalität (ca. 70 %) des kardiogenen Schocks ist eine Differenzialdiagnostik unbedingt anzustreben.

b. **Falsch.** Im Gegensatz zu der Therapie des Herzinfarkts ohne Schocksymptomatik ist die Gabe von β-Blockern bei der Behandlung des kardiogenen Schocks relativ kontraindiziert. Zum einen kann die Gabe eines β-Blockers zu einer weiteren Verschlechterung des Herzzeitvolumens führen und zum anderen die Therapie mit Katecholaminen erschweren.

c. **Falsch.** Die Steigerung der Inotropie wird am besten durch Katecholamine erreicht, die eine ausgeprägte β-mimetische Wirkung haben. Dies ist in erster Linie Dobutamin. Die Kombination aus Dobutamin/Dopamin wird jedoch vereinzelt auch empfohlen. Letztlich kommt es auf die kontrollierte Anwendung der zur Verfügung stehenden Katecholamine unter kontinuierlicher Messung der hämodynamischen Zielgrößen an.

d. **Falsch.** Bei schnell zur Verfügung stehender Koronarangiographie und dementsprechend rasch verfügbaren Interventionsmöglichkeiten („door-to-needle-time" <120 min) ist die PTCA der Thrombolyse vorzuziehen.

e. **Richtig.** Bei bestehender erhöhter Nachlast kann zur vorsichtig titrierenden Senkung der Nachlast Natriumnitroprussid eingesetzt werden. Somit kann evtl. eine Steigerung des Herzzeitvolumens und eine Senkung des Sauerstoffverbrauchs des Herzens erzielt werden.

7.5   Akutes Koronarsyndrom

Fragen

123 Welche Diagnosen umfasst der Begriff „akutes Koronarsyndrom (Acute coronary syndrome, ACS)"?

a. Akuter Myokardinfarkt.

b. Stabile Angina pectoris.

c. Instabile Angina pectoris.

d. STEMI.

e. NSTEMI.

a. **Richtig.** Das akute Koronarsyndrom umfasst jedwede Konstellation von Symptomen, die mit einer akuten myokardialen Ischämie einhergehen und ein erhöhtes Letalitätsrisiko bergen.

b. **Falsch.** Die stabile Angina pectoris wird nicht unter diesem Begriff subsumiert. Anstelle des Begriffs Koronare Herzkrankheit (KHK) wird heutzutage der Terminus Chronisches Koronarsyndrom (Chronic coronary syndrome, CCS) verwendet.

c. **Richtig.** Die instabile Angina pectoris ist Teil des akuten Koronarsyndroms. Sie umfasst wiederum 3 Formen: Ruheangina, Crescendoangina und die erstmalige Angina.

d. **Richtig.** STEMI steht für „ST-segment elevation myocardial infarction", also einem Myokardinfarkt mit ST-Hebung, nach alter Nomenklatur einem transmuralen Infarkt. Ein STEMI wird im Verlauf meist Q-Zacken ausbilden („Q-wave infarction").

e. **Richtig.** NSTEMI steht für einen Myokardinfarkt ohne Ausbildung von ST-Hebungen. Der entscheidende Unterschied besteht darin, dass nach den Empfehlungen des American College of Cardiology/American Heart Association ein STEMI entweder mit einer Thrombolyse oder PTCA behandelt wird, der NSTEMI dagegen nicht mit einer Thrombolyse behandelt werden soll, also entweder konservativ oder mittels PTCA.

124 Welche diagnostischen Maßnahmen bei Vorliegen eines akuten Koronarsyndroms sind richtig?

a. Es sollte sofort ein 12-Kanal-EKG geschrieben werden.
b. Troponin I sollte sofort bestimmt werden.
c. CK-MB sollte sofort bestimmt werden.
d. LDH/HBDH sollte sofort bestimmt werden.
e. Bei negativem Troponin I sollte die Bestimmung innerhalb von 6–12 h wiederholt werden.

a. **Richtig.** Zur weiteren Diagnosestellung ist ein 12-Kanal-EKG unverzichtbar.

b. **Richtig.** Marker des Zelluntergangs von Myozyten sollten bestimmt werden. Darunter fallen sowohl myokardspezifische Marker wie Troponin

I und T, CK-MB als auch eher unspezifische wie LDH (Laktatdehydrogenase), HBDH (Hydroxybutyratdehydrogenase), GPT (Glutamat-Pyruvat-Transaminase) und GOT (Glutamat-Oxalacetat-Transaminase).

c. **Richtig.** Auch wenn das Troponin heutzutage im Vordergrund des Interesses steht, wird die CK-MB nach wie vorbestimmt.

d. **Richtig.** Unter HBDH werden die Isoenzyme LDH_1 und LDH_2 zusammengefasst. Ein positiver Nachweis spricht für ein länger zurückliegendes Infarktgeschehen.

e. **Richtig.** Troponin I und T sind zwar myokardspezifisch, häufig erst 6 h nach Zelluntergang nachweisbar. Inzwischen stehen auch hochsensitive Tests für einen früheren Troponinnachweis zur Verfügung, so dass die Diagnostikzeit deutlich verkürzt werden kann.

Fragen

125 Patienten mit den Symptomen eines akuten Koronarsyndroms haben ein erhöhtes Letalitätsrisiko, wenn folgende Zeichen vorliegen

a. Alter über 75 Jahre.

b. Positiver Nachweis von Troponin I.

c. Rasselgeräusche bei der Auskultation der Lungen.

d. Angina pectoris der Klassifizierung III/IV der Canadian Cardiovascular Society vor dem akuten Ereignis.

e. Bradykardie.

Antworten

a. **Richtig.** Ein hohes Lebensalter ist beim akuten Koronarsyndrom mit einer erhöhten Letalität vergesellschaftet.

b. **Richtig.** Troponin über 0,1 ng/ml.

c. **Richtig.** Diese sind Zeichen der Linksdekompensation als Indikator einer schweren Einschränkung der Pumpfunktion.

d. **Falsch.** Die Angina-pectoris-Klassifikation erfolgt nach der Canadian Cardiovascular Society (CCS): I, Angina pectoris bei starker Belastung; II, Angina pectoris bei leichter Belastung; III, Angina pectoris schränkt die normale physische Aktivität ein; IV, keine normale physische Aktivität ohne Angina pectoris, evtl. Ruheangina. Entscheidend ist nicht die Klassifizierung in CCS IV, sondern die Dauer der Ruheangina, z. B. >20 min.

e. **Richtig.** Aus großen randomisierten Studien (PURSUIT, ESSENCE) geht hervor, dass die Bradykardie zu den Risikofaktoren für eine erhöhte Letalität zählt.

Fragen

126 Die antiischämische Therapie eines Patienten mit den Symptomen eines akuten Koronarsyndroms besteht in der Gabe und Anwendung von

a. Bettruhe.
b. Nitroglyzerin.
c. Morphin.
d. β-Blockern.
e. ACE-Hemmern.

Antworten

a. **Richtig.** Durch Vermeidung körperlicher Belastung in der Akutphase sollen Steigerungen der Herzfrequenz und damit des Sauerstoffverbrauchs des Myokards vermieden werden.
b. **Richtig.** Dies dient der Nachlastsenkung und der Koronargefäßdilatation.
c. **Richtig.** Adäquate Schmerztherapie reduziert die sympathische Aktivität und die dadurch induzierte myokardiale Mehrarbeit.
d. **Richtig.** Die kombinierte Anwendung von β-Blockern und Nitroglyzerin ist notwendig, wenn Nitroglyzerin allein einen erhöhten Blutdruck nicht ausreichend senkt. Sind β-Blocker kontraindiziert, sollte eine Therapie mit Kalziumkanalblockern (Diltiazem, Verapamil) erwogen werden.
e. **Richtig.** Die Gabe von ACE-Hemmern sollte erfolgen, wenn trotz kombinierter Anwendung von Nitroglyzerin und β-Blockern eine arterielle Hypertonie weiterbesteht und eine systolische Dysfunktion oder ein Diabetes mellitus vorliegt.

Fragen

127 Welche Aussagen zur antithrombotischen Therapie von Patienten mit den Symptomen eines akuten Koronarsyndroms sind richtig?

a. Acetylsalicylsäure ist Mittel der ersten Wahl.
b. Zusätzlich sollte mit Heparin antikoaguliert werden.
c. Auch ein Glykoprotein-IIb/IIIa-Rezeptor-Antagonist wird nicht selten zu a und b hinzugenommen werden.

d. Eine intravenöse thrombolytische Therapie bei Patienten mit NSTEMI sollte danach angeschlossen werden.

e. Prasugrel oder Clopidogrel können anstelle von Acetylsalicylsäure eingesetzt werden.

Antworten

a. **Richtig.** Alle Patienten mit einem akuten Koronarsyndrom sollten mit Diagnosestellung Acetylsalicylsäure erhalten, wenn keine Kontraindikationen vorliegen. Zu den Kontraindikationen für Acetylsalicylsäure zählen Intoleranz oder Allergie, retinale oder gastrointestinale Blutungen, Magen- oder Duodenalulcera.

b. **Richtig.** Anzustreben ist die 1,5- bis 2-fache Verlängerung der partiellen Thromboplastinzeit (PTT).

c. **Richtig.** Dies gilt für das akute Koronarsyndrom mit persistierenden ischämischen Symptomen oder für Patienten mit erhöhtem Risikoprofil.

d. **Falsch.** Dies ist kontraindiziert bei Patienten mit NSTEMI. Ausnahmen sind Patienten mit einem neu aufgetretenen Linksschenkelblock oder einem rein posterioren Myokardinfarkt.

e. **Richtig.** Clopidogrel, Ticlopidin und Prasugrel sind P2Y12-Rezeptorantagonisten und hemmen adenosindiphosphatabhängige Mechanismen der Thrombozytenaktivierung. Ticagrelor blockiert reversibel den thrombozytären Adenosinrezeptor P2Y12. Ihr Einsatz kann anstelle oder gemeinsam mit ASS erfolgen. Eine duale Plättchenaggregationshemmung wird in der Regel nach Stenteinlage im Rahmen der Koronarintervention durchgeführt.

Fragen

128 Welche Aussagen über die Anwendung und Interpretation des EKG zur Diagnose eines Myokardinfarkts sind richtig?

a. Ein Hinterwandinfarkt entsteht meist durch Verschluss der rechten Koronararterie.

b. Ein pathologisches Q (sog. Pardée-Q) in aVR ist pathognomonisch für einen abgelaufenen Infarkt im Bereich der Herzspitze.

c. ST-Hebungen in V_1, V_2 und V_3 sprechen für einen Vorderwandinfarkt.

d. Ein Zeichen der Wiederherstellung der Myokardperfusion ist der Rückgang der ST-Hebungen.

e. Eine ST-Senkung kann durch eine Hyperkaliämie verursacht sein.

a. **Richtig.** In ca. 80 % der Fälle ist die betroffene Arterie die A. coronaria dextra, in den übrigen Fällen die A. circumflexa sinistra. Zeichen des Verschlusses der A. coronaria dextra sind eine ST-Hebung in Ableitung III größer als in II und eine ST-Senkung in I und aVL. Zeichen des Verschlusses der Circumflexa sind ST-Hebungen in I, aVL, V_5 und V_6 und ST-Senkungen in V_1, V_2 und V_3.

b. **Falsch.** Ein pathologisches Q wird dann diagnostiziert, wenn die Breite der Q-Zacke mindestens 0,04 s beträgt und 1/3 der Höhe der R-Zacke ausmacht. In aVR ist dieses Zeichen regelhaft anzutreffen, weswegen hier ein Pardée-Q nicht pathognomonisch, sondern normal ist.

c. **Richtig.** Die Lokalisation der ST-Hebungen spricht für einen Vorderwandinfarkt und den Verschluss des R. interventricularis anterior. Ist zusätzlich noch eine ST-Hebung in aVL und eine ST-Senkung in aVF zu verzeichnen, spricht dies für einen Verschluss proximal des ersten Diagonalasts.

d. **Richtig.** Die Abnahme der ST-Hebungen ist ein gutes Zeichen für die Wiederherstellung der Myokardperfusion. Das Ausmaß des Rückganges der ST-Hebungen korreliert dabei mit der Kurz- und Langzeitletalität. Ein Rückgang um 70 % in der Ableitung mit maximaler ST-Hebung zeigt einen günstigen Ausgang an. Umgekehrt erhält man Aufschluss über den Erfolg einer Lysetherapie: Das Ausbleiben eines Rückganges der ST-Hebungen innerhalb von 90 min zeigt einen Misserfolg an.

e. **Richtig.** Eine Hyperkaliämie ruft zunächst ein hohes zeltförmiges T hervor. Bei weiter zunehmender Hyperkaliämie wird zusätzlich der QRS-Komplex verbreitert und die ST-Strecke gesenkt.

7.6 Herzchirurgische Intensivmedizin

129 Welche Aussagen zur Perikardtamponade sind richtig?

a. Bei Entstehung eines Perikardergusses von 10 ml stellt das Perikard eine nichtelastische Begrenzung dar, sodass der intraperikardiale Druck auf Werte über 10 mmHg ansteigt.

b. Charakteristisches Zeichen einer Tamponade ist ein Pulsus paradoxus.

c. Hohe v-Wellen in der Kurve des zentralen Venendrucks sind pathognomonisch.

d. Das Auftreten kann mit einem Dressler-Syndrom assoziiert sein.
e. Die Therapie der Perikardtamponade besteht in einer Entlastungspunktion oder einer Perikardiotomie.

Antworten

a. **Falsch.** Der Herzbeutel enthält physiologischerweise ca. 10–20 ml Flüssigkeit. Bei einer akuten Zunahme auf 200 ml steigt der intraperikardiale Druck auf Werte an, die sich dem rechtsatrialen Druck angleichen. Dadurch kommt es zur Behinderung des venösen Rückflusses und einer verminderten Ventrikelfüllung und Abnahme des Schlagvolumens. Bei einer langsam entstehenden Herzbeuteltamponade kann der Herzbeutel nachgeben und die hämodynamischen Auswirkungen durch eine Zunahme des zirkulierenden Blutvolumens kompensiert werden.
b. **Richtig.** Die Akzentuierung der Abnahme des systolischen Blutdrucks während der Inspiration beschreibt den Pulsus paradoxus. Neben diesem hämodynamischen Alternans ist auch ein elektrischer Alternans im EKG charakteristisch.
c. **Falsch.** Hohe v-Wellen in der ZVD-Kurve sind charakteristisch für eine Trikuspidalklappeninsuffizienz. Hohe a-Wellen sprechen für eine Druckerhöhung in der pulmonalen Strombahn. Ein Fehlen der y-Welle ist pathognomonisch für eine Herzbeuteltamponade, jedoch nicht leicht erkennbar und durch eine gleichzeitig vorhandene Tachykardie oft maskiert. Die Diagnostik einer Perikardtamponade erfolgt daher in der Regel durch die Ultraschalluntersuchung.
d. **Richtig.** Das Dressler-Syndrom ist eine Postinfarktpleuroperikarditis autoimmunologischer Genese mit Fieber. Chronische Tamponaden treten auch paraneoplastisch und bei HIV-Infektion auf. Eine akute Herzbeuteltamponade kommt u. a. im Rahmen einer Aortendissektion oder nach Herzoperationen vor.
e. **Richtig.** Die Entlastungspunktion erfolgt in der Regel unter Ultraschallsicht, wobei Blutkoagel nicht abpunktiert werden können. Mit einer Perikardiotomie lassen sich auch Blutkoagel entfernen.

Fragen

130 Welche Aussagen zur intraaortalen Ballongegenpulsation sind richtig?

a. Indikationen für die intraaortale Ballongegenpulsation sind das linksventrikuläre Versagen bzw. der kardiogene Schock.

b. Bei der intraaortalen Ballongegenpulsation wird der Ballonkatheter in der Aorta ascendens platziert.

c. Der Ballon bei der intraaortalen Ballongegenpulsation wird während der Systole des Herzens gefüllt.

d. Die Füllung des Ballons bei der intraaortalen Ballongegenpulsation erfolgt mit Kohlendioxid.

e. Eine häufige Komplikation der intraaortalen Ballongegenpulsation ist die Beinischämie.

Antworten

a. **Richtig.** Einsatzbereiche der intraaortalen Ballongegenpulsation sind die Herzchirurgie und die Kardiologie. Das linksventrikuläre Versagen zählt sowohl nach herzchirurgischen Eingriffen als auch nach akutem Myokardinfarkt zu den individualmedizinischen Indikationen für den Einsatz des Systems, wobei große Studien keine Überlegenheit gegenüber einem konservativen Vorgehen zeigen konnten. Alternativ kommen bei lebensbedrohlichem Pumpversagen linksventrikuläre Unterstützungssysteme (z. B. „left ventricular assist device", LVAD) oder komplette Kunstherzen in spezialisierten Zentren als Brücke zur Transplantation bei irreversibler Schädigung oder z. B. bei viraler Myokarditis bis zur Erholung des Myokards zum Einsatz.

b. **Falsch.** In aller Regel wird der Katheter für die intraaortale Ballongegenpulsation über die A. femoralis via Seldinger-Technik vorgeschoben. Die Spitze des Ballonkatheters wird in der Aorta descendens 2 cm distal des Abgangs der linken A. subclavia platziert.

c. **Falsch.** Das Prinzip der intraaortalen Ballongegenpulsation ist die diastolische Augmentation, d. h. die Inflation des Ballons erfolgt in der Diastole.

d. **Falsch.** Als Gas zur Inflation des Ballons kommt Helium zur Anwendung, das aufgrund seiner physikalischen Eigenschaften eine schnelle In- und Deflation des Ballons gewährleistet.

e. **Richtig.** In bis zu 20 % der Fälle werden Beinischämien auf der Insertionsseite des Katheters beschrieben. Die meisten Ischämien bilden sich nach Entfernen des Katheters wieder zurück. Im Einzelfall sind operative Eingriffe zur Versorgung des Beines erforderlich (z. B. Faszienspaltung bei Kompartmentsyndrom).

Fragen

131 Welche Aussagen zur temporären Schrittmachertherapie sind richtig?

a. Standard bei der temporären Schrittmachertherapie auf der Intensivstation ist heute die Stimulation mittels gastroösophagealer Sonde.
b. Eine temporäre Schrittmachertherapie mittels transkutaner Elektrostimulation über Klebeelektroden erfordert eine Analgosedierung des wachen Patienten.
c. Eine Chandler-Sonde wird über den rechtsventrikulären Port des Swan-Ganz-Katheters eingeführt.
d. Für die transvenöse Elektrostimulation gibt es nicht nur halbsteife Elektrodenkatheter, sondern auch spezielle Balloneinschwemmelektrodenkatheter.
e. Eine zwar seltene, aber typische Komplikation der transvenösen Stimulationstechnik ist die Perforation des rechten Ventrikels mit Perikardtamponade.

Antworten

a. **Falsch.** Die Stimulation mittels gastroösophagealer Sonde ist zwar mittlerweile eine etablierte Technik, Standardverfahren bleibt jedoch weiterhin der transvenöse Zugang mit endokardialer Stimulation.
b. **Richtig.** Das Hauptproblem bei der transkutanen Stimulation beim wachen Patienten ist der Thoraxschmerz und die Stimulation der Brustmuskulatur, wobei die Muskelkontraktionen mit der Impulsstärke zunehmen. Eine Analgosedierung ist daher notwendig.
c. **Richtig.** Über einen speziellen Swan-Ganz-Katheter kann eine rechtsventrikuläre Elektrostimulation durchgeführt werden, wenn über den rechtsventrikulären Zugang dieses Katheters eine Schrittmachersonde nach Chandler vorgeschoben wird.
d. **Richtig.** Am einfachsten ist das transvenöse Einschwemmen der Schrittmachersonde, wenn an ihrer Spitze ein Ballon angebracht ist. Somit ist

die Insertionsdauer bei den Balloneinschwemmelektrodenkathetern kürzer als bei den halbsteifen Elektrodenkathetern. Weiterhin ist die Sondenpositionierung bei den Ballonkathetern zufriedenstellender.

e. **Richtig.** Die transvenöse temporäre Schrittmachertherapie hat eine hohe Komplikationsrate. Die Komplikationen reichen von Problemen im Rahmen der Venenpunktion über mannigfaltige Rhythmusstörungen bis hin zu Perforationen des Septums oder des rechten Ventrikels.

Fragen

132 Welche Aussagen zur herzchirurgischen Intensivmedizin sind richtig?

a. Tritt bei einem Patienten in den ersten Stunden nach einer koronaren Revaskularisierung ein Blutdruckabfall, eine Tachykardie und eine Anurie neben einer Verbreiterung der Herzsilhouette im Röntgenbild auf, so muss der Patient neben der Volumengabe rasch an eine kontinuierliche Hämofiltration angeschlossen werden.

b. Tritt im Rahmen eines akuten Myokardinfarkts ein lautes holosystolisches Herzgeräusch auf, so sollte der Patient baldmöglichst einem Herzchirurgen vorgestellt werden.

c. Die Operation nach Trendelenburg weist bei der fulminanten Lungenembolie eine relativ hohe Erfolgsquote auf.

d. Ein Swan-Ganz-Katheter, der während einer Herzoperation akzidentell an kardiale Strukturen festgenäht wurde, muss auf jeden Fall im Rahmen einer Rethorakotomie wieder entfernt werden.

e. Neurologische Probleme in der unmittelbar postoperativen Phase sind nach Mitralklappenersatz seltener als nach aortokoronarer Revaskularisierung.

Antworten

a. **Falsch.** Die wahrscheinlichste Diagnose ist eine akute Einblutung ins Perikard mit konsekutiver Perikardtamponade, die neben Kreislaufeffekten auch rasch eine Oligurie bis Anurie bewirkt. Die schnelle operative Entlastung führt dann in der Regel zur baldigen Erholung der Diurese. Die Konzentration auf die renale Situation mit Anschließen der Hämofiltration verzögert die Diagnosestellung. Weiterhin kann die zusätzliche Heparingabe im Rahmen der Hämofiltration die Perikardtamponade noch aggravieren.

b. **Richtig.** Ein neu auftretendes Holosystolikum weist auf eine Ruptur des Ventrikelseptums hin, was echokardiographisch schnell zu verifizieren ist.

Während man früher bis zu 6 Wochen zuwartete, empfehlen die aktuellen Richtlinien (American College of Cardiology/American Heart Association) die sofortige operative Intervention.

c. **Falsch.** Die pulmonale Embolektomie nach Trendelenburg, die ohne Herz-Lungen-Maschine durchgeführt wird, weist eine sehr hohe Letalität auf, während die Notfallembolektomie mithilfe der Herz-Lungen-Maschine deutlich bessere Ergebnisse quoad vitam zeigt.

d. **Falsch.** Verfahren der interventionellen Radiologie ermöglichen die Entfernung eines Katheters im Einzelfall auch ohne Rethorakotomie.

e. **Falsch.** Insbesondere nach Mitralklappenersatz ist das Risiko einer postoperativen neurologischen Problematik wesentlich höher als nach aortokoronarer Revaskularisation.

7.7   Thoraxdrainage und ZVK

Fragen

133 Welche Aussagen zu Punktionstechniken sind richtig?

a. Bei der Punktion der V. femoralis wird lateral der A. femoralis punktiert.

b. Katheter, die über die V. femoralis eingelegt werden, haben beim Intensivpatienten eine geringere Infektionsrate wie Subklaviakatheter.

c. Der Monaldi-Zugang erfolgt über die V. jugularis interna rechts.

d. Eine Bülau-Drainage wird am Unterrand der Rippe eingelegt.

e. Es gibt Fallberichte über intrahepatische und intrakardiale Fehllagen von Thoraxdrainagen.

Antworten

a. **Falsch.** Die V. femoralis befindet sich medial der A. femoralis. Merkspruch: IVAN (von innen Vene, Arterie, Nerv)

b. **Falsch.** Katheter in der V. femoralis haben beim Intensivpatienten gegenüber dem Subklaviakatheter eine höhere Infektionsrate. In neueren Studien mit konsequenter Anwendung maximaler Barrieremaßnahmen bei der Anlage scheint das Infektionsrisiko bei der Anlage durch die V. femoralis allerdings nicht sehr ausgeprägt zu sein. Generell erfolgt die Entscheidung über den Zugangsweg individualmedizinisch unter Berücksichtigung der Gesamtsituation des Patienten, der Therapienotwendigkeiten über den Zugang (z. B. Dialysekatheter) und der Erfahrung des Arztes mit der jeweiligen Technik, wobei Aspekte der Infektionsprävention gegen mechanische Komplikationen abgewogen werden müssen.

c. **Falsch.** Beim Monaldi-Zugang wird eine Thoraxdrainage im zweiten oder dritten Interkostalraum in der Medioklavikularlinie eingebracht. Vincenzo Monaldi (1899–1969) hatte diese Technik im Jahre 1938 als Zugang zu Kavernen bei Lungentuberkulose eingeführt.

d. **Falsch.** Bei der Anlage von Thoraxdrainagen orientiert man sich immer am Oberrand der Rippe, da am Unterrand das Gefäß-Nerven-Bündel verläuft, das geschont werden muss. Die Bülau-Drainage wird nicht anterior (s. Monaldi), sondern lateral angelegt. Man wählt dabei den vierten oder fünften Interkostalraum in der vorderen Axillarlinie.

e. **Richtig.** Bei einer Anlage von der rechten Seite kann in seltenen Fällen eine intrahepatische Fehllage auftreten. Hierbei ist mit Blutungskomplikationen zu rechnen. Bei einer Anlage auf der linken Thoraxseite kann im seltenen Einzelfall eine solche Drainage in den Ventrikel vorgeschoben werden. Hierbei kann ein akuter, evtl. letaler Blutverlust auftreten. Grundsätzlich sollte daher die Anlage der Thoraxdrainage in Form einer Minithoraktomie erfolgen, die die stumpfe Präparation und das Austasten mit dem Finger vor Einlage der Drainage ermöglicht.

Fragen

134 Welche Aussagen zum zentralen Venenkatheter sind richtig?

a. Im Rahmen der Anlage eines zentralen Venenkatheters sind Katheterfehllagen beim Zugang über die rechte V. jugularis interna deutlich seltener als über die rechte V. subclavia.

b. Zentrale Venenkatheter beim Intensivpatienten sollten routinemäßig alle 7 Tage gewechselt werden.

c. Muss ein zentraler Venenkatheter bei klinischem Verdacht auf eine Katheterinfektion gewechselt werden, dann muss keine Neupunktion erfolgen, sondern der Katheter kann über einen Führungsdraht gewechselt werden.

d. Zentrale Venenkatheter mit Chlorhexidin-Silbersulfadiazin-Beschichtung werden auch von Patienten mit Chlorhexidinallergie problemlos vertragen.

e. Kommt es bei Anlage eines zentralen Venenkatheters zu einer Führungsdrahtembolie, so kann der Draht belassen werden, wenn er keine akute Symptomatik hervorruft.

a. **Richtig.** Aufgrund der anatomisch geraden Strecke von der rechten
   V. jugularis interna in die obere Hohlvene sind Fehllagen selten. Beim
   Zugang über die rechte V. subclavia kann die Katheterspitze in die linke
   V. subclavia oder auch nach kranial in die V. jugularis abweichen.

b. **Falsch.** Es liegen einige Studien vor, die keinen Vorteil für ein
   routinemäßiges Wechseln der Katheter ohne Zeichen der Infektion sehen.
   Ein routinemäßiger Katheterwechsel wird daher nicht empfohlen.

c. **Falsch.** Ein Wechsel über Führungsdraht verringert das Risiko
   mechanischer Punktionskomplikationen; gleichzeitig ist allerdings das
   Risiko einer Katheterkolonisation und -infektion erhöht. Bei Verdacht auf
   eine Katheterinfektion sollte immer eine Neupunktion erfolgen.

d. **Falsch.** Es liegen inzwischen Berichte über schwerwiegende anaphylaktische Reaktionen bei Patienten vor, die bei bekannter Chlorhexidinallergie einen solchen Katheter erhalten hatten. Generell werden
   beschichtete Katheter bei besonderen Risikogruppen (z. B. Patienten, die
   bereits eine Katheterinfektion erlitten haben) oder auf Stationen mit hoher
   Rate an katheterassoziierten Blutstrominfektionen trotz konsequenter
   Durchführung aller Basismaßnahmen eingesetzt.

e. **Falsch.** Embolisierte Führungsdrähte oder Teile von Führungsdrähten
   müssen entfernt werden, da schwerwiegende Komplikationen sekundär
   auftreten können. Verfahren der interventionellen Radiologie gelten als
   Methode der Wahl zur Extraktion.

7.8   Swan-Ganz-Katheter

Fragen

135 Welche Aussagen zum Swan-Ganz-Katheter sind richtig?

a. Die Indikation zur Anlage von Swan-Ganz-Kathetern (Pulmonalarterien-
   katheter, Rechtsherzeinschwemmkatheter) wurde in den letzten Jahren
   heftig diskutiert.

b. Während des Einschwemmens des Swan-Ganz-Katheters werden bei der
   Passage des rechten Ventrikels relativ häufig Herzrhythmusstörungen ausgelöst.

c. Das Ablesen des pulmonalarteriellen Verschlussdrucks (Wedgedruck) erfolgt als Mittelwert des Kurvenverlaufes.

d. Der Wedgedruck kann nur dann korrekt gemessen werden, wenn die Katheterspitze in der West-Zone I liegt.

e. Der Druck in der Pulmonalarterie muss nach Legen des Swan-Ganz-Katheters kontinuierlich gemessen werden.

Antworten

a. **Richtig.** Insbesondere nach der retrospektiven Studie von Connors aus dem Jahre 1996 gab es z. T. sehr emotional geführte Diskussionen über den Sinn und Unsinn des Einsatzes dieses Katheters. Connors war damals anhand retrospektiver Daten zu dem Schluss gekommen, dass die Anlage des Katheters die Patientenletalität erhöht. Inzwischen liegen mehrere randomisierte, prospektive Studien vor, die beim Einsatz des Katheters keine Vorteile für die Patienten ergaben. Durch die Verfügbarkeit zahlreicher weniger invasiver Methoden zur Bestimmung des Herzzeitvolumens beschränkt sich die Indikation heutzutage meist auf spezielle Fragestellungen, z. B. im Rahmen der Diagnostik der pulmonalen Hypertonie.

b. **Richtig.** Die Rhythmusstörungen treten insbesondere bei der Ventrikelpassage auf, wobei sie nach dem Vorschieben bzw. Zurückziehen des Katheters in der Regel von selbst verschwinden.

c. **Falsch.** Der Wedgedruck wird endexspiratorisch abgelesen. Dies entspricht beim beatmeten Patienten dem unteren Wert des Kurvenverlaufes, beim spontan atmenden Patienten dagegen dem oberen Wert.

d. **Falsch.** Der Wedgedruck ist nur dann aussagekräftig, wenn der Katheter in der West-Zone III liegt. Nach der funktionellen Zoneneinteilung von West sind in Zone III der pulmonalarterielle und der pulmonalvenöse Mitteldruck zu jedem Zeitpunkt höher als der alveoläre Druck.

e. **Richtig.** Die kontinuierliche Messung ist wichtig, um ein spontanes Migrieren des Katheters in die Wedgeposition zu erkennen und einen durch eine Spontanwedgeposition drohenden Lungeninfarkt zu verhindern.

136 Welche Aussagen zum Swan-Ganz-Katheter sind richtig?

a. Tritt beim Vorschieben des Katheters hellrotes Blut im Endotrachealtubus auf bzw. kommt es zur Hämoptyse, sollte man rasch kompetente personelle Unterstützung anfordern.

b. Ein Swan-Ganz-Katheter wird ebenso wie ein zentraler Venenkatheter unter maximalen Barrieremaßnahmen angelegt.

c. Nach Anlage eines Swan-Ganz-Katheters müssen die Messwerte für das hämodynamische Profil im zeitlichen Verlauf registriert werden.

d. Die Bestimmung des Herzzeitvolumens mittels Swan-Ganz-Katheter erfolgt nach dem Prinzip der Pulskonturanalyse.

e. Die Messung des Herzzeitvolumens mittels Swan-Ganz-Katheter ist bei Trikuspidalinsuffizienz korrekt.

a. **Richtig.** Hellrotes Blut im Trachealtubus bzw. Hämoptyse sind Zeichen einer Pulmonalarterienruptur. Diese ist sehr selten und tritt am häufigsten bei Patienten mit pulmonalem Hypertonus auf, insbesondere wenn der geblockte Katheter forsch vorgeschoben wird oder, wenn die bereits erreichte Wedgeposition nicht erkannt wird. Die Therapie beinhaltet die Sicherstellung der Oxygenierung, die Volumengabe, eine selektive Bronchusokklusion und evtl. eine Lungenresektion.

b. **Richtig.** Zu den maximalen Barrieremaßnahmen gehören steriler Kittel, sterile Handschuhe, Mund-Nasen-Schutz und Haarhaube. Des Weiteren werden ein großes Lochtuch (mindestens den Arbeitsbereich des Seldinger-Drahtes abdeckend) und der Einsatz eines alkoholischen Hautdesinfektionsmittels mit einem zusätzlichen remanenten Wirkstoff (z. B. Alkohol/Chlorhexidin oder Alkohol/Octenidin) empfohlen. Bei der ultraschallgestützten Punktion ist auf die sterile Abdeckung von Transducer und Kabel und die Verwendung eines sterilen Ultraschallgels oder Hautdesinfektionsmittels als Kontaktmedium zu achten.

c. **Richtig.** Einzelmessungen sind wichtig, sie sollten jedoch nicht überbewertet werden. Das hämodynamische Profil sollte mehrfach am Tag erhoben und im Verlauf interpretiert werden.

d. **Falsch.** Das Prinzip beruht auf der Thermodilution. Der Standard-Swan-Ganz-Katheter arbeitet auf der Basis des Kältebolus, während modifizierte Katheter, die quasi kontinuierlich messen, intermittierende Wärmeboli zu Hilfe nehmen.

e. **Falsch.** Durch den Rückfluss in den rechten Vorhof wird das Herzzeitvolumen fälschlicherweise zu niedrig gemessen.

Magen-Darm-Trakt

8

8.1 Pankreatitis

137 Welche Aussagen zur akuten Pankreatitis sind richtig?

a. Der Anstieg der Serumamylase und Lipase korreliert mit dem Schweregrad der akuten Pankreatitis.

b. Bei der Diagnostik der akuten Pankreatitis hat die Computertomographie nur einen geringen Stellenwert.

c. Ein junger, zuvor pulmonal gesunder Patient wird sich im Rahmen einer akuten nekrotisierenden Pankreatitis pulmonal deutlich verschlechtern.

d. Opioide wie Piritramid oder Morphin haben keine Effekte auf den Sphincter Oddi.

e. Die Flüssigkeitszufuhr sollte bei akuter Pankreatitis auch bei Zeichen des hypovolämischen Schocks restriktiv gehandhabt werden.

a. **Falsch.** Der Anstieg der genannten Enzymwerte korreliert nicht mit dem Schweregrad der akuten Pankreatitis. Eine solche Korrelation findet sich am ehesten mit unspezifischen Entzündungsparametern wie dem C-reaktiven Protein (CRP). Am besten lässt sich der Schweregrad anhand des Ranson-Scores einschätzen.

b. **Falsch.** Zusammen mit der Sonographie ist die Computertomographie wichtig für die Beurteilung der Pankreatitis, für die Erfassung der Nekrosenbildung und für die Verlaufskontrolle.

© Der/die Autor(en), exklusiv lizenziert durch Springer-Verlag GmbH, DE, ein Teil von Springer Nature 2022
F. Kehl und S. Schulz-Stübner, *Intensivmedizin Fragen und Antworten*,
https://doi.org/10.1007/978-3-662-64559-8_8

c. **Richtig.** Die lokale Entzündung im Pankreasbereich führt zu einer Freisetzung vasoaktiver und toxischer Substanzen, die eine generalisierte
Entzündungsreaktion im Sinne eines SIRS bewirken. Dadurch kommt
es zu systemischen Auswirkungen an Lunge, Leber, Niere und Gehirn.
Weitere Faktoren, die zur pulmonalen Verschlechterung beitragen, sind
der reflektorische Zwerchfellhochstand, Atelektasenbildung sowie Pleura-
ergüsse.

d. **Falsch.** Systemisch verabreichte Opioide erhöhen den Tonus des Sphincter
Oddi und können damit ungünstige Effekte bei der akuten Pankreatitis
aufweisen. Alternativ können zur Schmerztherapie peripher wirkende
Analgetika wie Metamizol oder die Periduralanalgesie eingesetzt werden.
An vielen Kliniken im deutschsprachigen Raum wird zur Schmerztherapie
auch Lidocain kontinuierlich intravenös verabreicht.

e. **Falsch.** Bei akuter Pankreatitis mit klinischen Zeichen des
hypovolämischen Schocks ist eine ausreichende Volumenzufuhr erforderlich. Eine Hypovolämie ist in dieser Phase der Kapillarleckage zu vermeiden, insbesondere im Hinblick auf die Prävention eines akuten
Nierenversagens. Allerdings gilt es, durch gezielten Einsatz von Katechol-
aminen/Vasopressoren eine massive Überwässerung, insbesondere im
weiteren Verlauf der Erkrankung, zu vermeiden.

Fragen

138 Welche Aussagen zur Periduralanalgesie sind richtig?

a. Die Periduralanästhesie bzw. -analgesie ist ein etabliertes schmerztherapeutisches Verfahren bei akuter Pankreatitis.

b. Die thorakale Periduralanalgesie hat sich bei Patienten mit Rippenserienfraktur als schmerztherapeutisches Verfahren bewährt.

c. Die Bestückung eines Periduralkatheters mit Opioiden verursacht – im
Gegensatz zur intravenösen Gabe – keine Atemdepression.

d. Die peridurale Gabe von Opioiden kann Übelkeit/Erbrechen und Juckreiz
auslösen.

e. Eine Periduralanästhesie kann in der unmittelbar postoperativen Phase nach
peripheren gefäßchirurgischen Eingriffen hilfreich sein.

a. **Richtig.** Bei der akuten Pankreatitis zählt die Periduralanalgesie zu den etablierten Verfahren, wobei die thorakale Katheteranlage dem lumbalen Zugang vorzuziehen ist.

b. **Richtig.** Die thorakale Periduralanalgesie ist ein sehr gutes Verfahren bei Rippenserienfraktur. Eine Bestückung des Periduralkatheters mit Lokalanästhetikum bietet die Möglichkeit eines wachen, kooperativen Patienten, der aktiv Atemtherapie betreibt. Als Alternative können auch paravertebrale Katheter im Einzelfall hilfreich sein.

c. **Falsch.** Nach der periduralen Gabe von Opioiden treten sowohl frühe als auch späte Atemdepressionen auf. Besonders Morphin kann mehrere Stunden nach periduraler Gabe noch eine späte Atemdepression bewirken, die mit Naloxon antagonisiert werden kann.

d. **Richtig.** Die peridurale Opioidgabe ist in einem hohen Prozentsatz mit Übelkeit und Erbrechen sowie mit Juckreiz assoziiert. Diese sind selten so ausgeprägt, dass die Gabe gestoppt werden muss.

e. **Richtig.** Die Periduralanästhesie bewirkt durch die Vasodilatation optimale Perfusionsverhältnisse in den Extremitäten. Außerdem kann eine sehr gute analgetische Qualität erzielt werden. Zu berücksichtigen ist die Gabe von Antikoagulanzien wie Heparin, da sie das Risiko einer epiduralen Blutung erhöhen.

8.2 Gastrointestinale Probleme

139 Welche Aussagen zum intraabdominellen Druck sind richtig?

a. Der intraabdominelle Druck beim Intensivpatienten wird üblicherweise über den Magen oder über die V. cava inferior gemessen.

b. Der normale intraabdominelle Druck (IAP) in flacher Rückenlage beträgt 0–8 mmHg.

c. Die Folgen eines erhöhten intraabdominellen Druckes betreffen primär die Niere und die Darmperfusion.

d. Beim abdominellen Kompartmentsyndrom liegen immer IAP-Werte über 50 mmHg vor.

e. Wichtige Ursache für ein abdominelles Kompartmentsyndrom ist die intraabdominelle Blutung.

a. **Falsch.** Es ist zwar möglich, den intragastralen Druck oder auch den Druck in der V. cava inferior heranzuziehen. Üblicherweise wird der intraabdominelle Druck jedoch über den intravesikalen Druck in der Harnblase ermittelt.

b. **Richtig.** In Ruhe liegt der intraabdominale Druck in Rückenlage bei 0–8 mmHg, beim Husten und Pressen können Werte von über 150 mmHg auftreten.

c. **Richtig.** Die Nierendysfunktion tritt als Folge des erhöhten renalen Gefäßwiderstandes und einer mäßigen Reduktion des Herzzeitvolumens auf. Die Einschränkung der viszeralen Perfusion dürfte direkt vom IAP abhängig sein. Respiratorische Störungen als Folge des erhöhten intraabdominellen Druckes werden oft erst verspätet wahrgenommen.

d. **Falsch.** Ein abdominelles Kompartmentsyndrom kann bereits bei deutlich niedrigeren IAP-Werten auftreten. In ihren „Consensus Definitions" teilt die World Society of the Abdominal Compartment Syndrome das intraabdominelle Kompartmentsyndrom in Abhängigkeit vom IAP in 4 Schweregrade ein: Grad I IAP-Wert 12–15 mmHg, Grad II: 16–20 mmHg, Grad III: 21–25 mmHg und Grad IV: >25 mmHg. Vom manifesten abdominellen Kompartmentsyndrom spricht man bei anhaltendem IAP >20 mmHg mit oder ohne Reduktion des abdominalen Perfusionsdrucks unter 60 mmHg und neu auftretender Organdysfunktion (z. B. verminderte Diurese, erhöhte Beatmungsdrücke und respiratorische Insuffizienz, Laktatazidose als Zeichen der gastrointestinalen Minderperfusion).

e. **Richtig.** Besonders im operativen Patientengut spielt die intraabdominelle Blutung bzw. Nachblutung eine wichtige Rolle. Auch eine Aszitesbildung kann zum Kompartmentsyndrom führen. Die Therapie besteht aus einer abdominellen Dekompression.

140 Welche Aussagen zur Stressulkusprophylaxe sind richtig?

a. Beim beatmeten Intensivpatienten gehört die Stressulkusprophylaxe nicht mehr notwendigerweise zu den Routinemaßnahmen.

b. Die Gabe von Ranitidin zur Stressulkusprophylaxe beim Intensivpatienten erhöht das Risiko einer nosokomialen Pneumonie.

c. Die Gabe von Sucralfat hebt den pH-Wert des Magens nur unwesentlich an.

d. Die Gabe von Sucralfat kann zu einem Anstieg des Aluminiumspiegels im Blut führen.

e. Nebenwirkungen der Gabe von Omeprazol können Seh- und Hörstörungen sein.

Antworten

a. **Richtig.** Eine Beatmung als solche wird nicht mehr als zwingende Indikation für eine Stressulkusprophylaxe gesehen. Eine frühe enterale Ernährung senkt das Risiko für das Auftreten eines peptischen Ulkus, sodass die medikamentöse Prophylaxe, z. B. mit Protonenpumpeninhibitoren (PPI), verzichtbar wird. PPI sind mit einer erhöhten Rate an Clostridioides-difficile-assoziierten Infektionen verbunden. Die Entscheidung zur medikamentösen Stressulkusprophylaxe ist daher eine individualmedizinische unter Berücksichtigung zusätzlicher Risikofaktoren (z. B. Steroidtherapie).

b. **Richtig.** Trotz widersprüchlicher Daten einzelner Studien überwiegen die Hinweise, dass Ranitidin und andere H_2-Blocker sowie PPI das Pneumonierisiko beim Intensivpatienten erhöhen. Durch die Anhebung des pH-Wertes im Magen kommt es zu einer Zunahme der Keimbesiedlung und damit im Rahmen einer „stillen Aspiration" zur Erhöhung des Pneumonierisikos.

c. **Richtig.** Sucralfat bedeckt die Magenmukosa, wobei der pH-Wert nur unwesentlich verändert wird. Somit erhöht sich auch nicht das Pneumonierisiko.

d. **Richtig.** Sucralfat ist ein basisches Aluminiumsalz und kann durch häufige Gabe – insbesondere bei Niereninsuffizienz – zur Erhöhung des Blutspiegels von Aluminium führen.

e. **Richtig.** Der Protonenpumpenhemmer Omeprazol kann zu reversiblen und auch irreversiblen Sehstörungen bis hin zur Erblindung führen. Ebenfalls bekannt sind Hörstörungen, die bis zum Hörverlust reichen können. Diese Nebenwirkungen sind für Pantoprazol nicht beschrieben.

Fragen

141 Welche Aussagen zur Magen-Darm-Motilität sind richtig?

a. Das Antibiotikum Erythromycin kann bei Gastroparese zur Förderung der Motilität eingesetzt werden.

b. Die Gabe von Neostigmin zur Peristaltikförderung kann neben kardialen auch pulmonale Nebenwirkungen verursachen.

c. Eine therapeutische Periduralanästhesie verkürzt die Dauer einer Magen-Darm-Atonie.

d. Bei schwerer oder rezidivierender pseudomembranöser Kolitis durch Clostridioides difficile (CDI) kann auch beim Intensivpatienten eine fäkale Mikrobiotatherapie (FMT) erwogen werden.

e. Beim Intensivpatienten sind bisher keine extrapyramidalmotorischen Nebenwirkungen von Metoclopramid bekannt geworden.

Antworten

a. **Richtig.** In Dosierungen von 4- bis 6-mal 125–250 mg i. v. wird Erythromycin prokinetisch eingesetzt, wobei es nicht länger als 3 Tage angewendet werden sollte. Höhere Dosierungen sind nicht erforderlich. Erythromycin wirkt wahrscheinlich als Motilin-Agonist.

b. **Richtig.** Als Cholinesterasehemmer bewirkt Neostigmin eine Bradykardie evtl. mit AV-Block. Pulmonal wird die Bronchialsekretion gesteigert; auch ein Bronchospasmus ist möglich.

c. **Richtig.** Die rückenmarknahe Blockade sympathischer Efferenzen z. B. mittels Periduralanästhesie verkürzt die Dauer der postoperativen Darmatonie. Es gibt jedoch auch einzelne Autoren, die den properistaltischen Effekt der Periduralanästhesie anzweifeln.

d. **Richtig.** Kleine Fallserien berichten über den erfolgreichen Einsatz der FMT (auch als „Stuhltransplantation" bezeichnet) bei lebensbedrohlicher CDI. Die Behandlungsmethode ist ansonsten therapierefraktären Rezidiven vorbehalten. Entscheidend in der Intensivmedizin ist jedoch die Prävention der CDI durch den Erhalt der Darmhomöostase und des Mikrobioms (v. a. durch enterale Ernährung, ggf. durch den Einsatz von Probiotika sowie den sparsamen und gezielten Einsatz von Antibiotika).

e. **Falsch.** Auch beim Intensivpatienten können bereits wenige Stunden nach Metoclopramidgabe extrapyramidalmotorische Symptome z. B. in Kopf-, Hals- oder Schulterregion auftreten.

Organversagen und -transplantation   9

9.1   Leberversagen

142 Welche Aussagen zum Leberversagen sind richtig?

a. Die Gabe von N-Acetylcystein ist indiziert bei Knollenblätterpilzvergiftung.

b. Bei Intoxikation mit Amanita phalloides ist eine Silibininfusion sinnvoll.

c. Die extrakorporale Leberunterstützung mittels MARS („molecular adsorbent recirculating system") beruht auf dem Prinzip der Albumindialyse.

d. Eine der Indikationen der MARS-Behandlung ist die akute Verschlechterung der Leberfunktion bei bereits vorher bestehender chronischer Lebererkrankung.

e. Die MARS-Behandlung lässt sich nur bei Erwachsenen durchführen.

a. **Falsch.** N-Acetylcystein dient als Glutathionersatz bei Paracetamolintoxikation. Durch Konjugation des hepatotoxischen Paracetamolmetaboliten N-Acetyl-p-benzo-chinonimin mit Glutathion kommt es zur Neutralisierung dieses Metaboliten.

b. **Richtig.** Bei der Vergiftung durch den grünen Knollenblätterpilz (Amanita phalloides) steht die Magenspülung, die Gabe von Carbo medicinalis und die forcierte Diurese im Vordergrund. Mithilfe von Silibinin versucht man, die Giftaufnahme in die Leberzellen zu verhindern.

© Der/die Autor(en), exklusiv lizenziert durch Springer-Verlag GmbH, DE, ein Teil von Springer Nature 2022
F. Kehl und S. Schulz-Stübner, *Intensivmedizin Fragen und Antworten*,
https://doi.org/10.1007/978-3-662-64559-8_9

c. **Richtig.** Die meisten der pathogenetisch im Leberversagen wichtigen Substanzen werden an Albumin gebunden. Beim MARS kommt die Albumindialyse zum Einsatz, wobei das Albumin gleichzeitig durch 2 Adsorptionssäulen regeneriert wird.

d. **Richtig.** Zurzeit werden die genauen Indikationen zum Einsatz des MARS näher untersucht. Neben der genannten Indikation ist das Verfahren auch zur Überbrückung der Wartezeit auf eine Lebertransplantation sinnvoll.

e. **Falsch.** Auch bei Kleinkindern und Säuglingen lässt sich diese Form der extrakorporalen Leberunterstützung anwenden. Hier kommt MARSmini zum Einsatz.

9.2   Nierenversagen

Fragen

143 Welche Aussagen zum akuten Nierenversagen sind richtig?

a. Zur Definition des akuten Nierenversagens gehört die Oligu-/Anurie.

b. Das akute Nierenversagen beim Intensivpatienten ist ein unabhängiger Risikofaktor für die Mortalität.

c. Die Cockcroft-Gault-Formel ist eine Formel zur Abschätzung der Kreatininclearance.

d. Beim prärenalen Nierenversagen ist die Urinosmolalität <350 mosm/kg, der Quotient aus Urinkreatinin zu Serumkreatinin <20 und die Urinnatriumkonzentration >30 mmol/l.

e. Bei einer akuten Oligu-/Anurie beim beatmeten Intensivpatienten werden als erste Maßnahmen Flüssigkeit und Furosemid verabreicht.

Antworten

a. **Falsch.** Unter akutem Nierenversagen versteht man einen plötzlich auftretenden Ausfall der exkretorischen Nierenfunktion, der grundsätzlich reversibel ist. Das klassische akute Nierenversagen geht zwar mit einer Oligu-/Anurie einher, es gibt jedoch auch Fälle von nichtoligurischem Nierenversagen.

b. **Richtig.** Während man lange Zeit der Meinung war, dass Intensivpatienten mit und nicht wegen des akuten Nierenversagens sterben, weiß man heute, dass das akute Nierenversagen ein spezifischer und unabhängiger Risikofaktor für eine schlechte Prognose ist.

c. **Richtig.** Normalerweise wird die Kreatininclearance aus dem 24-h-Sammelurin berechnet. Zur Abschätzung der Kreatininclearance mittels Cockroft-Gault-Formel reicht das Alter, Gewicht, Geschlecht und der Serumkreatininwert aus.

d. **Falsch.** Die genannten Werte treffen für das postrenale Nierenversagen zu. Beim prärenalen Nierenversagen ist die Urinosmolalität >500 mosmol/kg, der Quotient aus Urinkreatinin zu Serumkreatinin >40 und die Urinnatriumkonzentration <30 mmol/l.

e. **Falsch.** Die erste Maßnahme bei einer akuten Oligu-/Anurie ist die Überprüfung der Durchgängigkeit des Blasenkatheters und der Ausschluss einer gefüllten Harnblase durch manuelles Tasten bzw. Ultraschall.

Fragen

144 Welche Aussagen zum akuten Nierenversagen bzw. zu Diuretika sind richtig?

a. Schleifendiuretika wie Furosemid sind Mittel der Wahl beim akuten Nierenversagen auf der Intensivstation.

b. Die Dosierung für Dopamin in der sog. „Nierendosis" liegt bei 10–15 µg/kg/min.

c. Die Gabe von Dopamin in „Nierendosis" ist sinnvoll in der Prophylaxe des akuten Nierenversagens.

d. Furosemid ist das einzige intravenös verabreichbare Schleifendiuretikum, das beim Intensivpatienten eingesetzt werden kann.

e. Die Maximaldosis von Furosemid pro Tag liegt beim Erwachsenen bei 500 mg.

Antworten

a. **Falsch.** Es gibt inzwischen konkrete Hinweise, dass die Gabe von Diuretika im akuten Nierenversagen beim Intensivpatienten nicht nur die Erholung der Niere verzögert, sondern sogar die Letalität erhöht. Furosemid verstärkt insbesondere auch die Nephrotoxizität von verschiedenen Substanzen, wie z. B. der Aminoglykoside.

b. **Falsch.** Dopamin in „Nierendosis" wird mit 1–3 µg/kg/min dosiert, wobei in diesem Bereich primär die peripheren Dopaminrezeptoren stimuliert werden. Im Bereich bis 10 µg/kg/min kommt es hauptsächlich zur β-Stimulation, darüber insbesondere zur Stimulation von a-Rezeptoren.

c. **Falsch.** Während man früher relativ freizügig Dopamin verabreichte, gilt Dopamin in „Nierendosis" heute als obsolet. Eine Reihe von Studienbei Intensivpatienten, konnten keinen protektiven Effekt der niedrig dosierten Dopamingabe hinsichtlich eines Nierenversagens finden.

d. **Falsch.** Neben Furosemid kann auch die intravenöse Applikation von Etacrynsäure hilfreich sein. Da das ototoxische Potenzial von Etacrynsäure höher ist als dasjenige von Furosemid, sollte die Substanz erst in zweiter Linie zur Anwendung kommen. Andere Schleifendiuretika wie Torasemid werden bisher als intravenöse Präparate auf Intensivstationen weniger häufig eingesetzt. Der Einsatz von Schleifendiuretika beim akuten Nierenversagen sollte jedoch insgesamt zurückhaltend erfolgen.

e. **Falsch.** Die entsprechende Höchstdosis liegt im Bereich von 1,5 g/ Tag, wobei viele Intensivmediziner die kontinuierliche Gabe der intermittierenden Bolusgabe vorziehen.

Fragen

145 Welche Aussagen zum akuten Nierenversagen sind richtig?

a. Antibiotika werden unter kontinuierlicher Hämofiltration wie beim nierengesunden Patienten dosiert.

b. Droht ein akutes Nierenversagen im Rahmen einer Rhabdomyolyse, ist die Gabe von Natriumbikarbonat sinnvoll.

c. Wird bei einem Intensivpatienten mit eingeschränkter Nierenfunktion eine radiologische Diagnostik mit Kontrastmitteldarstellung, wie z. B. ein Computertomogramm, durchgeführt, dann sollte der Patient vorher großzügig hydriert werden.

d. Soll bei einem Intensivpatienten mit eingeschränkter Nierenfunktion eine radiologische Diagnostik mit Kontrastmitteldarstellung durchgeführt werden, verhindert die vorherige Gabe von N-Acetylcystein eine Verschlechterung der Nierenfunktion.

e. Wird bei einem Intensivpatienten mit deutlich eingeschränkter Nierenfunktion (ohne bisherige Dialysepflichtigkeit) eine radiologische Diagnostik mit Kontrastmitteldarstellung durchgeführt, sollte anschließend sofort eine Hämodialyse stattfinden.

Antworten

a. **Falsch.** Antibiotika müssen unter kontinuierlicher Hämofiltration an die Nierenfunktion und die Elimination durch das extrakorporale System adaptiert werden. Hilfreich sind hierbei spezielle Listen, Kalkulatoren im Internet wie www.thecaddy.de oder auch die Blutspiegelbestimmung im Rahmen des Therapeutischen Drug-Monitorings (TDM), welches inzwischen neben den klassischen Aminoglykosiden und Glykopeptiden auch für eine Reihe von Betalaktamen, Linezolid und andere Antibiotika verfügbar ist. Die Empfehlungen für die Dosierung der Substanzen bei Patienten unter Hämodialyse können nicht ohne weiteres auf Patienten unter kontinuierlicher Hämofiltration extrapoliert werden. Die Erstgabe eines Antibiotikums wird jedoch (v. a. bei lebensbedrohlichen Krankheitsbildern) immer in voller Dosis unabhängig von der Nierenfunktion verabreicht.

b. **Richtig.** Die Gabe von Natriumbikarbonat weist einen protektiven Effekt auf, da die Alkalisierung des Urins eine tubuläre Obstruktion verringert bzw. verhindert.

c. **Richtig.** Eine gute Hydrierung des Patienten vor Gabe des Kontrastmittels trägt zur Verminderung der negativen renalen Effekte des Kontrastmittels bei. Weiterhin ist der Einsatz von Kontrastmitteln mit niedriger Osmolalität sinnvoll.

d. **Falsch.** Mehrere Studien zeigen, dass die vorherige Gabe von Acetylcystein eine Verschlechterung der Nierenfunktion im Rahmen einer Kontrastmittelgabe verhindert, allerdings sind die Ergebnisse insgesamt heterogen und teilweise widersprüchlich, sodass keine generelle Empfehlung für eine routinemäßige Gabe von N-Acteylcystein gegeben werden kann.

e. **Falsch.** Vielerorts wird das applizierte Kontrastmittel mithilfe der Hämodialyse postinterventionell entfernt. Dies ist jedoch nicht sinnvoll, da das Kontrastmittel erst dann entfernt wird, nachdem der renale Schaden bereits eingetreten ist. Aufgrund des fehlenden Nutzens und zusätzlicher Risiken durch die Hämodialyse besteht somit keine Indikation für eine Hämodialyse im Anschluss an die Kontrastmittelexposition.

9.3 Multiorganversagen

146 Welche Aussagen zum Multiorganversagen sind richtig?

a. Das Multiorganversagen ist ein Versagen von mindestens 3 Organsystemen.
b. Zur Beurteilung des Schweregrades eines Multiorganversagens gibt es mehrere Scoresysteme.
c. Die Herzfrequenzvariabilität zeigt beim Patienten mit Multiorganversagen eine wesentlich kleinere Variationsbreite als beim Gesunden.
d. Die Therapie des Multiorganversagens besteht primär aus der Therapie des Ausfalls der einzelnen Organsysteme.
e. Dem Gastrointestinaltrakt kommt eine wichtige Rolle in der Entstehung bzw. Aufrechterhaltung des Multiorganversagens zu.

a. **Falsch.** Das Multiorganversagen ist definiert als das Versagen von 2 oder mehreren vitalen Organsystemen des Intensivpatienten. Alternativ zum Begriff „Multiorganversagen" wird heute vermehrt der Begriff „multiple organ dysfunction syndrome" (MODS) eingesetzt. Hiermit wird dem dynamischen Verlauf des Krankheitsbildes Rechnung getragen, dass es sich nicht um ein komplettes Versagen von Organen handelt, sondern dass unterschiedliche Schweregrade einer Organdysfunktion bis hin zum Organversagen durchlaufen werden.

b. **Richtig.** Neben dem MOF-Score („multiple organ failure") gibt es den MOD-Score („multiple organ dysfunction") und den SOFA-Score („sequential organ failure assessment"). Mit zunehmender Punktzahl nimmt jeweils auch der Schweregrad des Multiorganversagens zu.

c. **Richtig.** Die Herzfrequenzvariabilität ist bei Multiorganversagen als Ausdruck einer autonomen Dysfunktion deutlich vermindert. Die verminderte Herzfrequenzvariabilität könnte auch ein Prädiktor der Letalität sein.

d. **Richtig.** Bei der Therapie des Multiorganversagens muss zuerst die Funktion der einzelnen Organsysteme optimiert werden. Weiterhin gehört neben der konsequenten Therapie der Grunderkrankung die Optimierung des Sauerstofftransports zu den Grundprinzipien.

e. **Richtig.** Intestinale Perfusionsstörungen, Permeabilitätsstörungen im Darmbereich und die Translokation von Endotoxinen und Bakterien bewirken einen Circulus vitiosus, sodass der Darm als „Motor des Multiorganversagens" bezeichnet wurde. Legt man diese Sichtweise zugrunde, so sollte frühestmöglich mit der enteralen Ernährung begonnen werden. Der Einsatz der selektiven Darmdekontamination (SDD) kann bei ausgewählten Risikopatienten (z. B. bei bekannter oder zu erwartender Störung der Mukosabarriere durch Chemotherapie, Minderperfusion etc. oder Nachweis von Überwucherungsflora im Darm) sinnvoll sein

9.4 Organtransplantation

Fragen

147 Welche Aussagen zur Organspenderkonditionierung sind richtig?

a. Ein Organspender mit irreversiblem Ausfall der Hirnfunktion ist poikilotherm.
b. Beim Organspender mit irreversiblem Ausfall der Hirnfunktion bleibt die Kreislaufregulation erhalten.
c. Die Therapie der arteriellen Hypotonie beim Organspender mit irreversiblem Ausfall der Hirnfunktion besteht primär aus der Gabe von Katecholaminen wie Adrenalin.
d. Ein Diabetes insipidus kommt bei einem Organspender mit irreversiblem Ausfall der Hirnfunktion selten vor.
e. Bei Auftreten eines Diabetes insipidus beim Organspender mit irreversiblem Ausfall der Hirnfunktion ist die Gabe von Desmopressin sinnvoll.

Antworten

a. **Richtig.** Ein Organspender mit irreversiblem Ausfall der Hirnfunktion kann seine Körpertemperatur nicht mehr aktiv regulieren, d. h. die Temperaturregulation im Hypothalamus funktioniert nicht mehr. Die Folge ist ein Absinken der Körpertemperatur. Bei Abfall in einen kritischen Bereich können Herzrhythmusstörungen bis hin zu Kammerflimmern auftreten.
b. **Falsch.** Nach Eintritt des mit irreversiblen Ausfalls der Hirnfunktion kommt es zu einem Verlust des zentralen Sympathikotonus und der kardiovaskulären Regelkreise. Es entsteht ein Pooling in den venösen Kapazitätsgefäßen, sodass ein relativer Volumenmangel vorliegt.

c. **Falsch.** Im Vordergrund der Therapie der Hypotonie steht die aggressive Volumentherapie mit balancierten, kristallinen Lösungen. Katecholamine sollten erst in zweiter Linie eingesetzt werden.

d. **Falsch.** Ein zentraler Diabetes insipidus durch Ausfall des antidiuretischen Hormons ist ein sehr häufiges Phänomen. Die Folge sind Polyurie, Hypovolämie und schwere Elektrolytstörungen.

e. **Richtig.** Desmopressin ist ein synthetisches Analogon des antidiuretischen Hormons. Es ist Mittel der Wahl, wobei sich die Dosierung am klinischen Effekt orientiert.

Fragen

148 Welche Aussagen zur Intensivtherapie nach Organtransplantation sind richtig?

a. Sie wollen bei einem Patienten nach Herztransplantation die Herzfrequenz erhöhen. Als Mittel der ersten Wahl injizieren Sie hierzu Atropin i. v. in einer Dosis von bis zu 2 mg.

b. In der ersten Phase nach einer Lungentransplantation ist eine Bronchoskopie kontraindiziert.

c. In der unmittelbar postoperativen Phase nach Lungentransplantation muss dem Patienten großzügig Volumen intravenös zugeführt werden.

d. Nach einer Ein-Lungen-Transplantation kann eine seitengetrennte Beatmung erforderlich werden.

e. Patienten nach Lebertransplantation sollten in der unmittelbar postoperativen Phase mit hohem PEEP beatmet werden.

Antworten

a. **Falsch.** Die Gabe von Atropin führt bei einem transplantierten Herzen wegen der Denervierung nicht zu einer Frequenzsteigerung. Daher ist die Gabe von Atropin zu diesem Zweck nicht sinnvoll.

b. **Falsch.** Bronchoskopien werden nach Lungentransplantation nicht nur zum gezielten Absaugen des Sekretes, sondern auch routinemäßig durchgeführt, um die Heilung der trachealen und bronchialen Anastomosen zu kontrollieren. Weiterhin wird in der postoperativen Phase routinemäßig transbronchial biopsiert.

c. **Falsch.** Die transplantierte Lunge neigt aufgrund des Reperfusions-
schadens und der Durchtrennung pulmonaler Lymphbahnen und auch
anderer Faktoren zur Ödembildung. Somit muss – abhängig von der Kreis-
laufsituation – die Flüssigkeitszufuhr in der unmittelbar postoperativen
Phase eingeschränkt werden.

d. **Richtig.** Nach Ein-Lungen-Transplantation liegt eine unterschiedliche Atemmechanik der beiden Lungen vor. Es kann zu einseitigen
Überblähungs- bzw. Kompressionsphänomenen kommen, sodass dann eine
seitengetrennte Ventilation von Vorteil ist. Auch Bronchodilatatoren können
hierbei selektiv einer Lunge zugeführt werden.

e. **Falsch.** Bereits die maschinelle Beatmung reduziert die Leberperfusion.
Ein hoher PEEP vermindert die Leberdurchblutung durch Reduktion des
Herzzeitvolumens und beeinträchtigt den lebervenösen Abfluss erheblich.
Somit sollten Patienten nach Lebertransplantation so früh wie möglich
extubiert werden; der PEEP sollte unter Beatmung so niedrig wie möglich
gehalten werden.

Fragen und Antworten zum irreversiblen Ausfall der Hirnfunktion finden sich in
Abschn. 11.3.

Endokrines System

10.1 Diabetes mellitus

Fragen

149 Welche Angaben und Messwerte im arteriellen Blut sprechen für die Diagnose eines diabetischen ketoazidotischen Komas?

a. Anamnestisch bekannter Typ-I-Diabetiker.
b. Zeichen einer Peritonitis.
c. Blutglukose 600 mg/dl.
d. Bikarbonat 26 mmol/l.
e. Laktat 1,5 mmol/l.

Antworten

a. **Richtig.** Das ketoazidotische Koma ist typisch für insulinpflichtige Diabetiker. Als Hauptursache finden sich Infektionen, Behandlungsfehler (zu wenig Insulin, Versagen einer Insulinpumpe) oder Alkoholintoxikationen.

b. **Richtig.** Die Pseudoperitonitis diabetica ist von einem akuten Abdomen klinisch nicht abzugrenzen. Die Zeichen der Peritonitis bilden sich unter Normalisierung der Azidose zurück.

c. **Richtig.** Eine Hyperglykämie ist Leitsymptom und Ausdruck eines relativen Insulinmangels und erreicht weniger hohe Werte als bei einem hyperosmolaren diabetischen Koma. Werte zwischen 300 und 600 mg/dl sind typisch.

d. **Falsch.** Eine diabetische Ketoazidose geht mit einem Abfall des Bikarbonats einher. Werte kleiner als 20 mmol/l sind mit der Diagnose kompatibel.

e. **Falsch.** Dies ist ein Normalwert für Laktat. Zwar können aufgrund der osmotischen Diurese und Dehydratation auch eine Minderperfusion der Organe und ein Anstieg der Laktatkonzentration entstehen, dies ist jedoch uncharakteristisch. Entscheidend ist der Nachweis von Ketonkörpern im Blut, die zu einer Azidose führen: Acetoacetat, β-Hydroxybutyrat und Aceton. Die Therapie besteht aus der Infusionstherapie mit balancierten kristallinen Lösungen, der Gabe von Insulin i. v., der Elektrolytsubstitution (Kalium, Phosphat) und der Gabe von Bikarbonat bei pH-Werten unter 7,1.

Fragen

150 Welche Angaben und Messwerte im arteriellen Blut sprechen für die Diagnose eines hyperosmolaren diabetischen Komas?

a. Anamnestisch bekannter Typ-I-Diabetiker.

b. Nachweis von Acetoacetat.

c. Blutglukose 1100 mg/dl.

d. Bis dato unbekannter Diabetes mellitus.

e. Serumnatrium über 145 mmol/l.

Antworten

a. **Falsch.** Betroffen sind überwiegend Typ-II-Diabetiker und Patienten, für die das Koma die Erstmanifestation eines Diabetes mellitus darstellt.

b. **Falsch.** Acetoacetat ist ein Ketonkörper, der bei einem ketoazidotischen Koma nachweisbar ist.

c. **Richtig.** Eine schwere Hyperglykämie ist typisch für ein hyperosmolares Koma. Klinisch besteht die sog. Kussmaul-Azidoseatmung. Die Azidose erreicht dabei jedoch nicht pH-Werte von unter 7,3 (Lipolyse durch Restinsulinwirkung noch gehemmt), und die Serumosmolalität liegt bei über 320 mosm/kg.

d. **Richtig.** Ein hyperosmolares diabetisches Koma ist nicht selten eine Erstmanifestation.

e. **Richtig.** Aufgrund der osmotisch induzierten Diurese kommt es zur hypertonen Dehydratation.

151 Welche Aussagen zum hypoglykämischen Schock sind richtig?

a. Ein hypoglykämischer Schock tritt v. a. bei Patienten mit intensivierter Insulintherapie auf.
b. Als Ursache kommt eine Hypophysen-Nebennieren-Insuffizienz in Frage.
c. Eine Hypoglykämie kann durch eine Alkoholintoxikation ausgelöst sein.
d. Als Erstmaßnahme wird die Gabe von 50 ml Glukose 40 % i. v. empfohlen.
e. Klinische Zeichen einer Hypoglykämie sind Schwitzen, Palpitationen, Tremor, Sehstörungen, Schwindel, Desorientiertheit und zerebrale Krampfanfälle.

a. **Richtig.** Betroffen sind überwiegend Patienten, die mit einer intensivierten Insulintherapie eingestellt sind. Allerdings können auch Hypoglykämien bei Patienten auftreten, die mit einem oralen Antidiabetikum behandelt werden. Neuere Techniken zur einfacheren Blutzuckermessung (z. B. durch kontinuierlich messende Sensoren) und Insulinpumpen sollen zu einer besseren Steuerung beitragen.
b. **Richtig.** Weitere endokrin bedingte Ursachen für eine Hypoglykämie sind ein Inselzelltumor, mesenchymale extrapankreatische Tumore und Karzinoide.
c. **Richtig.** Bei einem alkoholintoxikierten Patienten sollte immer nach einer Hypoglykämie gefahndet werden, da Ethylalkohol die Glukoneogenese hemmt und so bei 6–36 h alkoholinduzierter Nahrungskarenz eine Hypoglykämie verursachen kann.
d. **Richtig.** Danach wird eine kontinuierliche Infusion mit Glukose 10 % angeschlossen. Wird das Bewusstsein nicht innerhalb von 15 min wiedererlangt, sollte der Blutzuckerspiegel unbedingt kontrolliert und eine weitergehende neurologische Differenzialdiagnostik eingeleitet werden.
e. **Richtig.** Ab einer Hypoglykämie von unter 55 mg/dl treten in der Regel allgemeine hypoglykämische Zeichen und unter 45 mg/dl neurologische Störungen auf.

10.2 Schilddrüse

152 Welche Aussagen zu Schilddrüsenfunktionsstörungen sind richtig?

a. „Euthyroid-sick-Syndrom" und „Low-T_3-Syndrom" sind Synonyme.
b. Eine thyreotoxische Krise wird anhand eines erhöhten freien Thyroxins (fT_4) diagnostiziert.
c. Zur Therapie einer thyreotoxischen Krise werden β-Blocker empfohlen.
d. Bradykardie, Hypothermie und Bewusstlosigkeit sind Zeichen einer Hypothyreose.
e. Zur Behandlung eines Myxödemkomas wird L-Thyroxin intravenös verabreicht.

a. **Richtig.** Jede schwere Erkrankung führt regelhaft innerhalb weniger Stunden zunächst zu einer Erniedrigung der T_3-Serumspiegel und in Abhängigkeit von der Schwere der Erkrankung auch zu einer Erniedrigung des basalen TSH („thyroid stimulating hormone", Thyreotropin). Im weiteren Verlauf fällt dann auch das T_4 (Thyroxin) ab. Somit wird eine Hypothyreose vorgetäuscht, ohne dass eine tatsächliche Unterfunktion der Schilddrüse vorliegt. Ob bestimmte Gruppen kritisch Kranker Patienten dennoch von einer temporären Gabe von Schilddrüsenhormonen profitieren, ist in der Literatur umstritten.

b. **Falsch.** Die Diagnose einer thyreotoxischen Krise erfolgt nur aufgrund der klinischen Symptomatik. Eine spezifische Laborkonstellation gibt es nicht; die Befunde sind nicht von denen einer Hyperthyreose verschieden. Insbesondere Stresssituationen wie Fieber, Unfall, Operation oder Infektion sind Auslöser. Leitsymptome sind Fieber, warme Haut, Tachykardie, hyperdynames Herzversagen, Struma, gesteigerte Darmmotilität, psychomotorische Unruhe, myasthenische Muskelschwäche und Koma.

c. **Richtig.** Zur Hemmung der peripheren Hormonwirkung können alle kardioselektiven β-Blocker eingesetzt werden. Zur Hemmung der Hormonfreisetzung wird Thiamazol intravenös verabreicht, der Effekt setzt allerdings erst sehr langsam ein. Die zusätzliche Gabe von Kaliumjodid blockiert akut die Hormonfreisetzung. Eine additive Glukokortikoidtherapie wird zur Therapie einer meist bestehenden Nebennierenrindeninsuffizienz empfohlen. Die möglichst frühzeitige Thyreoidektomie wird angestrebt.

d. **Richtig.** Dies sind die klinischen Kardinalsymptome eines Myxödem-komas. Hinzu kommen trockene und raue Haut, alveoläre Hypoventilation mit Hyperkapnie und Magen-Darm-Atonie. Ein Myxödemkoma entsteht auf dem Boden einer lange unbehandelten Hypothyreose, Absetzen einer Thyreoidhormonsubstitution oder bei Hashimoto-Thyreoiditis im Rahmen von Stresssituationen.

e. **Richtig.** Die intravenöse Kurzinfusion von 500 mg L-Thyroxin ist kausal wirksam. Zusätzlich sollte mit einem Glukokortikoid behandelt werden.

10.3 Nebenniere

Fragen

153 Welche Aussagen zur Nebennierenrindenfunktion sind richtig?

a. Unter der Voraussetzung einer normalen Nebennierenrindenfunktion beträgt die täglich produzierte Menge an Kortisol ca. 100 mg.

b. Eine akute Nebennierenrindeninsuffizienz kann durch eine Infektion mit Streptococcus pneumoniae verursacht sein.

c. Die häufigste Ursache einer Nebennierenrindeninsuffizienz ist eine Tuberkulose.

d. Leitsymptom einer Nebennierenrindeninsuffizienz ist die ungeklärte hämodynamische Instabilität bei ungenügendem Erfolg einer Volumen- und Vasopressorengabe.

e. Die Behandlung einer sekundären Nebennierenrindeninsuffizienz besteht in der Gabe von ACTH.

Antworten

a. **Falsch.** Die normale täglich produzierte Menge an Kortisol beträgt ca. 20–30 mg. Bei maximaler Stimulation der Synthese durch Stress wird eine 10-fach höhere Menge produziert. Hieraus leitet sich die sog. „Stressdosis" von Hydrokortison mit 300 mg/Tag als kompletter Substitutionsdosis ab. Im Rahmen der Intensivtherapie kann bei manchen Patienten eine relative Nebenniereninsuffizienz beobachtet werden, die unter dem Namen CIRCI („criticall illness related corticosteroid insufficiency") Eingang in die Literatur gefunden hat.

b. **Richtig.** Das Syndrom einer akuten Nebennierenrindeninsuffizienz im Zusammenhang mit einer schweren Infektion wurde zuerst als Waterhouse-Friderichsen-Syndrom bei Meningokokkensepsis mit Purpura, Nebennierenapoplexie und Verbrauchskoagulopathie beschrieben. Es kann jedoch auch bei Infektionen mit Streptococcus pneumoniae, Pseudomonas-Species und Haemophilus influenzae Typ B auftreten.

c. **Falsch.** Die häufigste Ursache einer Nebennierenrindeninsuffizienz ist das perioperative Weglassen einer Kortisontherapie bei präoperativer Einnahme von Glukokortikoiden. Hierdurch wird die Hypophysen-Nebennieren-rinden-Achse gestört, die Ausschüttung von Kortisol kann nicht gesteigert werden, und es kommt zu einer sekundären Nebennierenrindeninsuffizienz. Die Tuberkulose ist nach der autoimmunbedingten Nebennierenrinden-insuffizienz die zweithäufigste Ursache für eine primäre Nebennieren-rindeninsuffizienz.

d. **Richtig.** Dies sind die klinischen Kardinalsymptome einer Nebennieren-rindeninsuffizienz. Die Diagnose kann evtl. durch die Laborkonstellation einer Hyponatriämie, Hyperkaliämie, Azidose und Hypoglykämie erhärtet werden. Sie wird durch einen ACTH-Stimulationstest gesichert. Die Nebennierenrindeninsuffizienz ist eine lebensgefährliche Erkrankung, sodass die adäquate Therapie sofort eingeleitet werden sollte.

e. **Falsch.** Die adäquate Therapie besteht in der intravenösen Zufuhr von Hydrokortison. Die Gabe von ACTH trifft auf ein insuffizientes Effektor-organ und ist nutzlos. Die Verabreichung von ACTH wäre sinnvoll bei einer Hypophysenstörung und kann zur Diagnostik der Nebennierenrinden-insuffizienz eingesetzt werden.

Neurologische Störungen und irreversibler Ausfall der Hirnfunktion

11

11.1 Neurologische Störungen

Fragen

154 Welche Aussagen zum Guillain-Barré-Syndrom sind richtig?

a. Beim Guillain-Barré-Syndrom treten nur milde sensible Ausfälle auf.
b. In vielen Fällen geht dem Guillain-Barré-Syndrom eine Infektion mit Campylobacter jejuni voraus.
c. Die Prognose des Guillain-Barré-Syndroms quoad vitam ist schlecht.
d. Die Gabe von Immunglobulinen ist in der Behandlung des Guillain-Barré-Syndroms abzulehnen.
e. Neben der Verabreichung von Immunglobulinen zählt die Applikation von Glukokortikoiden zur Standardtherapie.

Antworten

a. **Richtig.** Das Guillain-Barré-Syndrom ist gekennzeichnet durch eine progressive Muskelschwäche mit variabler Ausprägung bis hin zur Tetraparese. Hirnnerven sind dabei oft beteiligt (bilaterale Fazialisparese bis zu 50 %). Sensible Störungen sind dagegen nur gering ausgeprägt.
b. **Richtig.** Das Guillain-Barré-Syndrom ist der Prototyp einer postinfektiösen Erkrankung. Serologisch und molekularbiologisch lässt sich eine Campylobacter-jejuni-Infektion bei bis zu 60 % der Patienten mit Guillain-Barré-Syndrom nachweisen.
c. **Falsch.** In spezialisierten Zentren liegt die Letalität des Guillain-Barré-Syndroms heute bei unter 5 %. Neben der vorübergehenden mechanischen

© Der/die Autor(en), exklusiv lizenziert durch Springer-Verlag GmbH, DE, ein Teil von Springer Nature 2022
F. Kehl und S. Schulz-Stübner, *Intensivmedizin Fragen und Antworten*,
https://doi.org/10.1007/978-3-662-64559-8_11

Beatmung stehen die Behandlung der autonomen Dysfunktion und die Verhinderung von Thromboembolien im Vordergrund.

d. **Falsch.** Die Gabe von Immunglobulinen oder alternativ die Plasmapherese gehören heute zur Standardtherapie des Guillain-Barré-Syndroms und gelten als gleich wirksam. Vorteile durch die Kombination beider Verfahren ergeben sich nicht, so dass die Therapieentscheidung häufig nach Verfügbarkeit gefällt wird.

e. **Falsch.** Glukokortikoide gehören nicht zum therapeutischen Repertoire beim Guillain-Barré-Syndrom. Es gibt bisher keine Daten, die eine Kortisontherapie rechtfertigen würden.

Fragen

155 Welche Aussagen zum Tetanus sind richtig?

a. Die Erkrankung kommt in Deutschland häufiger vor als in der Dritten Welt.
b. Die intrathekale Gabe von Baclofen hat sich in der Therapie nicht bewährt.
c. Der Erreger ist ein grampositives, anaerobes, sporenbildendes Bakterium, das in der Regel auf Penicillin sensibel ist.
d. Clostridium tetani bildet 2 Toxine.
e. Typische klinische Zeichen sind Opisthotonus und Risus sardonicus.

Antworten

a. **Falsch.** Aufgrund der passiven und aktiven Tetanusimmunisierung ist diese Erkrankung in Deutschland extrem selten geworden.
b. **Falsch.** Durch die repetitive oder kontinuierliche intrathekale Verabreichung des $GABA_B$-Agonisten Baclofen kann sich die Symptomatik bessern.
c. **Richtig.** Der Erreger Clostridium tetani kommt ubiquitär im Erdboden vor und ist auf Penicillin sensibel, das allerdings in hohen Dosen verabreicht werden muss. Da Penicillin ein GABA-Antagonist ist und bei hoher Dosierung mit Konvulsionen vergesellschaftet sein kann, wird von manchen Autoren Metronidazol als Antibiotikum favorisiert.
d. **Richtig.** Clostridium tetani bildet Tetanospasmin und Tetanolysin, wobei ersteres als Neurotoxin retrograd zu den Axonen der Vorderhörner wandert.
e. **Richtig.** Tetanus beginnt in der Regel mit Schluckstörungen. Die generalisierte Muskeltonuserhöhung führt zu Trismus, Risus sardonicus und Opisthotonus. Begleitet wird diese Symptomatik von einer autonomen Dysfunktion mit sympathischer Überstimulation.

Fragen

156 Welche Aussagen zu neurologischen Besonderheiten sind richtig?

a. Eine zentrale pontine Myelinolyse kann nur post mortem durch eine Autopsie nachgewiesen werden.

b. Eine zentrale pontine Myelinolyse kann bei rascher Natriumsubstitution zur Korrektur einer Hyponatriämie auftreten.

c. Man-in-the-barrel-Syndrom bedeutet, dass sich der Patient im Rahmen eines Durchgangssyndroms wie in einem Fass eingesperrt fühlt.

d. Die ritical-illness-PolyneuropathieC entspricht einer akuten reversiblen axonalen Polyneuropathie.

e. Neben der Critical-illness-Polyneuropathie gibt es auch eine Critical-illness-Myopathie.

Antworten

a. **Falsch.** Der Nachweis einer zentralen pontinen Myelinolyse ist mittels Computertomographie oder noch besser durch die Kernspintomographie (MRT) möglich. Sie ist charakterisiert durch symmetrische demyelinisierende Läsionen an der Basis der Pons.

b. **Richtig.** Ein langsames Anheben des Serumnatriumspiegels bei Hyponatriämie führt nicht zur Entwicklung einer zentralen pontinen Myelinolyse. Eine rasche Erhöhung der Serumnatriumkonzentration über einen osmotischen Gradienten kann eine solche Myelinolyse auslösen.

c. **Falsch.** Das Man-in-the-barrel-Syndrom beschreibt eine Diplegie der oberen Extremitäten, wobei die Motorik der Beine erhalten ist. Dieses neurologische Bild wird auf eine Ischämie im Grenzbereich zwischen A. cerebri anterior und media zurückgeführt.

d. **Richtig.** Diese Polyneuropathie, die insbesondere im Rahmen einer Sepsis oder bei Multiorganversagen auftritt, ist selbstlimitierend, da sie sich nach Beendigung der Intensivbehandlung spontan zurückbildet. Durch die axonale Degeneration v. a. motorischer Nerven kann es allerdings Entwöhnungsschwierigkeiten vom Respirator geben und auch langfristige Behinderungen der motorischen und sensorischen Funktion nach sich ziehen.

e. **Richtig.** Bei Patienten mit dieser Myopathie kommt es zu einer abnormen Variation in der Muskelfasergröße, zu Einzelfaseratrophien und -nekrosen sowie zu fettiger Degeneration und Fibrose der Muskelfasern. Daneben gibt es noch eine Myopathie mit selektivem Verlust von Myosinfilamenten und eine nekrotisierende Myopathie mit panfaszikulären Muskelfasernekrosen.

Fragen

157 Welche Aussagen zu neurologischen Besonderheiten sind richtig?

a. Bei Exazerbation einer Porphyria cutanea tarda können Patienten beatmungspflichtig werden.
b. Nach einer Infektion mit Clostridium botulinum können Patienten beatmungspflichtig werden.
c. Bei einer myasthenen Krise können Patienten beatmungspflichtig werden.
d. Eine Nebenwirkung der Gabe von Clomethiazol ist die bronchiale Hypersekretion.
e. Da der N. phrenicus von C_{3-5} innerviert wird, kann er nach herzchirurgischen Eingriffen mit Herz-Lungen-Maschine nicht geschädigt sein.

Antworten

a. **Falsch.** Nur bei akuten hepatischen Formen der Porphyrie kann es im Rahmen eines akuten Schubes zur Paralyse mit Beatmungspflichtigkeit kommen. Zu den akuten hepatischen Formen zählen die akute intermittierende Porphyrie, die hereditäre Koproporphyrie und die Porphyria variegata.
b. **Richtig.** Bei schweren Botulismusfällen kann es neben Paresen der äußeren Augenmuskeln, neben Schluckstörungen und hochgradigen Extremitätenparesen auch zu einer muskulären Ateminsuffizienz kommen. Gleichzeitig führt das gebildete Neurotoxin auch zu Funktionsstörungen des autonomen Nervensystems.
c. **Richtig.** Bei einer myasthenen Krise kann die muskuläre Schwäche eine Beatmungspflichtigkeit bewirken. Zur Therapie zählt die intravenöse Gabe von Cholinesterasehemmern wie Pyridostigmin und die Verabreichung von Methylprednisolon und hoch dosierten Immunglobulinen (bzw. die Durchführung einer Plasmapherese).
d. **Richtig.** Clomethiazol, das in Europa zur Behandlung des Alkoholentzugssyndroms eingesetzt wird, führt bereits in den zur Prophylaxe üblichen Dosierungen zu einer bronchialen Hypersekretion. Durch die gleichzeitige Atemdepression sind solche Patienten respiratorisch gefährdet.

e. **Falsch.** Der N. phrenicus wird zwar von C_{3-5} innerviert, er kann jedoch nach herzchirurgischen Eingriffen vielfältig in Mitleidenschaft gezogen sein. Bei Operationen von thorakalen Aortenaneurysmen kann der linke N. phrenicus, der um den Aortenbogen verläuft, betroffen sein. Insbesondere durch lokale Hypothermie kann es zu einer beidseitigen Phrenikusparese kommen, dem sog. „frost-bitten phrenic". Und im Rahmen der postoperativen Intensivtherapie kann bei septischem Zustandsbild und Katecholamingabe eine Critical-illness-Polyneuropathie auftreten, die auch den N. phrenicus betrifft.

Fragen

158 Welche Aussagen zum Schlaganfall sind richtig?

a. Die Behandlung eines Patienten mit Schlaganfall sollte auf einer Schlaganfallstation („stroke unit") erfolgen.
b. Vor einer Lysetherapie beim Schlaganfall muss eine kranielle Computertomographie durchgeführt werden.
c. Eine Lysetherapie beim Schlaganfall sollte innerhalb von 4,5 h nach Beginn der Symptome stattfinden.
d. Die meiste Erfahrung für die Thrombolyse beim Schlaganfall liegt national und international mit Streptokinase vor.
e. Ein Patient mit akutem Verschluss der A cerebri media sollte primär endovasculär thrombektomiert werden.

Antworten

a. **Richtig.** Schlaganfallpatienten sollten auf Schlaganfallstationen behandelt werden, da die Therapie dort effektiver ist, sodass sich die Letalität nachweislich reduziert.
b. **Richtig.** Vor dem Einsatz der Lysetherapie ist mittels Computertomographie sicherzustellen, dass es sich um einen ischämischen Insult handelt. Bei Vorliegen einer Hämorrhagie ist eine Lysetherapie kontraindiziert.
c. **Richtig.** Innerhalb von 4,5 h ist das Ergebnis einer Lysetherapie am besten. Spätlysen nach bis zu 6 h können in ausgewählten Fällen sinnvoll sein. Zunehmend wird in früh diagnostizierten Fällen auch eine neurointerventionelle Therapie zur Rekanalisation durchgeführt, weswegen entsprechende Patienten sinnvollerweise einem spezialisierten Zentrum zugeführt werden sollten.

d. **Falsch.** Mittel der Wahl ist nicht Streptokinase, sondern der rekombinante „tissue plasminogen activator" (rtPA). Die Gesamtdosis von rtPA beträgt 0,9 mg/kg, wobei 90 mg nicht überschritten werden sollen. 10 % der Gesamtdosis werden als Bolus und die restlichen 90 % über 60 min kontinuierlich verabreicht.

e. **Richtig.** Bei Verschlüssen der großen hirnversorgenden Gefäße ist die mechanische Thrombektomie der alleinigen Thrombolyse überlegen.

Fragen

159 Welche Aussagen zur Meningitis sind richtig?

a. Bei Erwachsenen sind gramnegative Stäbchen die häufigsten Erreger der eitrigen Meningitis.

b. Bei Verdacht auf eine bakterielle Meningitis muss eine rasche Liquoruntersuchung durchgeführt werden.

c. Bei Verdacht auf eine bakterielle Meningitis sollte vor der Liquorentnahme ein kraniales Computertomogramm (CCT) durchgeführt werden, wenn klinische Hirndruckzeichen bestehen.

d. Die Antibiotikatherapie sollte bei bakterieller Meningitis erst nach Vorliegen der Liquorkulturen begonnen werden.

e. Ceftriaxon gehört bei der eitrigen Meningitis zu den Mitteln der Wahl.

Antworten

a. **Falsch.** Bei Erwachsenen ohne Vorerkrankungen sind Meningokokken (gramnegativ) und Pneumokokken (grampositiv) die häufigsten Erreger.

b. **Richtig.** Zur Diagnosesicherung und zur mikrobiologischen Austestung muss eine Liquorpunktion durchgeführt werden.

c. **Richtig.** Da bei einem Hirnödem oder Hydrocephalus die Möglichkeit einer Herniation im Rahmen der Liquorpunktion besteht, sollte vor der Liquorpunktion ein entsprechendes CT durchgeführt werden, wenn klinische Hirndruckzeichen bestehen. Ist dies nicht der Fall, kann auf das CCT auch auch verzichtet werden, insbesondere wenn sich dadurch die Gesamtzeit der Diagnostik deutlich verlängert und der Beginn der Antibiotikatherapie verzögert wird.

d. **Falsch.** Die kalkulierte Antibiotikatherapie beginnt sofort nach der Liquorpunktion, bei verzögerter Durchführbarkeit der Diagnostik unmittelbar nach Stellung der Verdachtsdiagnose. Oft ergeben sich auch aus dem ˙Grampräparat des Liquors Hinweise auf den Erreger.

e. **Richtig.** Ceftriaxon erreicht im Liquor relativ hohe und lang anhaltende Konzentrationen, sodass Ceftriaxon ein Mittel der Wahl ist. Die Dosierung beträgt beim Erwachsenen 2-mal 2 g i. v. pro Tag. Bis zum Ausschluss von Listerien als mögliche Meningitisursache sollte zur empirischen Therapie der bakteriellen Meningitis zusätzlich Ampicillin verabreicht werden. Bei Verdacht auf virale Enzephalitis ist Aciclovir Mittel der Wahl. In unklaren Situationen wird man sich zunächst für eine Dreiertherapie entscheiden, die dann meist rasch nach Vorliegen weiterer Befunde deeskaliert werden kann.

Fragen

160 Welche Aussagen zur neurologischen/neurochirurgischen Intensivmedizin sind richtig?

a. Es gibt bisher keine Serummarker, die zur Bestätigung einer Schädigung des Zentralnervensystems herangezogen werden könntcn.

b. Eine Alternative zum Clipping eines Aneurysmas nach Subarachnoidalblutung ist das Coiling.

c. Ein epileptischer Zustand, der als Status epilepticus definiert wird, muss mindestens 30 min lang anhalten.

d. Beim Status epilepticus mit generalisiert-tonisch-klonischen Anfällen ist Phenobarbital Mittel der ersten Wahl.

e. Die Hyperthermie gehört zu den Hauptsymptomen des malignen neuroleptischen Syndroms.

Antworten

a. **Falsch.** Die neuronenspezifische Enolase (NSE) und das Protein S-100B im Serum haben in den letzten Jahren Bedeutung als spezifische neurobiochemische Marker für eine Hirnschädigung gewonnen.

b. **Richtig.** Die etablierte operative Therapie zur Aneurysmaausschaltung besteht aus einer Eröffnung des Schädels, der Freipräparation des aneurysmatragenden Gefäßes und dem Einsetzen eines Clips, um das Aneurysma aus der Blutzirkulation auszuschalten (Clipping). Die Alternative besteht aus einer Embolisation des Aneurysmas mit Platinspiralen. Hierbei wird das Aneurysma von innen her auf dem Gefäßweg mit einem Mikrokatheter aufgesucht, mit feinen Platinspiralen ausgefüllt und so aus der Blutzirkulation ausgeschaltet. Man spricht vom endovaskulären Coiling. Die Auswahl des individualmedizinisch geeigneten Verfahrens erfolgt in Abhängigkeit von dem Allgemeinzustand des Patienten, der

Lokalisation und Form des Aneurysmas und ggf. spezifischen Kontraindikationen (z. B. Kontrastmittelunverträglichkeit).

c. **Falsch.** Nach den Leitlinien der Deutschen Gesellschaft für Neurologie ist ein Status epilepticus (a) ein epileptischer Anfall, dessen Dauer die Grenze von 5 min bei generalisiert-tonisch-klonischen Anfällen und von 20–30 min bei fokalen Anfällen oder Absencen überschreitet, oder (b) eine Sequenz mit gleicher Mindestdauer von einzelnen epileptischen Anfällen in kurzen Abständen, zwischen denen klinisch oder elektroenzephalographisch keine vollständige Restitution erfolgt.

d. **Falsch.** Mittel der ersten Wahl sind nach den Leitlinien der Deutschen Gesellschaft für Neurologie Benzodiazepine (z. B. Midazolam, Lorazepam, Diazepam oder Clonazepam). Bei benzodiazepinrefraktären Anfällen sind Levetiracetam und Phenytoin vergleichbar gut wirksam. Bei Therapieversagen kommen Barbiturate wie Phenobarbital oder Thiopental und Allgemeinanästhetika wie Propofol zum Einsatz. Auch der Einsatz inhalativer Anästhetika wie Isofluran kann erwogen werden.

e. **Richtig.** Das maligne neuroleptische Syndrom ist eine schwerwiegende Nebenwirkung der Therapie mit Neuroleptika. Typisch ist die Hyperthermie zusammen mit Rigidität und einem Anstieg der Serumkreatinkinase (CK). Neben der Bewusstseinsveränderung treten eine Tachykardie, eine Leukozytose und erhöhte Leberenzymwerte auf.

11.2 Erhöhung des Hirndrucks

Fragen

161 Welche Aussagen zur neurochirurgischen Intensivmedizin sind richtig?

a. Zur Messung des intrakraniellen Druckes (ICP) kommen heute Ventrikelkatheter zum Einsatz.

b. Der normale intrakranielle Druck beträgt weniger als 15 mmHg.

c. Die Messung der jugularvenösen Sauerstoffsättigung ist eine nicht invasive Methode.

d. Der zerebrale Perfusionsdruck wird anhand einer Untersuchung des Augenhintergrundes quantifiziert.

e. Der zerebrale Perfusionsdruck (CPP) sollte auf Werte >60 mgHg angehoben werden.

a. **Richtig.** Die Messung des ICP über Ventrikelkatheter erlaubt die direkte Messung im Ventrikelsystem. Weiterhin lässt sich der ICP durch Liquordrainage akut senken.

b. **Richtig.** Der intrakranielle Druck ist derjenige Druck, den der Inhalt des Schädels auf die Dura ausübt. Er beträgt in horizontaler Körperlage weniger als 15 mmHg.

c. **Falsch.** Ein retrograd im Bulbus venae jugularis platzierter fiberoptischer Katheter ermöglicht eine repräsentative Aussage über die jugularvenöse Sauerstoffsättigung ($S_{jv}O_2$), die indirekt den Grad der gesamten zerebralen Oxygenierung widerspiegelt. Episoden mit einer Desaturierung ($S_{jv}O_2$<50 %) über Zeiträume von mehr als 15 min sind mit einem schlechten Outcome vergesellschaftet.

d. **Falsch.** Der zerebrale Perfusionsdruck (CPP) ist die Differenz zwischen mittlerem arteriellem Druck (MAP) und intrakraniellem Druck (ICP). Das Ausmaß einer Stauungspapille kann jedoch zur indirekten Beurteilung des ICP herangezogen werden.

e. **Richtig.** Beim CPP-orientierten Behandlungsprinzip des erhöhten Hirndrucks sollten Normalwerte angestrebt werden. Supranormale Werte >70 mgHg haben sich als nicht sinnvoll erwiesen.

162 Welche Aussagen zur neurochirurgischen Intensivmedizin sind richtig?

a. Das Lund-Konzept für den Patienten mit Schädel-Hirn-Trauma beinhaltet die Gabe von Humanalbumin, Metoprolol, Clonidin, Thiopental und Dihydroergotamin.

b. Eine prolongierte und forcierte Hyperventilation verschlechtert das Outcome nach Schädel-Hirn-Trauma.

c. Die Oberkörperhochlagerung zur Senkung des intrakraniellen Druckes (ICP) ist obsolet.

d. Die Gabe von Mannit hat beim erhöhten Hirndruck heute keine Bedeutung mehr.

e. Bei therapierefraktärer intrakranieller Hypertonie sollte eine Dekompressionskraniektomie erwogen werden.

Antworten

a. **Richtig.** Das Lund-Konzept ist ein Ansatz zur Therapie des Schädel-Hirn-Trauma-Patienten mit gestörter Autoregulation der Hirngefäße. Mithilfe von Humanalbumin versucht man, einen normalen kolloidosmotischen Druck zu schaffen, mit Metoprolol und Clonidin will man den kapillären hydrostatischen Druck reduzieren, und Thiopental in niedriger Dosierung und Dihydroergotamin sollen die präkapillaren Widerstandsgefäße konstringieren.

b. **Richtig.** Während man in früheren Zeiten eine prolongierte forcierte Hyperventilation durchführte, weiß man heute, dass dies eher mit negativen Effekten verbunden ist. Eine Hyperventilation ist nur noch kurzzeitig bei passageren Hirndruckanstiegen üblich.

c. **Falsch.** Die Oberkörperhochlagerung um max. 30° verbessert den venösen Rückstrom und senkt dadurch den ICP. Allerdings darf der Kopf nicht zur Seite rotiert werden, da dies den venösen Abfluss verschlechtert. Gleichzeitig sollte auch der arterielle Blutdruck stabil bleiben, damit der Effekt der ICP-Senkung nicht zunichtegemacht wird.

d. **Falsch.** Eine Osmotherapie mit Mannit kann innerhalb von Minuten einen erhöhten Hirndruck senken. Als Alternative wird auch hypertone Kochsalzlösung eingesetzt.

e. **Richtig.** Eine Dekompressionskraniektomie sollte möglichst rasch erfolgen, um sekundäre neuronale Schäden zu minimieren. Bei der Entscheidung für oder gegen eine Dekompressionskraniektomie sind jedoch die Gesamtprognose und der mutmaßliche Wille des Patienten zu berücksichtigen.

Fragen

163 Welche Aussagen zur neurochirurgischen Intensivmedizin sind richtig?

a. Eine einseitig dilatierte Pupille bei epiduraler Blutung entsteht durch Druckschädigung des N. ophthalmicus.

b. Eine Kortisongabe bei Hirnödem bzw. erhöhtem Hirndruck nach Schädel-Hirn-Trauma ist nicht sinnvoll.

c. Eine induzierte Hypothermie von 33 °C nach schwerem Schädel-Hirn-Trauma verbessert die Überlebensrate und das neurologische Outcome.

d. Die Gabe des Kalziumantagonisten Nimodipin im Rahmen einer Subarachnoidalblutung (SAB) verbessert das Outcome.

e. Der Haupteffekt der Triple-H-Therapie bei Vasospasmen nach SAB wird durch die Hypertonie hervorgerufen.

Antworten

a. **Falsch.** Pupillenzeichen spielen in der Primärdiagnostik des Schädel-Hirn-Traumas eine große Rolle. Die ipsilaterale Mydriasis bei epiduraler Blutung entsteht durch eine Druckschädigung des N. oculomotorius, wenn der mediale Anteil des Temporallappens in den Tentoriumschlitz prolabiert.

b. **Richtig.** Eine Kortisongabe bei Hirnödem ist nur dann sinnvoll, wenn das Ödem durch einen Hirntumor verursacht wurde.

c. **Falsch.** Obwohl erste Phase-II-Studien günstige Effekte einer therapeutisch induzierten Hypothermie nach schwerem Schädel-Hirn-Trauma ergaben, konnten diese Ergebnisse in einer großen multizentrischen Studie nicht reproduziert werden. Somit erscheint die routinemäßige Hypothermiebehandlung bei Schädel-Hirn-Trauma derzeit nicht sinnvoll. Allerdings bleibt die Frage offen, wie mit Schädel-Hirn-Trauma-Patienten, die hypotherm in die Klinik aufgenommen werden, verfahren werden soll; möglicherweise würde man bei diesen Patienten auf ein rasches Aufwärmen verzichten. Bei ansonsten therapierefraktären Hirndruckkrisen kann die Hypothermie im Sinne einer Ultima ratio hilfreich sein.

d. **Richtig.** Nimodipin wirkt günstig bei zerebralen Vasospasmen, die nach einer Subarachnoidalblutung auftreten. Es reduziert die ischämiebedingten neurologischen Defizite, kann aber das Auftreten des Vasospasmus nicht verhindern.

e. **Richtig.** Unter dem Begriff Triple-H-Therapie werden Hypertonie, Hypervolämie und Hämodilution zusammengefasst. Der hauptsächliche Therapieeffekt wird vermutlich durch die Hypertonie bewirkt, Hypervolämie und Hämodilution stellen sekundäre Effekte dar und sollten eher vermieden werden. Responder können nach klinischer Erfahrung über einen individuell titrierten Blutdruckwert identifiziert werden.

11.3 Diagnostik des irreversiblen Ausfalls der Hirnfunktion

164 Welche Aussagen zur Diagnostik des irreversiblen Ausfalls der Hirnfunktion sind richtig?

a. Die Diagnostik des irreversiblen Ausfalls der Hirnfunktion erfolgt in der Bundesrepublik Deutschland nach den Richtlinien der Bundesärztekammer in einem 3-Stufen-Schema. Dabei bedeutet die erste Stufe das Vorliegen einer primären oder sekundären Hirnschädigung.

b. Die 2. Stufe der Hirntoddiagnostik besteht aus EEG und evozierten Potenzialen.

c. Die Testung des Kornealreflexes gehört nicht zu den Tests für die Hirnstammareflexie.

d. Beim Test zum Ausfall der Spontanatmung (Apnoetest) wird der Patient vom Beatmungsgerät diskonnektiert und 1 min lang gewartet, ob spontane Atembewegungen auftreten.

e. Die klinischen Untersuchungen zur Diagnostik des irreversiblen Ausfalls der Hirnfunktion können von jedem Arzt durchgeführt werden.

a. **Richtig.** Die Diagnostik des irreversiblen Ausfalls der Hirnfunktion erfolgt nach einem 3-Stufen-Schema. Bei einer primären, direkten Hirnschädigung betrifft das schädigende Ereignis das Gehirn direkt und unmittelbar. Eine sekundäre, indirekte Hirnschädigung entsteht aufgrund eines Sauerstoffmangels des Gehirns als Folge von z. B. Herz- oder Lungenerkrankungen, Ertrinken oder Ersticken. Eine weitere Prämisse ist der Ausschluss einer primären Hypothermie oder auch der Wirkung von Medikamenten wie Barbituraten oder Muskelrelaxanzien.

b. **Falsch.** Die zweite Stufe ist die Feststellung klinischer Symptome des irreversiblen Ausfalls der Hirnfunktion. Dies umfasst den gleichzeitigen Nachweis 1. einer tiefen Bewusstlosigkeit, 2. des Ausfalls aller Hirnstammreflexe und 3. des Ausfalls der Atmung.

c. **Falsch.** Zum Nachweis der Hirnstammareflexie werden 5 Reflexmuster geprüft: der Kornealreflex, die Pupillenreaktion, der okulozephale Reflex, Schmerzreaktionen im Gesicht und der Würgereflex.

d. **Falsch.** Der Apnoetest erfolgt nach vorheriger Beatmung mit 100 % Sauerstoff und unter Einlage einer Sauerstoffsonde in den Endotrachealtubus zur apnoischen Oxygenierung. Nach Diskonnektion vom Beatmungsgerät muss ein p_aCO_2-Wert ≥ 60 mmHg vorliegen, ohne dass ein spontaner Atemzug des Patienten erkennbar ist. Erst dann ist von einem Ausfall des Atemzentrums auszugehen.

e. **Falsch.** Die klinischen Untersuchungen müssen von 2 Ärzten durchgeführt werden, die über eine mehrjährige Erfahrung in der Intensivbehandlung von Patienten mit schweren Hirnschädigungen verfügen. Die Befunde müssen unabhängig voneinander erhoben werden, und die Untersucher dürfen nicht an der Organentnahme oder Transplantation beteiligt sein. Mindestens einer der den irreversiblen Hirnfunktionsausfall feststellenden Ärzte muss ein Facharzt für Neurologie oder Neurochirurgie sein. Bei der Feststellung des irreversiblen Hirnfunktionsausfalls von Kindern bis zum vollendeten 14. Lebensjahr muss zusätzlich einer der Ärzte ein Facharzt für Kinder- und Jugendmedizin sein. Nimmt diese Funktion ein Facharzt für Kinder- und Jugendmedizin mit dem Schwerpunkt Neuropädiatrie (Neuropädiater) wahr, muss der zweite untersuchende Arzt kein Facharzt für Neurologie oder Neurochirurgie sein.

Fragen

165 Welche Aussagen zur Diagnostik des irreversiblen Ausfalls der Hirnfunktion sind richtig?

a. Die 3. Stufe der Diagnostik des irreversiblen Ausfalls der Hirnfunktion bestätigt den endgültigen Hirnausfall.

b. Das klinische Beobachtungsintervall zum Nachweis der Irreversibilität liegt bei einer sekundären Hirnschädigung beim Erwachsenen bei 24 h.

c. Alternativ zu dieser zweiten Untersuchung nach einem definierten Beobachtungsintervall kann die Irreversibilität mittels Ableitung von evozierten Potenzialen nachgewiesen werden.

d. Ein zerebraler Zirkulationsstillstand kann nur in der konventionellen Angiographie sicher nachgewiesen werden.

e. Intravenös verabreichtes Atropin bewirkt beim Patienten mit irreversiblem Ausfall der Hirnfunktion eine Beschleunigung der Herzfrequenz.

Antworten

a. **Richtig.** In der 3. Stufe wird die Irreversibilität der Hirnschädigung nachgewiesen. Dies ist möglich durch Einhaltung einer Beobachtungszeit oder durch ergänzende apparative Untersuchungen.

b. **Falsch.** Bei Erwachsenen und Kindern ab dem 3. Lebensjahr beträgt die Beobachtungszeit bis zur zweiten klinischen Untersuchung bei einer sekundären Hirnschädigung 3 Tage, bei einer primären supratentoriellen Hirnschädigung 12 h. In dieser zweiten klinischen Untersuchung wird dann die Irreversibilität bestätigt.

c. **Richtig.** Eine Alternative zur Verlaufsbeobachtung ist die Ableitung eines Nulllinien-EEG, das Erlöschen der frühen akustisch oder somatosensorisch evozierten Potenziale oder der Nachweis eines zerebralen Kreislaufstillstandes.

d. **Falsch.** Außer der konventionellen Angiographie gibt es die CT-Angiographie, die transkranielle Dopplersonographie und die Hirnperfusionsszintigraphie, mit deren Hilfe man einen zerebralen Zirkulationsstillstand nachweisen kann.

e. **Falsch.** Atropin in einer Testdosis von 0,5 mg i. v. gefolgt von 2 mg i. v. bewirkt beim Hirntoten keinen Anstieg der Herzfrequenz. Dieser Atropintest ist nicht in den offiziellen Richtlinien der Bundesärztekammer zur Hirntoddiagnostik enthalten.

Fallorientierte Fragen

12

166 Welche Aussagen zu den folgenden klinischen Fällen sind richtig?

a. Bei einer beatmeten Patientin (158 cm, 98 kg) ist der orale Tubus so fixiert, dass sich die Tubusmarkierung „24 cm" im Bereich der Zahnreihe befindet. Bei einem plötzlichen Anstieg des Beatmungsdrucks ordnen Sie zuerst ein Röntgenbild des Thorax an.

b. Wenn ein beatmeter Intensivpatient plötzlich einen Blutdruckabfall und eine Tachykardie aufweist, dann legt man zuerst einen Swan-Ganz-Katheter, um die Verdachtsdiagnose eines septischen Schocks zu erhärten.

c. Ein junger Patient wird nach der Versorgung multipler Extremitäten-frakturen aus dem OP auf die Intensivstation verlegt. Er weist unter Beatmung mit 100 % Sauerstoff eine schlechte Oxygenierung auf, obwohl er kein Thoraxtrauma erlitten hatte und die Lunge von der Auskultation her unauffällig ist. Zur Erhärtung der Diagnose „Fettembolie" suchen Sie nach Petechien.

d. Werden bei einem Patienten über eine in der A. radialis liegende Kanüle versehentlich intravenös zu verabreichende Pharmaka appliziert, so ist die arterielle Kanüle schnellstmöglich zu entfernen.

e. Wird ein Patient mit mechanischem Aortenklappenersatz in der Anamnese, bei dem ein Sinusrhythmus vorliegt, nichtkardiochirurgisch operiert, so ist auch in den ersten postoperativen Stunden eine Antikoagulation unbedingt erforderlich.

© Der/die Autor(en), exklusiv lizenziert durch Springer-Verlag GmbH, DE, ein Teil von Springer Nature 2022
F. Kehl und S. Schulz-Stübner, *Intensivmedizin Fragen und Antworten*,
https://doi.org/10.1007/978-3-662-64559-8_12

Antworten

a. **Falsch.** Da eine große Wahrscheinlichkeit besteht, dass der Tubus zu tief liegt (möglicherweise der Carina aufsitzt), würde man zuerst unter Vertiefung der Sedierung den Tubus um wenige Zentimeter (z. B. 4 cm) zurückziehen. Erst danach sollte man andere Möglichkeiten ausschließen.

b. **Falsch.** Im Vordergrund bei plötzlichen hämodynamischen Veränderungen steht die körperliche Untersuchung, die auch die Auskultation einschließt. Damit lässt sich eine wahrscheinliche Ursache dieser Kreislaufproblematik, z. B. der Spannungspneumothorax, in aller Regel verifizieren oder ausschließen. Als technische Untersuchungsmethode bietet sich die orientierende transthorakale Echokardiographie und Lungensonographie in derartigen Situationen zur schnellen Abklärung an.

c. **Richtig.** Zu den Hauptkriterien der Fettembolie gehört neben der respiratorischen Insuffizienz und der zerebralen Symptomatik insbesondere auch das Auftreten von petechialen Blutungen in bis zu 60 % der Fälle. Auch am Augenhintergrund lassen sich Veränderungen nachweisen.

d. **Falsch.** Die fälschliche intraarterielle Injektion verläuft in der Regel zwar blande, sie kann im Einzelfall jedoch zu einem ausgeprägten Vasospasmus führen, der eine lokale Ischämie und schließlich Nekrosenbildung nach sich zieht. Die arterielle Kanüle sollte belassen werden, um hierüber Lokalanästhetika und Heparin zu verabreichen. Auch Thrombolytika können lokal gegeben werden, um die Thrombosierung günstig zu beeinflussen. Alternativ können Verfahren der Leitungsanästhesie zur Sympathikolyse eingesetzt werden.

e. **Falsch.** Patienten mit mechanischen Herzklappenprothesen können eine Klappenthrombose entwickeln, wenn sie perioperativ nicht antikoaguliert werden. Dieses Risiko ist sehr groß nach Mitralklappenersatz oder auch nach Doppelklappenersatz. Bei Patienten nach Aortenklappenersatz, die einen Sinusrhythmus aufweisen, ist dieses Risiko geringer, da die Aortenklappe in einem Gebiet mit hohem Fluss positioniert ist. Somit kann bei letzteren Patienten die Heparinisierung verzögert begonnen werden, um das Ausmaß einer postoperativen Nachblutung zu reduzieren.

Fragen

167 Welche Aussagen sind richtig?

a. Ein Lazarus-Syndrom liegt vor, wenn bei einem Patienten mit Herz-Kreislauf-Stillstand die kardiopulmonale Reanimation erfolglos abgebrochen wird und sich daraufhin die Kreislauffunktion spontan erholt.

b. Das McGinn-White-Syndrom wird gehäuft nach exzessivem Alkoholgenuss beobachtet.

c. Das Ritter-von-Rittershain-Syndrom wird durch Streptokokken verursacht.

d. Mithilfe der Stewart-Hamilton-Gleichung wird der Kalorienverbrauch des Intensivpatienten berechnet.

e. Der Horovitz-Quotient spielt bei der Definition des ARDS eine Rolle.

Antworten

a. **Richtig.** Es gibt inzwischen zahlreiche Fallberichte zu diesem Lazarus-Syndrom bzw. -Phänomen, bei denen teilweise auch ein längerfristiges Überleben berichtet wird. In der Literatur existiert auch der Ausdruck Lazarus-Zeichen, der davon abgegrenzt werden muss: Er bezieht sich auf motorische Automatismen beim Patienten mit irreversiblem Ausfall der Hirnfunktion, die z. B. im Rahmen der Organentnahme auftreten können.

b. **Falsch.** Das McGinn-White-Syndrom beschreibt eine rechtsventrikulär betonte Ischämie in Verbindung mit einer Rotation des Herzens um seine Längsachse ($S_I Q_{III}$-Typ und ST-Hebung in III). Das McGinn-White-Syndrom gehört zu den EKG-Veränderungen bei Lungenembolie.

c. **Falsch.** Die Dermatitis exfoliativa neonatorum Ritter von Rittershain (engl. „Ritter's disease" oder „staphylococcal scalded skin syndrome") ist eine Epidermolyse, die vorwiegend bei Neugeborenen und Säuglingen auftritt und durch Staphylokokkenexotoxin bedingt ist.

d. **Falsch.** Die Stewart-Hamilton-Gleichung dient der Berechnung des Herzzeitvolumens nach der Thermodilutionsmethode. Mithilfe der Gleichung berechnet der Computer die Fläche unter der Kurve der Temperaturänderung und ermittelt daraus das Herzzeitvolumen. Das Herzzeitvolumen ist dabei umgekehrt proportional zur Fläche unter der Thermodilutionskurve.

e. **Richtig.** Das Verhältnis $p_a O_2/F_I O_2$, das zur Definition des ARDS herangezogen wird, wurde 1974 von J. H. Horovitz in den Archives of Surgery beschrieben.

168 Welche Aussagen sind richtig?

a. Der Begriff der Massivtransfusion ist eindeutig definiert.

b. Die Gabe von rekombinantem Erythropoetin beim Langzeitintensiv-patienten reduziert die Häufigkeit der Transfusion von Erythrozyten-konzentraten.

c. Bei der „small volume resuscitation" wird zur Therapie einer intravasalen Hypovolämie beim Erwachsenen ein hochkonzentriertes Präparat in einer Menge von 100 ml appliziert.

d. Wenn ein Patient nach einer Intensivtherapie wochenlang über Pruritus klagt, dann kann dies mit der Infusion von Hydroxyethylstärke während des Intensivaufenthaltes zusammenhängen.

e. Der normale kolloidosmotische Druck (KOD) des Blutplasmas liegt bei 16–18 mmHg.

a. **Falsch.** Der Begriff der Massivtransfusion ist nicht einheitlich definiert. Folgende alternative Definitionen werden herangezogen: Massivtrans-fusion ist die Transfusion von mehr als einem Sollblutvolumen innerhalb von 24 h, die Transfusion von mehr als einem Sollblutvolumen innerhalb von wenigen Stunden, die Transfusion von mehr als 10 Konserven inner-halb von 24 h oder die Transfusion von mehr als der Hälfte des Sollblut-volumens mit einer Geschwindigkeit von mehr als 1,5 ml/kg/min. Neben dem Terminus „Massivtransfusion" existieren in der deutschsprachigen Literatur auch Begriffe wie Massentransfusion, Multitransfusion oder Poly-transfusion.

b. **Richtig.** Es liegen inzwischen Daten zur Gabe von Erythropoetin beim Intensivpatienten vor. Die wöchentliche subkutane Gabe der Substanz in einer Dosis von z. B. 40.000 Einheiten erhöht den Hämoglobinwert und reduziert signifikant die Transfusionshäufigkeit. Die (teure) Therapieoption hat sich aufgrund der thromboembolischen Nebenwirkungen der Therapie mit Erythropoetin jedoch nicht durchgesetzt. Der Vermeidung unnötiger Blutentnahmen und vor allem der Entnahme von nur geringen Blutmengen (Mikoküvetten) für Laborbestimmungen kommt zur Reduktion von Blut-transfusionen beim Langzeitintensivpatienten die größte Bedeutung zu.

c. **Falsch.** Bei der „small volume resuscitation" wird eine hypertone Kochsalzlösung mit isoonkotischem Kolloidanteil (7,2 % NaCl mit 6 % Hydroxyethylstärke 200.000/0,5 oder 7,5 % NaCl mit 6 % Dextran 70.000) in einer Dosis von 4 ml/kg verabreicht, um aufgrund des osmotischen Gradienten innerhalb kürzester Zeit interstitielle und intrazelluläre Flüssigkeit zu mobilisieren, deren Volumen das der applizierten Lösung um ein Vielfaches übersteigt.

d. **Richtig.** Juckreiz ist eine bekannte Nebenwirkung der Infusion von Hydroxyethylstärke. Es gibt Berichte, nach denen bereits die Gabe von 2 Litern der Substanz einen schweren persistierenden Pruritus auslösen kann. Der Juckreiz beruht auf einer Speicherung von Hydroxyethylstärke in der Haut.

e. **Falsch.** Der normale kolloidosmotische Druck beträgt 25–28 mmHg. Er wird zum größten Teil durch Albuminmoleküle bestimmt.

Fragen

169 Welche Aussagen sind richtig?

a. Wird bei einem Patienten mit Latexallergie ein Urindauerkatheter gelegt, sind keinerlei Probleme hinsichtlich der Allergie zu erwarten.

b. Die Sonographie ist bei der Punktion der V. jugularis interna vorteilhaft.

c. Der Einsatz eines steifen Führungssystems (z. B. Tubuswechselkatheter, „airway exchange catheter", Cook-Führungsstab) beim Wechsel eines Endotrachealtubus kann zum Spannungspneumothorax führen.

d. Bei der kardiopulmonalen Reanimation hat der endexspiratorische CO_2-Wert prädiktive Bedeutung hinsichtlich des Outcome.

e. Die Braden-, Waterlow- und Norton-Skalen werden zur Einschätzung der Pneumonieinzidenz von beatmeten Intensivpatienten eingesetzt.

Antworten

a. **Falsch.** Es sind zwar sind die meisten, aber nicht alle kommerziell erhältlichen Harnwegskatheter inzwischen latexfrei, sodass sich bei bekannter Latexallergie stets eine Rückversicherung durch Kontrolle der Packung empfiehlt.

b. **Richtig.** Die Visualisierung der V. jugularis interna und der A. carotis mittels Ultraschall bietet die Möglichkeit der exakten Lokalisierung der Gefäße im Vergleich zur Blindpunktion. Man erkennt z. B., ob die Vene

196 12 Fallorientierte Fragen

direkt über der Arterie liegt, ob sie teilthrombosiert oder im Einzelfall überhaupt nicht darstellbar ist.

c. **Richtig.** Ein tiefes Einführen und Manipulieren eines steifen Führungsstabes zum Tubuswechsel kann zur Perforation des Tracheobronchialbaumes führen. Die Konsequenz kann das Auftreten eines Spannungspneumothorax sein.

d. **Richtig.** Der endexspiratorische CO_2-Wert spiegelt das Herzzeitvolumen während der Reanimation wider. Wird nach 20-minütiger kardiopulmonaler Reanimation ein Wert von höchstens 10 mmHg erreicht, so ist die Prognose quoad vitam extrem ungünstig.

e. **Falsch.** Die genannten Skalen (nach Barbara Braden, Judy Waterlow und Doreen Norton) werden zur Risikoeinschätzung der Dekubitusgefährdung herangezogen.

Fragen

170 Welche Aussagen sind richtig?

a. Der Cuffdruck des Beatmungstubus sollte zwischen 40 und 50 cmH$_2$O liegen.

b. Die permanente Präsenz eines Intensivmediziners auf der Intensivstation senkt die Morbidität und Mortalität der Patienten.

c. Beim Intrahospitaltransport von Intensivpatienten treten nur selten Komplikationen auf.

d. Wird ein ARDS-Patient innerklinisch zur thorakalen Computertomographiediagnostik transportiert, sollte er während der Transportphasen manuell mittels Beatmungsbeutel beatmet werden.

e. Die Lagerungsdrainage, bei der das Sekret unter Ausnutzung der Schwerkraft mobilisiert wird, hat in der heutigen Intensivmedizin keine Bedeutung mehr, da modernere Techniken verfügbar sind.

Antworten

a. **Falsch.** Der Cuffdruck sollte 20 cmH$_2$O wegen einer ansonsten erhöhten Aspirationsgefahr nicht unterschreiten, jedoch auch nicht höher als 30 cmH$_2$O sein, da die kapilläre Trachealwandperfusion in diesem Fall beeinträchtigt wird.

b. **Richtig.** Eine ganze Reihe von Studien konnte inzwischen aufzeigen, dass die permanente Anwesenheit eines Intensivmediziners an 24 h pro Tag sowohl die Morbidität und Intensivstationsliegedauer als auch die Mortalität deutlich senken kann.

c. **Falsch.** Der innerklinische Transport von Intensivpatienten ist mit einem relativ hohen Risiko für das Auftreten von medizinischen oder technischen Komplikationen behaftet. Einzelne Autoren berichten sogar von Komplikationsraten >60 %. Somit ist eine Standardisierung des Monitoring und der sonstigen Geräteausstattung für den Transport erforderlich; auch muss eine ausreichende Qualifikation des begleitenden Arztes bzw. des Pflegepersonals vorhanden sein.

d. **Falsch.** ARDS-Patienten werden für den innerklinischen Transport nicht manuell beatmet. Idealerweise kommt für diesen Zweck ein mobiles Intensivbeatmungsgerät zum Einsatz. Die manuelle Beatmung in diesen Phasen kann zu ausgeprägten Veränderungen der Blutgase und des Säure-Basen-Haushalts führen.

e. **Falsch.** Auch heute gehört die Lagerungsdrainage zu den Basismaßnahmen der Intensivtherapie. Unterstützt wird die Sekretmobilisation dabei durch manuelle Techniken wie Perkussion oder Vibration.

Fragen

171 Welche Aussagen sind richtig?

a. Die r-Zeit und die k-Zeit sind Charakteristika der aktivierten partiellen Thromboplastinzeit (aPTT).

b. Dexmedetomidin ist ein α_2-Agonist, der in der Sedierung von Intensivpatienten keine Rolle spielt.

c. Das Propofolinfusionssyndrom („propofol infusion syndrome") wurde primär an Kindern beschrieben.

d. Patienten nach medianer Thorakotomie geben in der unmittelbar postoperativen Phase stärkere Schmerzen an als Patienten nach lateraler Thorakotomie.

e. Die akalkulöse Cholezystitis ist kein intensivmedizinisches Krankheitsbild.

Antworten

a. **Falsch.** Die r-Zeit und die k-Zeit sind Charakteristika des Thrombelastogramms (TEG). Das TEG ist ein Globaltest, der Aussagen über Thrombozytenfunktion, endogene Gerinnung und Fibrinolyse erlaubt. Eine moderne Variante des TEG ist die Rotationsthrombelastometrie mittels ROTEM-System, das mit aktivierten Tests schnelle Ergebnisse liefert.

b. **Falsch.** Dexmedetomidin wurde bereits im Jahre 1999 von der Food and Drug Administration der USA zur Kurzzeitsedierung (<24 h) von Intensivpatienten zugelassen. Inzwischen ist Dexmedetomidin auch in Deutschland zur Sedierung von Intensivpatienten im Einsatz und stellt eine Alternative für die ältere Substanz Clonidin dar.

c. **Richtig.** Anfang der 1990er-Jahre erschienen Einzelberichte über Todesfälle von Kindern nach kontinuierlicher Propofolgabe über 3–5 Tage. Bei diesen Kindern lag ein Herzversagen vor, dem jeweils eine metabolische Azidose, lipämisches Plasma und Zeichen der Muskelschädigung vorausgingen. Die Ätiopathogenese ist bisher unklar. Inzwischen wurde dieses Syndrom auch bei Erwachsenen in Einzelfällen berichtet. Da in diesen Fällen die Propofoldosierung höher als 5 mg/kg/h lag, wird eine Höchstdosis von 4 mg/kg/h für eine Anwendungsdauer von maximal 7 Tagen empfohlen.

d. **Falsch.** Die Schmerzintensität nach lateraler Thorakotomie ist deutlich ausgeprägter als nach medianer Thorakotomie. Besonders nach lateraler Thorakotomie ist deshalb eine konsequente Schmerztherapie sinnvoll, auch um Sekundärproblemen wie vermehrter Atelektasenbildung vorzubeugen.

e. **Falsch.** Es handelt sich hierbei um eine Entzündung der Gallenblase, der kein Steinleiden zugrunde liegt. Die akalkulöse Cholezystitis wird im Rahmen der Intensivtherapie gehäuft beobachtet. Ursächlich hierfür ist wahrscheinlich eine passagere Durchblutungsstörung oder Ischämie.

Fragen

172 Welche Aussagen sind richtig?

a. Die Gabe von Kortisol steigert den Blutzuckerspiegel.

b. Ein Makrophagenaktivierungssyndrom ist durch einen deutlich erniedrigten Ferritinspiegel gekennzeichnet.

c. Die Child–Pugh-Klassifikation dient der Einschätzung der Prognose bei Kindern nach Verbrennungen.

d. Bei Patienten mit akutem Leberversagen tritt sehr häufig ein Hirnödem auf, das in bis zu 20 % der Fälle zu einer Hirnstammeinklemmung führt.

e. Als hepatorenales Syndrom bezeichnet man jegliches Nierenversagen, das im Rahmen einer Lebererkrankung auftritt.

Antworten

a. **Richtig.** Glukokortikoide stimulieren die Glukoneogenese. Hierzu werden glukoplastische Aminosäuren extrahepatisch mobilisiert und in der Leber in Glukose metabolisiert.

b. **Falsch.** Das Makrophagenaktivierungssyndrom (MAS) beziehungsweise die Hämophagòzytische Lymphohistiozytose ist eine seltene Erkrankung, deren Prognose durch hohe Letalität gekennzeichnet ist. Man unterscheidet primäre Formen von sekundären, reaktiven Formen, die auf Virus- oder Bakterieninfektionen, hämatoonkologische Erkrankungen und bestimmte Autoimmunerkrankungen zurückgehen können. Bei der klinischen Untersuchung werden in den meisten Fällen ein anhaltendes Fieber (>38,5 °C) und eine Hepatosplenomegalie festgestellt. In einem Drittel der Fälle werden periphere Adenopathien und neurologische Störungen beobachtet. Seltener sind dermatologische (makulopapulöser Hautausschlag, Petechie, Purpura), pulmonale (interstitielle Infiltrate, die sich bis zu einem akuten Lungenödem entwickeln können) und gastrointestinale Symptome. Im Labor imponiert häufig eine Panzytopenie. Die ausgeprägte Ferritinämie $\geq$500 μg/l ist häufig differenzialdiagnostisch wegweisend.

c. **Falsch.** Die Child-Pugh-Klassifikation wird zur Einteilung der Leberfunktion bei Leberzirrhose herangezogen. Unter Einbeziehung von Aszites, Enzephalopathie, Bilirubin- und Albuminwert und der Prothrombinzeit (Quickwert) werden Punktwerte vergeben, die eine Einteilung in Child A, B oder C erlauben.

d. **Richtig.** Bei 80 % der Patienten mit akutem Leberversagen kommt es zu einem Hirnödem, das dann wiederum bei 20 % dieser Patienten zum Tode führt. Die Hirnstammeinklemmung ist die häufigste Todesursache des akuten Leberversagens.

e. **Falsch.** Die Definition des hepatorenalen Syndroms orientiert sich an Hauptkriterien, die der International Ascites Club festgelegt hat. Hierzu gehören die ausgeprägte hepatische Insuffizienz mit portaler Hypertension und eine verminderte glomeruläre Filtrationsrate bei Fehlen einer höhergradigen Proteinurie. Zu den Hauptkriterien zählen der Ausschluss einer Kreislaufdepression, eines aktuellen bakteriellen Infektes und einer Applikation nephrotoxischer Medikamente sowie das Ausbleiben einer Verbesserung der Nierenfunktion nach Expansion des Plasmavolumens. Zu den Nebenkriterien gehört eine Oligurie<500 ml/Tag.

173 Welche Aussagen sind richtig?

a. COVID 19 wird durch das MERS-CoV hervorgerufen.

b. Die Bauchlage ist beim ARDS durch COVID 19 wenig wirksam.

c. Die hyperinflammatorische Phase einer COVID 19-Erkrankung weist einige Parallelen zum Makrophagenaktivierungssyndrom auf.

d. Bei Patienten mit schwerem Verlauf einer COVID 19-Erkrankung kann neben den typischen Langzeitfolgen der Intensivtherapie ein so genanntes Long-COVID-Syndrom auftreten.

e. Thromboembolische Komplikationen werden häufig bei COVID 19 beobachtet.

a. **Falsch.** Der Erreger der nach dem Jahr des ersten Auftretens benannten Coronaviruserkrankung (Coronavirus disease 19, COVID 19) ist das SARS CoV 2-Virus. MERS-CoV ist eng verwandt und löst das nach dem Ort des ersten Auftretens benannte Middle East-Respiratory Syndrome aus, welches überwiegend zoonotisch über Dromedare übertragen wird und eine hohe Letalität aufweist.

b. **Falsch.** Die Bauchlage hat sich bei COVID 19-Erkrankten mit schweren ARDS als sehr wirksam erwiesen. In vielen Fällen war dennoch zusätzlich eine ECMO-Behandlung erforderlich.

c. **Richtig.** In der Tat weist die hyperinflammatorische Phase einer COVID 19-Erkrankung einige Parallelen zu einem Makrophagenaktivierungs-syndrom auf.

d. **Richtig.** Ein Long-Covid-Syndrom kann aber nicht nur bei schweren, intensivpflichtigen Verläufen auftreten, sondern wird mitunter auch bei milden klinischen Verläufen beschrieben.

e. **Richtig.** Daher wird in jedem Fall eine prophylaktische Antikoagulation empfohlen, wohingegen eine frühzeitige hochdosierte Antikoagulation keine Vorteile zu bringen scheint, sondern die Rate von Blutungs-komplikationen erhöht.

Teil II
Wegweisende Studien in der Intensivmedizin

Klinische Studien

13

Die folgende Zusammenstellung beinhaltet eine Auswahl intensivmedizinisch relevanter prospektiver Studien und Metaanalysen mit einer Patientenzahl >100. Zusätzlich sind einige wichtige retrospektive Studien aufgeführt.

13.1 Frühe zielgrößenorientierte Therapie bei schwerer Sepsis und septischem Schock

(n = 263 Patienten, prospektive und randomisierte Studie)

Rivers E, Nguyen B, Havstad S, Ressler J, Muzzin A, Knoblich B, Peterson E, Tomlanovich M; Early Goal-Directed Therapy Collaborative Group (2001) Early goal-directed therapy in the treatment of severe sepsis and septic shock. N Engl J Med 2001; 345: 1368–1377.

Background Goal-directed therapy has been used for severe sepsis and septic shock in the intensive care unit. This approach involves adjustments of cardiac preload, afterload, and contractility to balance oxygen delivery with oxygen demand. The purpose of this study was to evaluate the efficacy of early goal-directed therapy before admission to the intensive care unit.

Methods We randomly assigned patients who arrived at an urban emergency department with severe sepsis or septic shock to receive either six hours of early goal-directed therapy or standard therapy (as a control) before admission to the intensive care unit. Clinicians who subsequently assumed the care of the patients were blinded to the treatment assignment. In-hospital mortality (the primary

F. Kehl und S. Schulz-Stübner, *Intensivmedizin Fragen und Antworten*, https://doi.org/10.1007/978-3-662-64559-8_13

efficacy outcome), end points with respect to resuscitation, and Acute Physiology and Chronic Health Evaluation (APACHE II) scores were obtained serially for 72 h and compared between the study groups.

Results Of the 263 enrolled patients, 130 were randomly assigned to early goal-directed therapy and 133 to standard therapy; there were no significant differences between the groups with respect to base-line characteristics. In-hospital mortality was 30.5 % in the group assigned to early goal-directed therapy, as compared with 46.5 % in the group assigned to standard therapy (p = 0.009). During the interval from 7 to 72 h, the patients assigned to early goal-directed therapy had a significantly higher mean (±SD) central venous oxygen saturation (70.4 ± 10.7 % vs. 65.3 ± 11.4 %), a lower lactate concentration (3.0 ± 4.4 vs. 3.9 ± 4.4 mmol per liter), a lower base deficit (2.0 ± 6.6 vs. 5.1 ± 6.7 mmol per liter), and a higher pH (7.40 ± 0.12 vs. 7.36 ± 0.12) than the patients assigned to standard therapy (p ≤ 0.02 for all comparisons). During the same period, mean APACHE II scores were significantly lower, indicating less severe organ dysfunction, in the patients assigned to early goal-directed therapy than in those assigned to standard therapy (13.0 ± 6.3 vs. 15.9 ± 6.4, p < 0.001).

Conclusions Early goal-directed therapy provides significant benefits with respect to outcome in patients with severe sepsis and septic shock.

Fazit

Die frühzeitige, 6-stündige Optimierung gewählter Zielgrößen wie zentralvenöser Sauerstoffsättigung (≥70 %), zentralem Venendruck (≥8–12 mmHg), mittlerem arteriellem Druck (≥65 mmHg) und Urinausscheidung (≥0,5 ml/kg/h) führte zur Reduktion der Krankenhaussterblichkeit septischer Patienten.

13.2 Auswirkung einer Therapie mit niedrig dosiertem Hydrokortison und Fludrocortison auf die Sterblichkeit von Patienten mit septischem Schock

(n = 300 Patienten, prospektive und randomisierte Studie)

Annane D, Sébille V, Charpentier C, Bollaert PE, François B, Korach JM, Capellier G, Cohen Y, Azoulay E, Troché G, Chaumet-Riffaut P, Bellissant E (2002) Effect of treatment with low doses of hydrocortisone and fludrocortisone on mortality in patients with septic shock. JAMA 288: 862–871.

Context Septic shock may be associated with relative adrenal insufficiency. Thus, a replacement therapy of low doses of corticosteroids has been proposed to treat septic shock.

Objective To assess whether low doses of corticosteroids improve 28-day survival in patients with septic shock and relative adrenal insufficiency.

Design and Setting Placebo-controlled, randomized, double-blind, parallel-group trial performed in 19 intensive care units in France from October 9, 1995, to February 23, 1999.

Patients 300 adult patients who fulfilled usual criteria for septic shock were enrolled after undergoing a short corticotropin test.

Intervention Patients were randomly assigned to receive either hydrocortisone (50-mg intravenous bolus every 6 h) and fludrocortisone (50-μg-tablet once daily) (n = 151) or matching placebos (n = 149) for 7 days.

Main Outcome Measure 28-day survival distribution in patients with relative adrenal insufficiency (nonresponders to the corticotropin test).

Results One patient from the corticosteroid group was excluded from analyses because of consent withdrawal. There were 229 nonresponders to the corticotropin test (placebo, 115; corticosteroids, 114) and 70 responders to the corticotropin test (placebo, 34; corticosteroids, 36). In nonresponders, there were 73 deaths (63 %) in the placebo group and 60 deaths (53 %) in the corticosteroid group (hazard ratio, 0.67; 95 % confidence interval, 0.47–0.95; p = 0.02). Vasopressor therapy was withdrawn within 28 days in 46 patients (40 %) in the placebo group and in 65 patients (57 %) in the corticosteroid group (hazard ratio, 1.91; 95 % confidence interval, 1.29–2.84; p = 0.001). There was no significant difference between groups in responders. Adverse events rates were similar in the 2 groups.

Conclusion In our trial, a 7-day treatment with low doses of hydrocortisone and fludrocortisone significantly reduced the risk of death in patients with septic shock and relative adrenal insufficiency without increasing adverse events.

Fazit

Bei Patienten mit septischem Schock und relativer Nebennierenrinden-insuffizienz senkte die 7-tägige Gabe von niedrig dosiertem Hydrocortison und Fludrocortison die Sterblichkeit.

13.3 Hydrokortisontherapie bei Patienten im septischen Schock

(n = 499 Patienten, prospektive und randomisierte Studie)

Sprung CL, Annane D, Keh D, Moreno R, Singer M, Freivogel K, Weiss YG, Benbenishty J, Kalenka A, Forst H, Laterre P-F, Reinhart K, Cuthbertson BH, Payen D, Briegel J, for the CORTICUS Study Group (2008) Hydrocortisone Therapy for Patients with Septic Shock. N Engl J Med 358: 111–124.

Background Hydrocortisone is widely used in patients with septic shock even though a survival benefit has been reported only in patients who remained hypotensive after fluid and vasopressor resuscitation and whose plasma cortisol levels did not rise appropriately after the administration of corticotropin.

Methods In this multicenter, randomized, double-blind, placebo-controlled trial, we assigned 251 patients to receive 50 mg of intravenous hydrocortisone and 248 patients to receive placebo every 6 h for 5 days; the dose was then tapered during a 6-day period. At 28 days, the primary outcome was death among patients who did not have a response to a corticotropin test.

Results Of the 499 patients in the study, 233 (46.7 %) did not have a response to corticotropin (125 in the hydrocortisone group and 108 in the placebo group). At 28 days, there was no significant difference in mortality between patients in the two study groups who did not have a response to corticotropin (39.2 % in the hydrocortisone group and 36.1 % in the placebo group, $p = 0.69$) or between those who had a response to corticotropin (28.8 % in the hydrocortisone group and 28.7 % in the placebo group, $p = 1.00$). At 28 days, 86 of 251 patients in the hydrocortisone group (34.3 %) and 78 of 248 patients in the placebo group (31.5 %) had died ($p = 0.51$). In the hydrocortisone group, shock was reversed more quickly than in the placebo group. However, there were more episodes of superinfection, including new sepsis and septic shock.

Conclusions Hydrocortisone did not improve survival or reversal of shock in patients with septic shock, either overall or in patients who did not have a response to corticotropin, although hydrocortisone hastened reversal of shock in patients in whom shock was reversed. (ClinicalTrials.gov number, NCT00147004.)

Fazit

Die Hydrokortisontherapie kann nicht generell als adjuvante Therapie bei Patienten im septischen Schock empfohlen werden, noch sollte ein ACTH-Test routinemäßig zur Frage der Hydrokortisontherapie durchgeführt werden. Hydrokortison kann die Schockphase abkürzen bei Patienten unter hoch dosierter Katecholamingabe.

13.4 Niedrig dosierte Steroidgabe bei septischem Schock: Ergebnisse der Surviving Sepsis Campaign

(n = 17.847 Patienten, retrospektive Studie)

Casserly B, Gerlach H, Phillips GS, Lemeshow S, Marshall JC, Osborn TM, Levy MM (2012) Low-dose steroids in adult septic shock: results of the Surviving Sepsis Campaign. Intensive Care Med 38 (12): 1946–1954.

Objective The Surviving Sepsis Campaign (SSC) developed guidelines and treatment bundles for the administration of steroids in adult septic shock. However, it is not clear how this has affected clinical practice or patient outcome.

Design and Setting The SSC has developed an extensive database to assess the overall effect of its guidelines on clinical practice and patient outcome. This analysis focuses on one particular element of the SSC's management bundle, namely, the administration of low-dose steroids in adult septic shock. This analysis was conducted on data submitted from January 2005 through March 2010 including 27,836 subjects at 218 sites.

Results A total of 17,847 (of the total 27,836) patients in the database required vasopressor therapy despite fluid resuscitation and therefore met the eligibility criteria for receiving low-dose steroids. A total of 8992 patients (50.4 %) received low-dose steroids for their septic shock. Patients in Europe (59.4 %) and South

America (51.9 %) were more likely to be prescribed low-dose steroids compared to their counterparts in North America (46.2 %, p<0.001). The adjusted hospital mortality was significantly higher (OR 1.18, 95 % CI 1.09–1.23, p<0.001) in patients who received low-dose steroids compared to those who did not. There was still an association with increased adjusted hospital mortality with low-dose steroids even if they were prescribed within 8 h (OR 1.23, 95 % CI 1.13–1.34, p<0.001).

Conclusions Steroids were commonly administered in the treatment of septic shock in this subset analysis of the Surviving Sepsis Campaign database. However, this was associated with an increase in adjusted hospital mortality.

Fazit

Die Stärke dieser Beobachtungsstudie ist die große Patientenzahl, die einen Teil der methodischen Schwäche einer derartigen Datenbankanalyse ausgleicht. Die Beobachtung einer erhöhten Mortalität in der mit niedrig dosierten Steroiden behandelten Patientengruppe begründet keine Kausalität, liegt aber in einer Linie mit anderen großen Sepsisregisterstudien (EDUSEPSIS; PROGRESS; SSC) und deutet auf die Notwendigkeit einer individuellen Therapieentscheidung statt einer schematischen Anwendung von niedrig dosierten Steroiden beim septischen Schock hin.

13.5 "Early goal-directed therapy" bei Sepsis: Was hilft wirklich?

(n = 19.998 Patienten, Metaanalyse)

Kalil AC, Johnson DW, Lisco SJ, Sun J (2017) Early goal-directed therapy for sepsis: a novel solution for discordant survival outcomes in clinical trials. Crit Care Med 45: 607–614.

Background Early goal-directed therapy has shown discordant survival outcomes in sepsis studies. We aim to find the reasons for this discordance.

Measurements and Main Results A total of 19,998 patients were included in the main analysis: 31 observational (n = 15,656) and six randomized (n = 4342) studies. The analysis from 37 studies showed that early goal-directed therapy was associated with a 23 % reduction in the risk of death: relative risk = 0.77 (95 % CI, 0.71–0.83); p value of less than 0.0001. Mortality reduction was seen with observational studies: relative risk = 0.73 (0.67–0.80); p value of less than 0.0001 but not with randomized studies: relative risk = 0.92 (0.78–1.07); p = 0.268. Meta-regression analysis showed lower risk of death in observational compared with randomized studies: relative risk = 0.81 (0.68–0.95); p = 0.01. Differences in age, country, hospital location, era, systolic pressure, mean arterial pressure, lactate, bundle compliance, amount of fluid administered, and hemodynamic goal achievements were not associated with survival differences between studies. Factors associated with mortality differences between early goal-directed therapy and control included Acute Physiology and Chronic Health Evaluation II (relative risk = 1.05 [1.02–1.09]; p = 0.003), Sequential Organ Failure Assessment (relative risk = 1.09 [1.00–1.18]; p = 0.04), presence of shock (relative risk = 1.007 [1.002–1.013]; p = 0.006), time-to-first antibiotic (relative risk = 1.22 [1.09–1.36]; p = 0.0006), antibiotic administration within 6 h (relative risk = 0.20 [0.09–0.45]; p = 0.0001), 4 h (relative risk = 0.16 [0.06–0.39]; p = 0.0001), and 3 h (relative risk = 0.09 [0.03–0.27]; p < 0.0001). The only factors that explained mortality differences between randomized and observational studies were time-to-first antibiotic (R = 87 %), antibiotic administration within 6 h (R = 94 %), 4 h (R = 99 %), 3 h (R = 99 %), and appropriate antibiotic use (R = 96 %).

Conclusions Survival discordance was not associated with differences in early goal-directed therapy bundle compliance or hemodynamic goal achievement. Our results suggest that it was associated with faster and more appropriate antibiotic co-intervention in the early goal-directed therapy arm compared with controls in the observational studies but not in the randomized trials. Early goal-directed therapy was associated with increased mortality in patients with high-disease severity.

Fazit

Im Gefolge der Rivers-Studie und der Surviving Sepsis Campaign beschäftigten sich zahlreiche Arbeiten mit der "early goal-directed therapy" (EGDT) mit teilweise unterschiedlichen Ergebnissen. Neben der Frage des optimalen Timings blieb dabei auch die Bedeutung der einzelnen Bündelkomponenten unklar und teilweise umstritten. Diese große Metaanalyse liefert nun deutliche Hinweise, dass der frühzeitigen Antibiotikagabe entscheidende Bedeutung bei der Behandlung des septischen Schocks zukommt, während die hämodynamischen Ziele und die Art ihrer Erreichung sekundärer Natur zu sein scheinen. Man kann spekulieren, dass die teilweise beobachtete erhöhte Mortalität in EGDT-Studien auch auf eine zu aggressive Therapie und Volumenüberladung zurückzuführen sein könnte.

13.6   Zurückhaltende Volumentherapie bei Patienten mit Sepsis oder ARDS

(n = 2051 Patienten, Metaanalyse)

Silversides JA, Major E, Ferguson AJ, Mann EE, McAuley DF, Marshall JC, Blackwood B, Fan E (2017) Conservative fluid management or deresuscitation for patients with sepsis or acute respiratory distress syndrome following the resuscitation phase of critical illness: a systematic review and meta-analysis. Intensive Care Med 43: 155–170.

Background It is unknown whether a conservative approach to fluid administration or deresuscitation (active removal of fluid using diuretics or renal replacement therapy) is beneficial following haemodynamic stabilisation of critically ill patients.

Methods We searched Medline, EMBASE and the Cochrane central register of controlled trials from 1980 to June 2016, and manually reviewed relevant conference proceedings from 2009 to the present. Two reviewers independently assessed search results for inclusion and undertook data extraction and quality appraisal. We included randomised trials comparing fluid regimens with differing fluid balances between groups, and observational studies investigating the relationship between fluid balance and clinical outcomes.

Results Forty-nine studies met the inclusion criteria. Marked clinical heterogeneity was evident. In a meta-analysis of 11 randomised trials (2051 patients) using a random-effects model, we found no significant difference in mortality with conservative or deresuscitative strategies compared with a liberal strategy or usual care [pooled risk ratio (RR) 0.92, 95 % confidence interval (CI) 0.82–1.02, I2 = 0 %]. A conservative or deresuscitative strategy resulted in increased ventilator-free days (mean difference 1.82 days, 95 % CI 0.53–3.10, I2 = 9 %) and reduced length of ICU stay (mean difference − 1.88 days, 95 % CI − 0.12 to − 3.64, I2 = 75 %) compared with a liberal strategy or standard care.

Conclusions In adults and children with ARDS, sepsis or SIRS, a conservative or deresuscitative fluid strategy results in an increased number of ventilator-free days and a decreased length of ICU stay compared with a liberal strategy or standard care. The effect on mortality remains uncertain. Large randomised trials are needed to determine optimal fluid strategies in critical illness.

> **Fazit**
>
> Manchmal ist weniger mehr: Während die Volumengabe in der initialen Phase des septischen Schocks wichtig ist, muss in der Folge auf die Gefahr einer Volumenüberladung mit negativen Effekten auf das Outcome geachtet werden.

13.7 Ursachenbeseitigung essenziell bei schwerer Sepsis und septischem Schock

(n = 1173 Patienten, prospektive multizentrische Studie)

Martínez ML, Ferrer R, Torrents E, Guillamat-Prats R, Gomà G, Suárez D, Álvarez-Rocha L, Pozo Laderas JC, Martín-Loeches I, Levy MM, Artigas A; Edusepsis Study Group (2017) Impact of source control in patients with severe sepsis and septic shock. Crit Care Med 45 (1): 11–19.

Objectives Time to clearance of pathogens is probably critical to outcome in septic shock. Current guidelines recommend intervention for source control within 12 h after diagnosis. We aimed to determine the epidemiology of source control in the management of sepsis and to analyze the impact of timing to source control on mortality.

Design Prospective observational analysis of the Antibiotic Intervention in Severe Sepsis study, a Spanish national multicenter educational intervention to improve antibiotherapy in sepsis.

Results A total of 1,173 patients (32 %) underwent source control, predominantly for abdominal, urinary, and soft-tissue infections. Compared with patients who did not require source control, patients who underwent source control were older, with a greater prevalence of shock, major organ dysfunction, bacteremia, inflammatory markers, and lactic acidemia. In addition, compliance with the resuscitation bundle was worse in those undergoing source control. In patients who underwent source control, crude ICU mortality was lower (21.2 % vs. 25.1 %; p = 0.010); after adjustment for confounding factors, hospital mortality was also lower (odds ratio, 0.809 [95 % CI, 0.658–0.994]; p = 0.044). In this observational database analysis, source control after 12 h was not associated with higher mortality (27.6 % vs. 26.8 %; p = 0.789).

Conclusion Despite greater severity and worse compliance with resuscitation bundles, mortality was lower in septic patients who underwent source control than in those who did not. The time to source control could not be linked to survival in this observational database.

> **Fazit**
>
> Die Studie zeigt eindrucksvoll, dass eine wirkungsvolle Beseitigung der Sepsisquelle eine entscheidende Rolle bei der Behandlung des septischen Schocks spielt.

13.8 Hoch dosierte Antithrombingabe bei schwerer Sepsis (KyberSept-Studie)

(n = 2314 Patienten, prospektive und randomisierte Studie)

Warren BL, Eid A, Singer P, Pillay SS, Carl P, Novak I, Chalupa P, Atherstone A, Pénzes I, Kübler A, Knaub S, Keinecke HO, Heinrichs H, Schindel F, Juers M, Bone RC, Opal SM; KyberSept Trial Study Group (2001) High-dose antithrombin III in severe sepsis: a randomized controlled trial. JAMA 286: 1869–1878.

Context Activation of the coagulation system and depletion of endogenous anticoagulants are frequently found in patients with severe sepsis and septic shock. Diffuse microthrombus formation may induce organ dysfunction and lead to excess mortality in septic shock. Antithrombin III may provide protection from multiorgan failure and improve survival in severely ill patients.

Objective To determine if high-dose antithrombin III (administered within 6 h of onset) would provide a survival advantage in patients with severe sepsis and septic shock.

Design and Setting Double-blind, placebo-controlled, multicenter phase 3 clinical trial in patients with severe sepsis (the KyberSept Trial) was conducted from March 1997 through January 2000.

Patients A total of 2314 adult patients were randomized into 2 equal groups of 1157 to receive either intravenous antithrombin III (30,000 IU in total over 4 days) or a placebo (1 % human albumin).

Main Outcome Measure All-cause mortality 28 days after initiation of study medication.

Results Overall mortality at 28 days in the antithrombin III treatment group was 38.9 % vs. 38.7 % in the placebo group (p = 0.94). Secondary end points, including mortality at 56 and 90 days and survival time in the intensive care unit, did not differ between the antithrombin III and placebo groups. In the subgroup of patients who did not receive concomitant heparin during the 4-day treatment phase (n = 698), the 28-day mortality was nonsignificantly lower in the antithrombin III group (37.8 %) than in the placebo group (43.6 %) (p = 0.08). This trend became significant after 90 days (n = 686; 44.9 % for antithrombin III group vs. 52.5 % for placebo group; p = 0.03). In patients receiving antithrombin III and concomitant heparin, a significantly increased bleeding incidence was observed (23.8 % for antithrombin III group vs. 13.5 % for placebo group; p < 0.001).

Conclusions High-dose antithrombin III therapy had no effect on 28-day all-cause mortality in adult patients with severe sepsis and septic shock when administered within 6 h after the onset. High-dose antithrombin III was associated with an increased risk of hemorrhage when administered with heparin. There was some evidence to suggest a treatment benefit of antithrombin III in the subgroup of patients not receiving concomitant heparin.

Fazit

Die hoch dosierte Antithrombingabe hatte keinen Einfluss auf die 28-Tage-Letalität von Patienten mit schwerer Sepsis und septischem Schock.

13.9 Hoch dosierte Antithrombingabe bei Patienten mit schwerer Sepsis und hohem Sterblichkeitsrisiko: Wirksamkeit und Sicherheit (Subgruppenanalyse KyberSept-Studie)

(n = 1008 Patienten, prospektive und randomisierte Studie, Subgruppenanalyse)

Wiedermann CJ, Hoffmann JN, Juers M, Ostermann H, Kienast J, Briegel J, Strauss R, Keinecke HO, Warren BL, Opal SM; KyberSept Investigators (2006) High-dose antithrombin III in the treatment of severe sepsis in patients with a high risk of death: efficacy and safety. Crit Care Med 34: 285–292.

Objective To explore if patients with severe sepsis and with a predicted high risk of death (according to the Simplified Acute Physiology Score II) might have a treatment benefit from high-dose antithrombin III.

Design Subgroup analysis of a randomized, placebo-controlled, double-blind, prospective phase III study.

Setting Unifactorial and multifactorial reanalysis of prospectively defined populations from the KyberSept trial.

Patients We studied 1008 patients (43.6 % of the overall intention-to-treat population, $n = 2314$) with a predicted mortality rate of 30–60 % at study entry as defined by the Simplified Acute Physiology Score II.

Interventions Patients were randomized in a 1:1 fashion to receive either high-dose antithrombin III (30,000 IU intravenously over the period of 4 days) or placebo.

Measurements and Main Results In a Kaplan–Meier analysis of patients with a predicted mortality of 30–60 %, the survival time when followed up for 90 days after admission was increased in the high-dose antithrombin III group compared with placebo ($p = 0.04$). If heparin was avoided during the 4-day treatment phase with high-dose antithrombin III ($n = 140$) or placebo ($n = 162$), the treatment effect appeared to be even more pronounced: 28-day mortality rate, 35.7 % vs. 44.4 % (risk ratio, 0.804; 95 % confidence interval, 0.607–1.064); 56-day mortality rate, 39.9 % vs. 52.2 % (risk ratio, 0.764; 95 % confidence interval, 0.593–0.984); 90-day mortality rate, 42.8 % vs. 55.1 % (risk ratio, 0.776; 95 % confidence interval, 0.614–0.986). Like in the overall population, the percentage with any bleeding was increased in patients receiving high-dose antithrombin III compared with placebo. Survival rates were in favor of high-dose antithrombin III in patients both with and without bleeding complications.

Conclusions Treatment with high-dose antithrombin III may increase survival time up to 90 days in patients with severe sepsis and high risk of death. This benefit may even be stronger when concomitant heparin is avoided.

> **Fazit**
>
> Nachdem die KyberSept-Studie keine Beeinflussung der Letalität durch hoch
> dosierte Antithrombingabe ergeben hatte, wurde aus der Patientenpopulation
> der KyberSept-Studie die Subgruppe mit SAPS II Stratum II (mit einem
> Letalitätsrisiko 30–60 %) herausgenommen und analysiert. In dieser Sub-
> gruppe ergab sich eine Verbesserung der Letalität.

13.10   Cocktail aus Hydrokortison, Thimamine und Vitamin C ohne Vorteile bei septischem Schock

(n = 109 Patienten, prospektive und randomisierte Studie)

Fujii T, Luethi N, Young PJ, Frei DR, Eastwood GM, French CJ, Deane AM, Shehabi
Y, Hajjar LA, Oliveira G, Udy AA, Orford N, Edney SJ, Hunt AL, Judd HL, Bitker L,
Cioccari L, Naorungroj T, Yanase F, Bates S, McGain F, Hudson EP, Al-Bassam W,
Dwivedi DB, Peppin C, McCracken P, Orosz J, Bailey M, Bellomo R (2020); VITAMINS
Trial Investigators. Effect of Vitamin C, Hydrocortisone, and Thiamine vs. Hydrocortisone
Alone on Time Alive and Free of Vasopressor Support Among Patients With Septic Shock:
The VITAMINS Randomized Clinical Trial. JAMA. Feb 4;323(5): 423–431.

Importance It is unclear whether vitamin C, hydrocortisone, and thiamine are
more effective than hydrocortisone alone in expediting resolution of septic shock.

Objectives To determine whether the combination of vitamin C, hydrocortisone,
and thiamine, compared with hydrocortisone alone, improves the duration of time
alive and free of vasopressor administration in patients with septic shock.

Design and Setting Multicenter, open-label, randomized clinical trial conducted
in 10 intensive care units in Australia, New Zealand, and Brazil that recruited 216
patients fulfilling the Sepsis-3 definition of septic shock. The first patient was
enrolled on May 8, 2018, and the last on July 9, 2019. The final date of follow-up
was October 6, 2019.

Interventions Patients were randomized to the intervention group (n = 109),
consisting of intravenous vitamin C (1.5 g every 6 h), hydrocortisone (50 mg
every 6 h), and thiamine (200 mg every 12 h), or to the control group (n = 107),
consisting of intravenous hydrocortisone (50 mg every 6 h) alone until shock
resolution or up to 10 days.

Main Outcome Measure The primary trial outcome was duration of time alive and free of vasopressor administration up to day 7. Ten secondary outcomes were prespecified, including 90-day mortality.

Results Among 216 patients who were randomized, 211 provided consent and completed the primary outcome measurement (mean age, 61.7 years [SD, 15.0]; 133 men [63 %]). Time alive and vasopressor free up to day 7 was 122.1 h (interquartile range [IQR], 76.3–145.4 h) in the intervention group and 124.6 h (IQR, 82.1–147.0 h) in the control group; the median of all paired differences was −0.6 h (95 % CI, −8.3 to 7.2 h; P = .83). Of 10 prespecified secondary outcomes, 9 showed no statistically significant difference. Ninety-day mortality was 30/105 (28.6 %) in the intervention group and 25/102 (24.5 %) in the control group (hazard ratio, 1.18; 95 % CI, 0.69–2.00). No serious adverse events were reported.

Conclusions In patients with septic shock, treatment with intravenous vitamin C, hydrocortisone, and thiamine, compared with intravenous hydrocortisone alone, did not significantly improve the duration of time alive and free of vasopressor administration over 7 days. The finding suggests that treatment with intravenous vitamin C, hydrocortisone, and thiamine does not lead to a more rapid resolution of septic shock compared with intravenous hydrocortisone alone.

Fazit

Nach anfänglicher Euphorie über eine Kombinationstherapie von Hydrokortison, Thiamin und Vitamin C haben sowohl Alltagsstudien als auch randomisiert-kontrollierte Studien wie diese hier keine Vorteile des Cocktails gegenüber Hydrokortison alleine ergeben.

13.11 Randomisierte, Plazebo-kontrollierte Untersuchung zum Einsatz des Anti-TNF-Antikörperfragments Afelimomab bei Patienten mit schwerer Sepsis (RAMSES-Studie)

(n = 944 Patienten [davon 446 in eigentlicher Studie], prospektive und randomisierte Studie)

Reinhart K, Menges T, Gardlund B, Harm Zwaveling J, Smithes M, Vincent JL, Tellado JM, Salgado-Remigio A, Zimlichman R, Withington S, Tschaikosky K, Brase R, Damas P, Kupper H, Kempeni J, Eiselstein J, Kaul M (2001) Randomized, placebo-controlled trial of the anti-tumor necrosis factor antibody fragment afelimomab in hyperinflammatory response during severe sepsis: The RAMSES Study. Crit Care Med 29: 765–769.

Objective This study investigated whether treatment with the anti-tumor necrosis factor-alpha monoclonal antibody afelimomab would improve survival in septic patients with serum interleukin (IL)-6 concentrations of >1000 pg/ml.

Design Multicenter, double-blind, randomized, placebo-controlled study.

Setting 84 intensive care units in academic medical centers in Europe and Israel.

Patients A total of 944 septic patients were screened and stratified by the results of a rapid qualitative immunostrip test for serum IL-6 concentrations. Patients with a positive test kit result indicating IL-6 concentrations of >1000 pg/ml were randomized to receive either afelimomab (n = 224) or placebo (n = 222). Patients with a negative IL-6 test (n = 498) were not randomized and were followed up for 28 days.

Interventions Treatment consisted of 15-min infusions of 1 mg/kg afelimomab or matching placebo every 8 h for 3 days. Standard surgical and intensive care therapy was otherwise delivered.

Measurements and Main Results The study was terminated prematurely after an interim analysis estimated that the primary efficacy end points would not be met. The 28-day mortality rate in the nonrandomized patients (39.6 %, 197 of 498) was significantly lower (p<0.001) than that found in the randomized patients (55.8 %, 249 of 446). The mortality rates in the IL-6 test kit positive patients randomized to afelimomab and placebo were similar, 54.0 % (121 of 224) vs. 57.7 % (128 of 222), respectively. Treatment with afelimomab was not associated with any particular adverse events.

Conclusions The IL-6 immunostrip test identified two distinct sepsis populations with significantly different mortality rates. A small (3.7 %) absolute reduction in mortality rate was found in the afelimomab-treated patients. The treatment difference did not reach statistical significance.

Fazit

Nachdem in den 1990-Jahren mehrere randomisierte, plazebokontrollierte Multizenterstudien keine Reduktion der Sepsis-Letalität durch die Gabe von monoklonalen Antikörpern gegen Tumor-Nekrose-Faktor (TNFα) gezeigt hatten, blieb auch die hier angeführte europäische RAMSES-Studie bei septischen Patienten mit erhöhten Interleukin-6-Spiegeln ohne Nachweis einer signifikanten Senkung der Sterblichkeit.

13.12 Wirksamkeit und Sicherheit des monoklonalen Anti-TNF-Antikörperfragments Afelimomab bei Patienten mit schwerer Sepsis und erhöhten Interleukin-6-Spiegeln (MONARCS-Studie)

(n = 998 Patienten, prospektive, randomisierte Studie)

Panacek EA, Marshall JC, Albertson TE, Johnson DH, Johnson S, MacArthur RD, Miller M, Barchuk WT, Fischkoff S, Kaul M, Teoh L, Van Meter L, Daum L, Lemeshow S, Hicklin G, Doig C; Monoclonal Anti-TNF: a Randomized Controlled Sepsis Study Investigators (2004) Efficacy and safety of the monoclonal anti-tumor necrosis factor antibody F(ab')2 fragment afelimomab in patients with severe sepsis and elevated interleukin-6 levels. Crit Care Med 32: 2173–2182.

Objective To evaluate whether administration of afelimomab, an anti-tumor necrosis factor F(ab')2 monoclonal antibody fragment, would reduce 28-day all-cause mortality in patients with severe sepsis and elevated serum levels of IL-6.

Design Prospective, randomized, double-blind, placebo-controlled, multiple-center, phase III clinical trial.

Setting One hundred fifty-seven intensive care units in the United States and Canada.

Patients Subjects were 2634 patients with severe sepsis secondary to documented infection, of whom 998 had elevated interleukin-6 levels.

Interventions Patients were stratified into two groups by means of a rapid qualitative interleukin-6 test kit designed to identify patients with serum interleukin-6 levels above (test positive) or below (test negative) approximately

1000 pg/ml. Of the 2634 patients, 998 were stratified into the test-positive group, 1636 into the test-negative group. They were then randomly assigned 1:1 to receive afelimomab 1 mg/kg or placebo for 3 days and were followed for 28 days. The a priori population for efficacy analysis was the group of patients with elevated baseline interleukin-6 levels as defined by a positive rapid interleukin-6 test result.

Measurements and Main Results In the group of patients with elevated interleukin-6 levels, the mortality rate was 243 of 510 (47.6 %) in the placebo group and 213 of 488 (43.6 %) in the afelimomab group. Using a logistic regression analysis, treatment with afelimomab was associated with an adjusted reduction in the risk of death of 5.8 % (p = 0.041) and a corresponding reduction of relative risk of death of 11.9 %. Mortality rates for the placebo and afelimomab groups in the interleukin-6 test negative population were 234 of 819 (28.6 %) and 208 of 817 (25.5 %), respectively. In the overall population of interleukin-6 test positive and negative patients, the placebo and afelimomab mortality rates were 477 of 1329 (35.9 %) and 421 of 1305 (32.2 %), respectively. Afelimomab resulted in a significant reduction in tumor necrosis factor and interleukin-6 levels and a more rapid improvement in organ failure scores compared with placebo. The safety profile of afelimomab was similar to that of placebo.

Conclusions Afelimomab is safe, biologically active, and well tolerated in patients with severe sepsis, reduces 28-day all-cause mortality, and attenuates the severity of organ dysfunction in patients with elevated interleukin-6 levels.

Fazit

In der nordamerikanischen MONARCS-Studie bewirkte die Gabe des monoklonalen anti-TNF-Antikörperfragments Afelimomab eine signifikante (p = 0,041) Senkung der Sterblichkeit bei septischen Patienten mit erhöhten Interleukin-6-Spiegeln.

13.13 Entwicklung der Mortalität bei septischem Schock

(n = 170 Studien, Metaanalyse)

Bauer M, Gerlach H, Vogelmann T, Preissing F, Stiefel J, Adam D. Mortality in sepsis and septic shock in Europe, North America and Australia between 2009 and 2019- results from a systematic review and meta-analysis. Crit Care. 2020 May 19;24(1): 239.

Background Sepsis and septic shock remain drivers for mortality in critically ill patients. The heterogeneity of the syndrome hinders the generation of reproducible numbers on mortality risks. Consequently, mortality rates range from 15 to 56 %. We aimed to update and extend the existing knowledge from meta-analyses and estimate 30- and 90-day mortality rates for sepsis and septic shock separately, stratify rates by region and study type and assess mortality rates across different sequential organ failure assessment (SOFA) scores.

Methods We performed a systematic review of articles published in PubMed or in the Cochrane Database, between 2009 and 2019 in English language including interventional and observational studies. A meta-analysis of pooled 28/30- and 90-day mortality rated separately for sepsis and septic shock was done using a random-effects model. Time trends were assessed via Joinpoint methodology and for the assessment of mortality rate over different SOFA scores, and linear regression was applied.

Results Four thousand five hundred records were identified. After title/abstract screening, 783 articles were assessed in full text for eligibility. Of those, 170 studies were included. Average 30-day septic shock mortality was 34.7 % (95 % CI 32.6–36.9 %), and 90-day septic shock mortality was 38.5 % (95 % CI 35.4– 41.5 %). Average 30-day sepsis mortality was 24.4 % (95 % CI 21.5–27.2 %), and 90-day sepsis mortality was 32.2 % (95 % CI 27.0–37.5 %). Estimated mortality rates from RCTs were below prospective and retrospective cohort studies. Rates varied between regions, with 30-day septic shock mortality being 33.7 % (95 % CI 31.5–35.9) in North America, 32.5 % (95 % CI 31.7–33.3) in Europe and 26.4 % (95 % CI 18.1–34.6) in Australia. A statistically significant decrease of 30-day septic shock mortality rate was found between 2009 and 2011, but not after 2011. Per 1-point increase of the average SOFA score, average mortality increased by 1.8–3.3 %.

Conclusions Trends of lower sepsis and continuous septic shock mortality rates over time and regional disparities indicate a remaining unmet need for improving sepsis management. Further research is needed to investigate how trends in the burden of disease influence mortality rates in sepsis and septic shock at 30- and 90-day mortality over time.

> **Fazit**
>
> Interessant ist die statistisch signifikante Verbesserung der Mortalität des septischen Schocks zwischen 2009 und 2011. Danach stagnieren die Werte, was darauf hindeutet, dass seither keine substantiellen Verbesserungen der Therapiekonzepte entwickelt werden konnten.

13.14 Mikrozirkulationsmonitoring bei septischem Schock

(n = 637 Patienten, Metaanalyse)

Sharawy N, Mahrous R, Whynot S, George R, Lehmann C (2018). Clinical relevance of early sublingual microcirculation monitoring in septic shock patients. Clin Hemorheol Microcirc. 68(4): 347–359.

Introduction Although microcirculation dysfunction plays unique role in septic shock, translation of microcirculation to clinical practices is limited by current semi-quantities analysis and unclear clinical relevance of microcirculation monitoring. Our aim was to critically evaluate the characteristic nature and relevant clinical important of microcirculation.

Evidence Acquisition Pubmed (2000 to August 2015) were searched to identify observation, case-control, intervention and randomized clinical studies evaluating the relationship between microcirculation alterations and mortality, morbidity and drug responses. The STROBE and CONSORT Statement for assessment of the quality of included studies.

Evidence Synthesis We examined results from 17 observations, 4 randomized controlled trials and one case report published studies. This data set comprised of 637 patients. Early septic shock is associated with hypoperfusion and heterogeneous microcirculation that is associated with hyperlactemia and metabolic acidosis. The evidence on clinical relevance of microcirculation is less striking, mainly due to the limited number of studies and problems related to the methodological protocol of the studies and currently semi-quantitative analysis technique. In particular the baseline and time course of microcirculation alteration appears to be controversial.

Conclusions There is lack of evidences of clinical importance of early microcirculation monitoring and mechanism of microcirculation dysfunction in septic shock patients. This could be due to the methodological protocol of the studies and currently semi-quantitative analysis techniqueConclusion Start.

Fazit

Obwohl die klinische Bedeutung der Mikrozirkulationsstörung bei septischem Schock unumstritten zu sein scheint, zeigt diese Metaanalyse, dass derzeitig vorhandene Monitoringverfahren nicht geeignet erscheinen, therapeutische Interventionen zu gestalten, die eine Outcomeverbesserung bewirken.

13.15 Viszeraler Fettanteil im Gegensatz zum subkutanen Fettanteil korreliert mit schlechterem Outcome bei septischen Patienten

(n = 247 Sepsisfälle mit CT-Abdomen, retrospektive Studie)

Pisitsak C, Lee JG, Boyd JH, Coxson HO, Russell JA, Walley KR (2016) Increased ratio of visceral to subcutaneous adipose tissue in septic patients is associated with adverse outcome. Crit Care Med 44 (11): 1966–1973.

Background Visceral and subcutaneous adipose tissue may contribute differentially to the septic inflammatory response. Accordingly, we tested the hypothesis that the ratio of visceral to subcutaneous adipose tissue is associated with altered sepsis outcome.

Measurements and Main Results We measured the visceral adipose tissue and subcutaneous adipose tissue areas and calculated the visceral adipose tissue-to-subcutaneous adipose tissue ratio. Visceral adipose tissue/subcutaneous adipose tissue was not correlated with body mass index ($r = -0.015$, $p = NS$) and therefore provides additional unique information independent of body mass index. Sepsis patients with higher visceral adipose tissue/subcutaneous adipose tissue had greater 90-day mortality than patients with lower visceral adipose tissue/subcutaneous adipose tissue (log-rank test, linear-by linear association $p < 0.005$). After adjustment for significant covariates using Cox regression, increased visceral adipose tissue/subcutaneous adipose tissue quartile was significantly associated with increased 90-day mortality with hazard ratios of 2.01 (95 % CI, 1.01–3.99) for the third visceral adipose tissue/subcutaneous adipose tissue quartile compared with the first quartile and 2.32 (95 % CI, 1.15–4.69) for the highest visceral adipose tissue/subcutaneous adipose tissue quartile when compared with the first quartile. Increased mortality for patients with higher visceral adipose tissue/subcutaneous adipose tissue was found for both patients with body mass index less than 25 kg/m (p = 0.004) and for body mass index greater than or equal to 25 kg/m (p = 0.023). Furthermore, we found significantly greater need for mechanical ventilation, renal replacement therapy, and ICU stay in patients in the highest visceral adipose tissue/subcutaneous adipose tissue quartile. The ratio of proinflammatory (interleukin-8) to anti-inflammatory (interleukin-10) plasma cytokine levels was greater in patients with higher visceral adipose tissue/subcutaneous adipose tissue than in those with lower visceral adipose tissue/subcutaneous adipose tissue (p = 0.043).

Conclusions Visceral obesity, defined by a high visceral adipose tissue-to-subcutaneous adipose tissue ratio, contributes to adverse outcome in sepsis patients perhaps because of a greater pro- versus anti-inflammatory response.

Fazit

Viszerale Adipositas trägt zu einem schlechteren Outcome bei septischen Patienten bei. Die Art der Fettverteilung (Verteilungsmuster hoher Viszeral- zu Subkutanfettanteil) und nicht das Übergewicht an sich ist dabei von Bedeutung. Dies könnte die teilweise unterschiedlichen Ergebnisse von Beobachtungsstudien erklären, bei denen Übergewicht teilweise, aber nicht immer mit besserem Outcome nach Intensivbehandlung verbunden war.

13.16 Hyperbare Oxygenierung bei nekrotisierender Fasziitis

(n = 45.913 Patienten, retrospektive Studie)

Soh CR, Pietrobon R, Freiberger JJ, Chew ST, Rajgor D, Gandhi M, Shah J, Moon RE (2012) Hyperbaric oxygen therapy in necrotising soft tissue infections: a study of patients in the United States Nationwide Inpatient Sample. Intensive Care Med 38 (7): 1143–1151.

Purpose Necrotising soft tissue infection (NSTI) is a deadly disease associated with a significant risk of mortality and long-term disability from limb and tissue loss. The aim of this study was to determine the effect of hyperbaric oxygen (HBO(2)) therapy on mortality, complication rate, discharge status/location, hospital length of stay and inflation-adjusted hospitalisation cost in patients with NSTI.

Methods This was a retrospective study of 45,913 patients in the Nationwide Inpatient Sample (NIS) from 1988 to 2009.

Results A total of 405 patients received HBO(2) therapy. The patients with NSTI who received HBO(2) therapy had a lower mortality (4.5 vs. 9.4 %, p = 0.001). After adjusting for predictors and confounders, patients who received HBO(2) therapy had a statistically significantly lower risk of dying (odds ratio (OR) 0.49, 95 % confidence interval (CI) 0.29–0.83), higher hospitalisation cost (US $ 52,205 vs. US $ 45,464, p = 0.02) and longer length of stay (LOS) (14.3 days vs. 10.7 days, p < 0.001).

Conclusions This retrospective analysis of HBO(2) therapy in NSTI showed that despite the higher hospitalisation cost and longer length of stay, the statistically significant reduction in mortality supports the use of HBO(2) therapy in NSTI.

Fazit

Obwohl es sich um eine retrospektive Datenbankkohorte handelt, ist diese Studie mit 405 Patienten die größte Erhebung bei einer eher seltenen aber lebensbedrohlichen Erkrankung. Sie zeigt eine statistisch signifikante Reduktion der Sterblichkeit mit hyperbarer Oxygenierung zum Preis erhöhter Kosten und eines verlängerten Krankenhausaufenthalts und kann aufgrund ihres Designs die Fragen nach dem optimalen Therapieregime (Häufigkeit und Intensität der HBO) nicht beantworten.

13.17 Vasopressin bei septischem Schock

(n = 1353 Patienten, Metaanalyse)

Nagendran M, Russell JA, Walley KR, Brett SJ, Perkins GD, Hajjar L, Mason AJ, Ashby D, Gordon AC. Vasopressin in septic shock: an individual patient data meta-analysis of randomised controlled trials. Intensive Care Med. 2019 Jun;45(6): 844–855.

Objective We performed an individual patient data meta-analysis to investigate the possible benefits and harms of vasopressin therapy in adults with septic shock both overall and in pre-defined subgroups.

Methods Our pre-specified study protocol is published on PROSPERO, CRD42017071698. We identified randomised clinical trials up to January 2019 investigating vasopressin therapy versus any other vasoactive comparator in adults with septic shock. Individual patient data from each trial were compiled. Conventional two-stage meta-analyses were performed as well as one-stage regression models with single treatment covariate interactions for subgroup analyses.

Results Four trials were included with a total of 1453 patients. For the primary outcomes, there was no effect of vasopressin on 28-day mortality [relative risk (RR) 0.98, 95 % CI 0.86–1.12] or serious adverse events (RR 1.02, 95 % CI 0.82–1.26). Vasopressin led to more digital ischaemia [absolute risk difference (ARD) 1.7 %, 95 % CI 0.3 %–3.2 %] but fewer arrhythmias (ARD—2.8 %, 95 % CI—0.2 % to—5.3 %). Mesenteric ischaemia and acute coronary syndrome events were similar between groups. Vasopressin reduced the requirement for renal replacement therapy (RRT) (RR 0.86, 95 % CI 0.74–0.99), but this finding was not robust to sensitivity analyses. There were no statistically significant interactions in the pre-defined subgroups (baseline kidney injury severity, baseline lactate, baseline norepinephrine requirement and time to study inclusion).

Conclusions Vasopressin therapy in septic shock had no effect on 28-day mortality although the confidence intervals are wide. It appears safe but with a different side effect profile from norepinephrine. The finding on reduced RRT should be interpreted cautiously. Future trials should focus on long-term outcomes in select patient groups as well as incorporating cost effectiveness analyses regarding possible reduced RRT use.

Fazit

Die Metaanalyse mit insgesamt 1453 Patienten ergab keinen statistisch signifikanten Überlebensvorteil in der Vasopressingruppe. Aufgrund der beobachteten sekundären Wirkungen und Nebenwirkungen kann der Einsatz als individualmedizinische Entscheidung, insbesondere bei hohem Noradrenalinbedarf sinnvoll sein.

13.18 Tägliche Waschung mit Chlorhexidin reduziert die Häufigkeit des Erwerbs von multiresistenten Erregern auf der Intensivstation und die Rate nosokomialer katheterassoziierter Septikämien

(n = 7727 Patienten, prospektive randomisierte multizentrische Studie)

Climo MW, Yokoe DS, Warren DK, Perl TM, Bolon M, Herwaldt LA, Weinstein RA, Sepkowitz KA, Jernigan JA, Sanogo K, Wong ES (2013) Effect of daily chlorhexidine bathing on hospital-acquired infection. N Engl J Med 368 (6): 533–542.

Background Results of previous single-center, observational studies suggest that daily bathing of patients with chlorhexidine may prevent hospital-acquired bloodstream infections and the acquisition of multidrug-resistant organisms (MDROs).

Methods We conducted a multicenter, cluster-randomized, nonblinded cross-over trial to evaluate the effect of daily bathing with chlorhexidine-impregnated washcloths on the acquisition of MDROs and the incidence of hospital-acquired bloodstream infections. Nine intensive care and bone marrow transplantation units in six hospitals were randomly assigned to bathe patients either with no-rinse 2 % chlorhexidine-impregnated washcloths or with nonantimicrobial washcloths for a 6-month period, exchanged for the alternate product during the subsequent 6 months. The incidence rates of acquisition of MDROs and the rates of hospital-acquired bloodstream infections were compared between the two periods by means of Poisson regression analysis.

Results A total of 7727 patients were enrolled during the study. The overall rate of MDRO acquisition was 5.10 cases per 1000 patient-days with chlorhexidine bathing versus 6.60 cases per 1000 patient-days with nonantimicrobial washcloths (p = 0.03), the equivalent of a 23 % lower rate with chlorhexidine bathing. The overall rate of hospital-acquired bloodstream infections was 4.78 cases per 1000 patient-days with chlorhexidine bathing versus 6.60 cases per 1000 patient-days with nonantimicrobial washcloths (p = 0.007), a 28 % lower rate with chlorhexidine-impregnated washcloths. No serious skin reactions were noted during either study period.

Conclusions Daily bathing with chlorhexidine-impregnated washcloths significantly reduced the risks of acquisition of MDROs and development of hospital-acquired bloodstream infections. (Funded by the Centers for Disease Control and Prevention and Sage Products; ClinicalTrials.gov number, NCT00502476.).

Fazit

Die Studie zeigt eine Reduktion der Kolonisation von Intensivpatienten mit multiresistenten Erregern und auch der Rate von Blutstrominfektionen bei täglicher antibakterieller Waschung mit Chlorhexidin. Sie reiht sich damit in eine Serie von Untersuchungen ein, die eine infektions- und kolonisations-präventive Effektivität einer Keimlastreduktionsstrategie, insbesondere in Einrichtungen mit hoher Besiedlungsdichte, zeigen.

13.19 Metaanalyse zu katheterassoziierten Infektionen bei ZVK über die Vena femoralis, Vena jugularis oder Vena subclavia

(n = 17.376, Metaanalyse)

Marik PE, Flemmer M, Harrison W (2012) The risk of catheter-related bloodstream infection with femoral venous catheters as compared to subclavian and internal jugular venous catheters: a systematic review of the literature and meta-analysis. Crit Care Med 40 (8): 2479–2485.

Background Catheter-related bloodstream infections are an important cause of morbidity and mortality in hospitalized patients. Current guidelines recommend that femoral venous access should be avoided to reduce this complication (1 A recommendation). However, the risk of catheter-related bloodstream infections from femoral as compared to subclavian and internal jugular venous catheterization has not been systematically reviewed.

Objective A systematic review of the literature to determine the risk of catheter-related bloodstream infections related to nontunneled central venous catheters inserted at the femoral site as compared to subclavian and internal jugular placement.

Data Sources MEDLINE, Embase, Cochrane Register of Controlled Trials, citation review of relevant primary and review articles, and an Internet search (Google).

Study Selection Randomized controlled trials and cohort studies that reported the frequency of catheter-related bloodstream infections (infections per 1000 catheter days) in patients with nontunneled central venous catheters placed in the femoral site as compared to subclavian or internal jugular placement.

Data Extraction Data were abstracted on study design, study size, study setting, patient population, number of catheters at each insertion site, number of catheter-related bloodstream infections, and the prevalence of deep venous thrombosis. Studies were subgrouped according to study design (cohort and randomized controlled trials). Meta-analytic techniques were used to summarize the data.

Data Synthesis Two randomized controlled trials (1006 catheters) and 8 cohort (16,370 catheters) studies met the inclusion criteria for this systematic review. Three thousand two hundred thirty catheters were placed in the subclavian vein, 10,958 in the internal jugular and 3188 in the femoral vein for a total of 113,652 catheter days. The average catheter-related bloodstream infections density was 2.5 per 1000 catheter days (range 0.6–7.2). There was no significant difference in the risk of catheter-related bloodstream infections between the femoral and subclavian/internal jugular sites in the two randomized controlled trials (i.e., no level 1 A evidence). There was no significant difference in the risk of catheter-related bloodstream infections between the femoral and subclavian sites. The internal jugular site was associated with a significantly lower risk of catheter-related bloodstream infections compared to the femoral site (risk ratio 1.90; 95 % confidence interval 1.21–2.97, p = 0.005, $I^2 = 35$ %). This difference was explained by two of the studies that were statistical outliers. When these two studies were removed from the analysis there was no significant difference in the risk of catheter-related bloodstream infections between the femoral and internal jugular sites (risk ratio 1.35; 95 % confidence interval 0.84–2.19, p = 0.2, I = 0 %). Meta-regression demonstrated a significant interaction between the risk of infection and the year of publication (p = 0.01), with the femoral site demonstrating a higher risk of infection in the earlier studies. There was no significant difference in the risk of catheter-related bloodstream infection between the subclavian and internal jugular sites. The risk of deep venous thrombosis was assessed in the two randomized controlled trials. A meta-analysis of this data demonstrates that there was no difference in the risk of deep venous thrombosis when the femoral site was compared to the subclavian and internal jugular sites combined. There was, however, significant heterogeneity between studies.

Conclusions Although earlier studies showed a lower risk of catheter-related bloodstream infections when the internal jugular was compared to the femoral site, recent studies show no difference in the rate of catheter-related bloodstream infections between the three sites.

> **Fazit**
>
> Diese Metaanalyse stellt den infektionspräventiven Vorteil der ZVK-Anlage über die V. subclavia oder V. jugularis gegenüber der V. femoralis bei Einhaltung maximaler Barrieremaßnahmen bei der Anlage infrage.

13.20 Infektionsrisiko durch Subklaviakatheter

(n = 7857, Metaanalyse)

Parienti JJ, du Cheyron D, Timsit JF, Traoré O, Kalfon P, Mimoz O, Mermel LA (2012) Meta-analysis of subclavian insertion and nontunneled central venous catheter-associated infection risk reduction in critically ill adults. Crit Care Med 40 (5): 1627–1634.

Objective Catheter-associated infections are common, costly, and potentially lethal. The impact of catheter insertion site on infection risk remains controversial. We aimed to establish whether nontunneled central venous catheters inserted in the subclavian vein are associated with lower risk of catheter-associated infection compared to femoral or internal jugular vein insertion.

Data Sources We searched MEDLINE (2000–2011), EMBASE (2000–2011), and Cochrane Library plus meta-analyses, gray literature, reference lists, and articles recommended by experts. Study selection and extraction: We selected peer-reviewed, randomized, or prospective cohort studies with systematic catheter culture using semiquantitative or quantitative catheter culture techniques and data available for catheter-associated infection by insertion site. Two reviewers independently performed study selection, assessed study quality, and extraction. Discrepancies were resolved by discussion and consensus. Outcomes were mean catheter duration and catheter-associated infection expressed as incidence density per 1000 catheter days.

Data Synthesis Ten studies (3250 subclavian, 3053 internal jugular, and 1554 femoral vein) met the inclusion criteria, one of which was randomized (136 subclavian vein and 134 femoral vein). Subclavian vein catheters were left in place significantly longer than alternative catheters (mean difference: 2 days, 95 % confidence interval [0.9–3.1], I = 92 %, p < 0.001). The subclavian vein site was associated with fewer catheter-associated infections (1.3 compared to 2.7 per 1000 catheter days for alternative sites, incidence density ratio 0.50; 95 % confidence interval [0.33–0.74], I = 0 %, p < 0.001). The same was true when comparisons were stratified by alternative sites (subclavian vein vs. internal jugular vein, incidence density ratio 0.46; 95 % confidence interval [0.30–0.70], I = 0 %; subclavian vein vs. femoral vein, incidence density ratio 0.27; 95 % confidence interval [0.15–0.48], I = 31 %).

Conclusion Shortcomings in study design, including channeling, confounding bias, and study heterogeneity, may limit the interpretation of our preliminary study results. Our analysis suggests that the subclavian site may be associated with a lower risk of catheter-associated infection. However, a large, randomized, controlled trial comparing each catheter site complication is warranted before the subclavian site can be unequivocally recommended as a first choice for central venous catheter insertion.

Fazit

Die Infektionsrate stellt sich für die ZVK-Anlage über die V. subclavia in dieser Studie günstiger dar als für die Punktion über die V. jugularis interna oder die V. femoralis. Für die Klinik bleibt die individuelle Nutzen-Risiko-Abwägung einer jeden Punktionsstelle wichtig, wobei katheterassoziierte Infektionen nur ein Faktor sind.

13.21 Beatmung mit niedrigen Atemzugvolumina im Vergleich zu konventionellen Atemzugvolumina bei akutem Lungenversagen und ARDS

(n = 861 Patienten, prospektive und randomisierte Studie)

The Acute Respiratory Distress Syndrome Network (2000) Ventilation with lower tidal volumes as compared with traditional tidal volumes for acute lung injury and the acute respiratory distress syndrome. N Engl J Med 342: 1301–1308.

Background Traditional approaches to mechanical ventilation use tidal volumes of 10 to 15 ml per kilogram of body weight and may cause stretch induced lung injury in patients with acute lung injury and the acute respiratory distress syndrome. We therefore conducted a trial to determine whether ventilation with lower tidal volumes would improve the clinical outcomes in these patients.

Methods Patients with acute lung injury and the acute respiratory distress syndrome were enrolled in a multicenter, randomized trial. The trial compared traditional ventilation treatment, which involved an initial tidal volume of 12 ml per kilogram of predicted body weight and an airway pressure measured after a 0.5-s pause at the end of inspiration (plateau pressure) of 50 cm of water or less, with ventilation with a lower tidal volume, which involved an initial tidal volume of 6 ml per kilogram of predicted body weight and a plateau pressure of 30 cm of water or less. The primary outcomes were death before a patient was discharged home and was breathing without assistance and the number of days without ventilator use from day 1 to day 28.

Results The trial was stopped after the enrollment of 861 patients because mortality was lower in the group treated with lower tidal volumes than in the group treated with traditional tidal volumes (31.0 % vs. 39.8 %, p = 0.007), and the number of days without ventilator use during the first 28 days after randomization was greater in this group (mean [±SD], 12 ± 11 vs. 10 ± 11; p = 0.007). The mean tidal volumes on days 1 to 3 were 6.2 ± 0.8 and 11.8 ± 0.8 ml per kilogram of predicted body weight (p < 0.001), respectively, and the mean plateau pressures were 25 ± 6 and 33 ± 8 cm of water (p < 0.001), respectively.

Conclusions In patients with acute lung injury and the acute respiratory distress syndrome, mechanical ventilation with a lower tidal volume than is traditionally used results in decreased mortality and increases the number of days without ventilator use.

Fazit

Bei Patienten mit akutem Lungenversagen und ARDS senkte die Beatmung mit niedrigen Atemzugvolumina im Vergleich zu konventionellen Zug-volumina die Sterblichkeit. Gleichzeitig reduzierte sich die Zahl der Beatmungstage.

13.22 Höhere versus niedrigere PEEP-Werte bei Patienten mit ARDS

(n = 549 Patienten, prospektive und randomisierte Studie)

The National Heart, Lung, and Blood Institute ARDS Clinical Trials Network (2004) Higher versus lower positive end-expiratory pressures in patients with the acute respiratory distress syndrome. N Engl J Med 351: 327–336.

Background Most patients requiring mechanical ventilation for acute lung injury and the acute respiratory distress syndrome (ARDS) receive positive end-expiratory pressure (PEEP) of 5 to 12 cm of water. Higher PEEP levels may improve oxygenation and reduce ventilator-induced lung injury but may also cause circulatory depression and lung injury from overdistention. We conducted this trial to compare the effects of higher and lower PEEP levels on clinical outcomes in these patients.

Methods We randomly assigned 549 patients with acute lung injury and ARDS to receive mechanical ventilation with either lower or higher PEEP levels, which were set according to different tables of predetermined combinations of PEEP and fraction of inspired oxygen.

Results Mean (±SD) PEEP values on days 1 through 4 were 8.3 ± 3.2 cm of water in the lower-PEEP group and 13.2 ± 3.5 cm of water in the higher-PEEP group ($p < 0.001$). The rates of death before hospital discharge were 24.9 % and 27.5 %, respectively ($p = 0.48$; 95 % confidence interval for the difference between groups, -10.0 to 4.7 %). From day 1 to day 28, breathing was unassisted for a mean of 14.5 ± 10.4 days in the lower-PEEP group and 13.8 ± 10.6 days in the higher-PEEP group ($p = 0.50$).

Conclusions These results suggest that in patients with acute lung injury and ARDS who receive mechanical ventilation with a tidal-volume goal of 6 ml per kilogram of predicted body weight and an end-inspiratory plateau-pressure limit of 30 cm of water, clinical outcomes are similar whether lower or higher PEEP levels are used.

Fazit

Ein niedriges PEEP-Niveau (PEEP $5-12$ cmH$_2$O bei F$_I$O$_2$ $0,3-0,7$) bei der lungenprotektiven Beatmung von Patienten mit ARDS war genauso effektiv wie die Anwendung von hohen PEEP-Werten.

13.23 Rekombinanter Surfactant–Protein-C-basierter Surfactant bei ARDS

(n = 448 Patienten, 2 prospektive und randomisierte Studien)

Spragg RG, Lewis JF, Walmrath HD, Johannigman J, Bellingan G, Laterre PF, Witte MC, Richards GA, Rippin G, Rathgeb F, Häfner D, Taut FJ, Seeger W (2004) Effect of recombinant surfactant protein C-based surfactant on the acute respiratory distress syndrome. N Engl J Med 351: 884–892.

Background Preclinical studies suggest that exogenous surfactant may be of value in the treatment of the acute respiratory distress syndrome (ARDS), and two phase 2 clinical trials have shown a trend toward benefit. We conducted two phase 3 studies of a protein-containing surfactant in adults with ARDS.

Methods In two multicenter, randomized, double-blind trials involving 448 patients with ARDS from various causes, we compared standard therapy alone with standard therapy plus up to four intratracheal doses of a recombinant surfactant protein C-based surfactant given within a period of 24 h.

Results The overall survival rate was 66 % 28 days after treatment, and the median number of ventilator-free days was 0 (68 % range, 0 to 26); there was no significant difference between the groups in terms of mortality or the need for mechanical ventilation. Patients receiving surfactant had a significantly greater improvement in blood oxygenation during the initial 24 h of treatment than patients receiving standard therapy, according to both univariate and multivariate analyses.

Conclusions The use of exogenous surfactant in a heterogeneous population of patients with ARDS did not improve survival. Patients who received surfactant had a greater improvement in gas exchange during the 24-h treatment period than patients who received standard therapy alone, suggesting the potential benefit of a longer treatment course.

Fazit

Die Gabe von exogenem Surfactant bei Patienten mit ARDS ergab zwar eine Verbesserung der Oxygenierung, jedoch keine Verbesserung der Letalität.

13.24 Wirksamkeit und Sicherheit von Kortikosteroiden bei persistierendem ARDS

(n = 180, prospektive und randomisierte Studie)

The National Heart, Lung, and Blood Institute Acute Respiratory Distress Syndrome (ARDS) Clinical Trials Network (2006) Efficacy and Safety of Corticosteroids for Persistent Acute Respiratory Distress Syndrome. N Engl J Med 354: 1671–1684.

Background Persistent acute respiratory distress syndrome (ARDS) is characterized by excessive fibroproliferation, ongoing inflammation, prolonged mechanical ventilation, and a substantial risk of death. Because previous reports suggested that corticosteroids may improve survival, we performed a multicenter, randomized controlled trial of corticosteroids in patients with persistent ARDS.

Methods We randomly assigned 180 patients with ARDS of at least seven days' duration to receive either methylprednisolone or placebo in a double-blind fashion. The primary end point was mortality at 60 days. Secondary end points included the number of ventilator-free days and organ-failure–free days, biochemical markers of inflammation and fibroproliferation, and infectious complications.

Results At 60 days, the hospital mortality rate was 28.6 % in the placebo group (95 % confidence interval, 20.3 to 38.6 %) and 29.2 % in the methylprednisolone group (95 % confidence interval, 20.8 to 39.4 %; p = 1.0); at 180 days, the rates were 31.9 % (95 % confidence interval, 23.2 to 42.0 %) and 31.5 % (95 % confidence interval, 22.8 to 41.7 %; p = 1.0), respectively. Methylprednisolone was associated with significantly increased 60-and 180-day mortality rates among patients enrolled at least 14 days after the onset of ARDS. Methylprednisolone increased the number of ventilator-free and shockfree days during the first 28 days in association with an improvement in oxygenation, respiratory-system compliance, and blood pressure with fewer days of vasopressor therapy. As compared with placebo, methylprednisolone did not increase the rate of infectious complications but was associated with a higher rate of neuromuscular weakness.

Conclusions These results do not support the routine use of methylprednisolone for persistent ARDS despite the improvement in cardiopulmonary physiology. In addition, starting methylprednisolone therapy more than two weeks after the onset of ARDS may increase the risk of death.

Fazit

Diese Studie ergab keine Vorteile einer Methylprednisolongabe bei persistierendem ARDS. Bei Kortikosteroidgabe später als 2 Wochen nach ARDS-Beginn kam es zu einer erhöhten Todesrate in der Therapiegruppe.

13.25 Auswirkung der Bauchlagerung auf die Überlebensrate von Patienten mit akutem Lungenversagen

(n = 304 Patienten, prospektive und randomisierte Studie)

Gattinoni L, Tognoni G, Pesenti A, Taccone P, Mascheroni D, Labarta V, Malacrida R, Di Giulio P, Fumagalli R, Pelosi P, Brazzi L, Latini R; Prone-Supine Study Group (2001) Effect of prone positioning on the survival of patients with acute respiratory failure. N Engl J Med 345: 568–573.

Background Although placing patients with acute respiratory failure in a prone (face down) position improves their oxygenation 60 to 70 % of the time, the effect on survival is not known.

Methods In a multicenter, randomized trial, we compared conventional treatment (in the supine position) of patients with acute lung injury or the acute respiratory distress syndrome with a predefined strategy of placing patients in a prone position for six or more hours daily for 10 days. We enrolled 304 patients, 152 in each group.

Results The mortality rate was 23.0 % during the 10-day study period, 49.3 % at the time of discharge from the intensive care unit, and 60.5 % at 6 months. The relative risk of death in the prone group as compared with the supine group was 0.84 at the end of the study period (95 % confidence interval, 0.56 to 1.27), 1.05 at the time of discharge from the intensive care unit (95 % confidence interval, 0.84 to 1.32), and 1.06 at six months (95 % confidence interval, 0.88 to 1.28). During the study period the mean ($\pm$SD) increase in the ratio of the partial pressure of arterial oxygen to the fraction of inspired oxygen, measured each morning while patients were supine, was greater in the prone than the supine group (63.0 ± 66.8 vs. 44.6 ± 68.2, p = 0.02). The incidence of complications related to positioning (such as pressure sores and accidental extubation) was similar in the two groups.

Conclusions Although placing patients with acute respiratory failure in a prone position improves their oxygenation, it does not improve survival.

Fazit

Obwohl die Bauchlagerung bei Patienten mit akutem Lungenversagen die Oxygenierung verbesserte, ergab sich kein Überlebensvorteil.

13.26 Effekte einer systematischen Bauchlagerung bei akutem hypoxämischem Lungenversagen

(n = 791 Patienten, prospektive und randomisierte Studie)

Guerin C, Gaillard S, Lemasson S, Ayzac L, Girard R, Beuret P, Palmier B, Le QV, Sirodot M, Rosselli S, Cadiergue V, Sainty JM, Barbe P, Combourieu E, Debatty D, Rouffineau J, Ezingeard E, Millet O, Guelon D, Rodriguez L, Martin O, Renault A, Sibille JP, Kaidomar M (2004) Effects of systematic prone positioning in hypoxemic acute respiratory failure: a randomized controlled trial. JAMA 292: 2379–2387.

Context A recent trial showed that placing patients with acute lung injury in the prone position did not increase survival; however, whether those results hold true for patients with hypoxemic acute respiratory failure (ARF) is unclear.

Objective To determine whether prone positioning improves mortality in ARF patients.

Design, Setting, and Patients Prospective, unblinded, multicenter controlled trial of 791 ARF patients in 21 general intensive care units in France using concealed randomization conducted from December 14, 1998, through December 31, 2002. To be included, patients had to be at least 18 years, hemodynamically stable, receiving mechanical ventilation, and intubated and had to have a partial pressure of arterial oxygen (P_aO_2) to fraction of inspired oxygen (F_IO_2) ratio of 300 or less and no contraindications to lying prone.

Interventions Patients were randomly assigned to prone position placement (n = 413), applied as early as possible for at least 8 h per day on standard beds, or to supine position placement (n = 378).

Main Outcome Measures The primary end point was 28-day mortality; secondary end points were 90-day mortality, duration of mechanical ventilation, incidence of ventilator-associated pneumonia (VAP), and oxygenation.

Results The 2 groups were comparable at randomization. The 28-day mortality rate was 32.4 % for the prone group and 31.5 % for the supine group (relative risk [RR], 0.97; 95 % confidence interval [CI], 0.79–1.19; p = 0.77). 90-day mortality for the prone group was 43.3 % vs. 42.2 % for the supine group (RR, 0.98; 95 % CI, 0.84–1.13; p = 0.74). The mean (SD) duration of mechanical ventilation was 13.7 (7.8) days for the prone group vs. 14.1 (8.6) days for the supine group (p = 0.93) and the VAP incidence was 1.66 vs. 2.14 episodes per 100-patients days of intubation, respectively (p = 0.045). The P_aO_2/F_IO_2 ratio was significantly higher in the prone group during the 28-day follow-up. However, pressure sores, selective intubation, and endotracheal tube obstruction incidences were higher in the prone group.

Conclusions This trial demonstrated no beneficial outcomes and some safety concerns associated with prone positioning. For patients with hypoxemic ARF, prone position placement may lower the incidence of VAP.

Fazit

Die systematische Bauchlagerung bei akutem hypoxämischem Lungenversagen verbesserte zwar die Oxygenierung, erbrachte jedoch keine Reduktion der Beatmungsdauer und der Letalität. In der Bauchlagerungsgruppe waren die Dekubitusrate und die Anzahl der Tubusprobleme erhöht.

13.27 Bauchlagerung verringert die Mortalität bei schwerem ARDS

(n = 466, prospektive randomisierte Studie, Rücken- versus Bauchlage)

Guérin C, Reignier J, Richard JC, Beuret P, Gacouin A, Boulain T, Mercier E, Badet M, Mercat A, Baudin O, Clavel M, Chatellier D, Jaber S, Rosselli S, Mancebo J, Sirodot M, Hilbert G, Bengler C, Richecoeur J, Gainnier M, Bayle F, Bourdin G, Leray V, Girard R, Baboi L, Ayzac L; PROSEVA Study Group (2013) Prone positioning in severe acute respiratory distress syndrome. N Engl J Med 368: 2159–2168.

Background Previous trials involving patients with the acute respiratory distress syndrome (ARDS) have failed to show a beneficial effect of prone positioning during mechanical ventilatory support on outcomes. We evaluated the effect of early application of prone positioning on outcomes in patients with severe ARDS.

Methods In this multicenter, prospective, randomized, controlled trial, we randomly assigned 466 patients with severe ARDS to undergo prone-positioning sessions of at least 16 h or to be left in the supine position. Severe ARDS was defined as a ratio of the partial pressure of arterial oxygen to the fraction of inspired oxygen (FiO_2) of less than 150 mmHg, with an FiO_2 of at least 0.6, a positive end-expiratory pressure of at least 5 cm of water, and a tidal volume close to 6 ml per kilogram of predicted body weight. The primary outcome was the proportion of patients who died from any cause within 28 days after inclusion.

Results A total of 237 patients were assigned to the prone group, and 229 patients were assigned to the supine group. The 28-day mortality was 16.0 % in the prone group and 32.8 % in the supine group (p<0.001). The hazard ratio for death with prone positioning was 0.39 (95 % confidence interval [CI], 0.25–0.63). Unadjusted 90-day mortality was 23.6 % in the prone group versus 41.0 % in the supine group (p<0.001), with a hazard ratio of 0.44 (95 % CI, 0.29–0.67). The incidence of complications did not differ significantly between the groups, except for the incidence of cardiac arrests, which was higher in the supine group.

Conclusions In patients with severe ARDS, early application of prolonged prone-positioning sessions significantly decreased 28-day and 90-day mortality.

Fazit

Eine prolongierte Bauchlagerung von 17 ± 3 h verminderte die 28- und 90-Tage-Mortalität bei schwerem ARDS mit einer Hazard-Ratio von 0.42 und 0.48.

13.28 Zielwerte für den Sauerstoffgehalt bei akutem Lungenversagen

(n = 2929, prospektive Multicenterstudie)

Schjørring OL, Klitgaard TL, Perner A, Wetterslev J, Lange T, Siegemund M, Bäcklund M, Keus F, Laake JH, Morgan M, Thormar KM, Rosborg SA, Bisgaard J, Erntgaard AES, Lynnerup AH, Pedersen RL, Crescioli E, Gielstrup TC, Behzadi MT, Poulsen LM, Estrup S, Laigaard JP, Andersen C, Mortensen CB, Brand BA, White J, Jarnvig IL, Møller MH, Quist L, Bestle MH, Schønemann-Lund M, Kamper MK, Hindborg M, Hollinger A, Gebhard CE, Zellweger N, Meyhoff CS, Hjort M, Bech LK, Grøfte T, Bundgaard H, Østergaard LHM, Thyø MA, Hildebrandt T, Uslu B, Sølling CG, Møller-Nielsen N, Brøchner AC, Borup M, Okkonen M, Dieperink W, Pedersen UG, Andreasen AS, Buus L, Aslam TN, Winding RR, Schefold JC, Thorup SB, Iversen SA, Engstrøm J, Kjær MN, Rasmussen BS; HOT-ICU Investigators (2021). Lower or Higher Oxygenation Targets for Acute Hypoxemic Respiratory Failure. N Engl J Med. Apr 8;384(14): 1301–1311.

Background Patients with acute hypoxemic respiratory failure in the intensive care unit (ICU) are treated with supplemental oxygen, but the benefits and harms of different oxygenation targets are unclear. We hypothesized that using a lower target for partial pressure of arterial oxygen (Pao2) would result in lower mortality than using a higher target.

Methods In this multicenter trial, we randomly assigned 2928 adult patients who had recently been admitted to the ICU ($\leq$12 h before randomization) and who were receiving at least 10 L of oxygen per minute in an open system or had a fraction of inspired oxygen of at least 0.50 in a closed system to receive oxygen therapy targeting a Pao2 of either 60 mm Hg (lower-oxygenation group) or 90 mm Hg (higher-oxygenation group) for a maximum of 90 days. The primary outcome was death within 90 days.

Results At 90 days, 618 of 1441 patients (42.9 %) in the lower-oxygenation group and 613 of 1447 patients (42.4 %) in the higher-oxygenation group had died (adjusted risk ratio, 1.02; 95 % confidence interval, 0.94 to 1.11; P$=$0.64). At 90 days, there was no significant between-group difference in the percentage of days that patients were alive without life support or in the percentage of days they were alive after hospital discharge. The percentages of patients who had new episodes of shock, myocardial ischemia, ischemic stroke, or intestinal ischemia were similar in the two groups (P$=$0.24).

Conclusions Among adult patients with acute hypoxemic respiratory failure in the ICU, a lower oxygenation target did not result in lower mortality than a higher target at 90 days. (Funded by the Innovation Fund Denmark and others; HOT-ICU ClinicalTrials.gov number.

Fazit

In dieser großen Studie konnten weder Vorteile noch Nachteile niedriger Zielwerte für den Sauerstoffgehalt im Blut bei Patienten mit akutem Lungenversagen gezeigt werden.

13.29 Dexamethason bei COVID 19

ECOVERY Collaborative Group, Horby P, Lim WS, Emberson JR, Mafham M, Bell JL, Linsell L, Staplin N, Brightling C, Ustianowski A, Elmahi E, Prudon B, Green C, Felton T, Chadwick D, Rege K, Fegan C, Chappell LC, Faust SN, Jaki T, Jeffery K, Montgomery A, Rowan K, Juszczak E, Baillie JK, Haynes R, Landray MJ (2021). Dexamethasone in Hospitalized Patients with Covid-19. N Engl J Med. 2021 Feb 25;384(8): 693–704.

Background Coronavirus disease 2019 (Covid-19) is associated with diffuse lung damage. Glucocorticoids may modulate inflammation-mediated lung injury and thereby reduce progression to respiratory failure and death.

Methods In this controlled, open-label trial comparing a range of possible treatments in patients who were hospitalized with Covid-19, we randomly assigned patients to receive oral or intravenous dexamethasone (at a dose of 6 mg once daily) for up to 10 days or to receive usual care alone. The primary outcome was 28-day mortality. Here, we report the final results of this assessment.

Results A total of 2104 patients were assigned to receive dexamethasone and 4321 to receive usual care. Overall, 482 patients (22.9 %) in the dexamethasone group and 1110 patients (25.7 %) in the usual care group died within 28 days after randomization (age-adjusted rate ratio, 0.83; 95 % confidence interval [CI], 0.75 to 0.93; $P < 0.001$). The proportional and absolute between-group differences in mortality varied considerably according to the level of respiratory support that the patients were receiving at the time of randomization. In the dexamethasone group, the incidence of death was lower than that in the usual care group among patients receiving invasive mechanical ventilation (29.3 % vs. 41.4 %; rate ratio, 0.64; 95 % CI, 0.51 to 0.81) and among those receiving oxygen without invasive mechanical ventilation (23.3 % vs. 26.2 %; rate ratio, 0.82; 95 % CI, 0.72 to 0.94) but not among those who were receiving no respiratory support at randomization (17.8 % vs. 14.0 %; rate ratio, 1.19; 95 % CI, 0.92 to 1.55).

Conclusions In patients hospitalized with Covid-19, the use of dexamethasone resulted in lower 28-day mortality among those who were receiving either invasive mechanical ventilation or oxygen alone at randomization but not among those receiving no respiratory support.

Fazit

Der RECOVERY-Trial gilt zu Recht als "landmark-study" im Rahmen der SARS-CoV2-Pandemie, der die Behandlung vieler COVID 19-Patienten verändert und bewiesen hat, dass auch unter Pandemiebedingungen eine wissenschaftliche Evaluation und sorgfältige Publikation von Behandlungsoptionen möglich ist. Der Einsatz von Dexamenthason nach dem Schema dieser Studie hat dabei den "test of time" bestanden. Dies ist umso wichtiger, angesichts der enttäuschenden Ergebnisse zahlreicher anderer, durch Medien und Politik stark gepushter Therapieversuche von Hydroxychloroquin bis Remdesivir.

13.30   Tägliche Unterbrechung der kontinuierlichen Sedativagabe bei beatmeten Intensivpatienten

(n = 128 Patienten, prospektive und randomisierte Studie)

Kress JP, Pohlman AS, O'Connor MF, Hall JB (2000) Daily interruption of sedative infusions in critically ill patients undergoing mechanical ventilation. N Engl J Med 342: 1471–1477.

Background Continuous infusions of sedative drugs in the intensive care unit may prolong the duration of mechanical ventilation, prolong the length of stay in the intensive care unit and the hospital, impede efforts to perform daily neurologic examinations, and increase the need for tests to assess alterations in mental status. Whether regular interruption of such infusions might accelerate recovery is not known.

Methods We conducted a randomized, controlled trial involving 128 adult patients who were receiving mechanical ventilation and continuous infusions of sedative drugs in a medical intensive care unit. In the intervention group, the sedative infusions were interrupted until the patients were awake, on a daily basis; in the control group, the infusions were interrupted only at the discretion of the clinicians in the intensive care unit.

Results The median duration of mechanical ventilation was 4.9 days in the intervention group, as compared with 7.3 days in the control group (p = 0.004), and the median length of stay in the intensive care unit was 6.4 days as compared with 9.9 days, respectively (p = 0.02). Six of the patients in the intervention group (9 %) underwent diagnostic testing to assess changes in mental status, as compared with 16 of the patients in the control group (27 %, p = 0.02). Complications (e.g., removal of the endotracheal tube by the patient) occurred in three of the patients in the intervention group (4 %) and four of the patients in the control group (7 %, p = 0.88).

Conclusions In patients who are receiving mechanical ventilation, daily interruption of sedative-drug infusions decreases the duration of mechanical ventilation and the length of stay in the intensive care unit.

Fazit

Die tägliche Unterbrechung einer kontinuierlichen Sedativagabe bei Beatmungspatienten reduzierte die Dauer der Beatmung und des Intensivstationsaufenthaltes.

13.31 Auswirkung der Erfassung von Patienten, die spontan atmen können, auf deren Beatmungsdauer

(n = 300 Patienten, prospektive und randomisierte Studie)

Ely EW, Baker AM, Dunagan DP, Burke HL, Smith AC, Kelly PT, Johnson MM, Browder RW, Bowton DL, Haponik EF (1996) Effect on the duration of mechanical ventilation of identifying patients capable of breathing spontaneously. N Engl J Med 335: 1864–1869.

Background Prompt recognition of the reversal of respiratory failure may permit earlier discontinuation of mechanical ventilation, without harm to the patient.

Methods We conducted a randomized, controlled trial in 300 adult patients receiving mechanical ventilation in medical and coronary intensive care units. In the intervention group, patients underwent daily screening of respiratory function by physicians, respiratory therapists, and nurses to identify those possibly capable of breathing spontaneously; successful tests were followed by two-hour trials of spontaneous breathing in those who met the criteria. Physicians were notified when their patients successfully completed the trials of spontaneous breathing. The control subjects had daily screening but no other interventions. In both groups, all clinical decisions, including the decision to discontinue mechanical ventilation, were made by the attending physicians.

Results Although the 149 patients randomly assigned to the intervention group had more severe disease, they received mechanical ventilation for a median of 4.5 days, as compared with 6 days in the 151 patients in the control group ($p = 0.003$). The median interval between the time a patient met the screening criteria and the discontinuation of mechanical ventilation was one day in the intervention group and three days in the control group ($p < 0.001$). Complications—removal of the breathing tube by the patient, reintubation, tracheostomy, and mechanical ventilation for more than 21 days—occurred in 20 % of the intervention group and 41 % of the control group ($p = 0.001$). The number of days of intensive care and hospital care was similar in the two groups. Total costs for the intensive care unit were lower in the intervention group (median, $15,740, vs. $20,890 in the controls, $p = 0.03$); hospital costs were lower, though not significantly so (median, $26,229 and $29,048, respectively; $p = 0.3$).

Conclusions Daily screening of the respiratory function of adults receiving mechanical ventilation, followed by trials of spontaneous breathing in appropriate patients and notification of their physicians when the trials were successful, can reduce the duration of mechanical ventilation and the cost of intensive care and is associated with fewer complications than usual care.

Fazit

Ein Vorgehen nach Protokoll, mit dessen Hilfe Patienten täglich auf ihre Spontanatmungsfähigkeit überprüft wurden, reduzierte die Beatmungsdauer, die Kosten und die Anzahl der Komplikationen.

13.32 Prospektive kontrollierte Studie zur Protokoll-basierten Entwöhnung vom Respirator

($n = 299$ Patienten, prospektive und randomisierte Studie)

Krishnan JA, Moore D, Robeson C, Rand CS, Fessler HE (2004) A prospective, controlled trial of a protocol-based strategy to discontinue mechanical ventilation. Am J Respir Crit Care Med169: 673–678.

Weaning protocols can improve outcomes, but their efficacy may vary with patient and staff characteristics. In this prospective, controlled trial, we compared protocol-based weaning to usual, physician-directed weaning in a closed medical intensive care unit (ICU) with high physician staffing levels and structured, system-based rounds. Adult patients requiring mechanical ventilation for more than 24 h were assigned to usual care (UC) or protocol weaning based on their hospital identification number. Patients assigned to UC (n = 145) were managed at their physicians' discretion. Patients assigned to protocol (n = 154) underwent daily screening and a spontaneous breathing trial by respiratory and nursing staff without physician intervention. There were no significant baseline differences in patient characteristics between groups. The proportion of patients (protocol vs. UC) who successfully discontinued mechanical ventilation (74.7 % vs. 75.2 %, p = 0.92), duration of mechanical ventilation (median [interquartile range]: 60.4 h [28.6–167.0 h] vs. 68.0 h [27.1–169.3 h], p = 0.61), ICU (25.3 % vs. 28.3 %) and hospital mortality (36.4 % vs. 33.1 %), ICU length of stay (115 vs. 146 h), and rates of reinstituting mechanical ventilation (10.3 % vs. 9.0 %) was similar. We conclude that protocol-directed weaning may be unnecessary in a closed ICU with generous physician staffing and structured rounds.

Fazit

Auf einer geschlossenen Intensivstation mit guter ärztlicher Besetzung und strukturierten Patientenvisiten erbrachte die Protokoll-gesteuerte Entwöhnung von der Beatmung keine Vorteile.

13.33 Nicht invasive Beatmung bei respiratorischer Insuffizienz nach Extubation

(n = 221 Patienten, prospektive und randomisierte Studie)

Esteban A, Frutos-Vivar F, Ferguson ND, Arabi Y, Apezteguía C, González M, Epstein SK, Hill NS, Nava S, Soares MA, D'Empaire G, Alía I, Anzueto A (2004) Noninvasive positive-pressure ventilation for respiratory failure after extubation. N Engl J Med 350: 2452–2460.

Background The need for reintubation after extubation and discontinuation of mechanical ventilation is not uncommon and is associated with increased mortality. Noninvasive positivepressure ventilation has been suggested as a promising therapy for patients with respiratory failure after extubation, but a single-center, randomized trial recently found no benefit. We conducted a multi-center, randomized trial to evaluate the effect of noninvasive positive-pressure ventilation on mortality in this clinical setting.

Methods Patients in 37 centers in eight countries who were electively extubated after at least 48 h of mechanical ventilation and who had respiratory failure within the subsequent 48 h were randomly assigned to either noninvasive positive-pressure ventilation by face mask or standard medical therapy.

Results A total of 221 patients with similar baseline characteristics had been randomly assigned to either noninvasive ventilation (114 patients) or standard medical therapy (107 patients) when the trial was stopped early, after an interim analysis. There was no difference between the noninvasive-ventilation group and the standard-therapy group in the need for reintubation (rate of reintubation, 48 % in both groups; relative risk in the noninvasive-ventilation group, 0.99; 95 % confidence interval, 0.76 to 1.30). The rate of death in the intensive care unit was higher in the noninvasive-ventilation group than in the standard-therapy group (25 % vs. 14 %; relative risk, 1.78; 95 % confidence interval, 1.03 to 3.20; p = 0.048), and the median time from respiratory failure to reintubation was longer in the noninvasive-ventilation group (12 h vs. 2 h 30 min, p = 0.02).

Conclusions Noninvasive positive-pressure ventilation does not prevent the need for reintubation or reduce mortality in unselected patients who have respiratory failure after extubation.

Fazit

Die nicht invasive Beatmung verhinderte nicht die Erfordernis zur Reintubation und reduzierte nicht die Letalität bei Patienten mit respiratorischer Insuffizienz nach Extubation.

13.34 Erfolg nicht invasiver Beatmung bei COPD hängt nicht unbedingt von der Größe des Krankenhauses und dem Behandlungsvolumen ab

(n = 13.893 Patienten, retrospektive Kohortenstudie)

Stefan MS, Pekow PS, Shieh MS, Hill NS, Rothberg MB, Fisher KA, Lindenauer PK (2017) Hospital volume and outcomes of noninvasive ventilation in patients hospitalized with an acute exacerbation of chronic obstructive pulmonary disease. Crit Care Med 45 (1): 20–27.

Background To determine the relationship between hospital noninvasive ventilation caseload and outcomes among patients with an acute chronic obstructive pulmonary disease exacerbation.

Measurements and Main Results Annual hospital volume of noninvasive ventilation was analyzed as a continuous variable, as well as after grouping it in four categories. The median hospital annual volume of noninvasive ventilation use was 627 and varied from 234 admissions in quartile 1 to 1529 admissions in quartile 4. Noninvasive ventilation failure occurred in 15.2 %, and in-hospital mortality was 6.5 %. After adjusting for patient characteristics, relative to low-volume hospitals, high-volume hospitals did not have lower noninvasive ventilation failure (odds ratio quartile 4 vs. quartile 1, 1.05; 95 % CI, 0.65–1.68) or in-hospital mortality (odds ratio quartile 4 vs. quartile 1, 0.88; 95 % CI, 0.69–1.12). In a hierarchical multivariable analysis with adjustment for patient characteristics where volume was assessed as a continuous variable, hospital volume was not related to outcomes, including noninvasive ventilation failure (p = 0.87), in-hospital mortality (p = 0.88), 30-day readmission for chronic obstructive pulmonary disease (p = 0.83), or hospital length of stay (p = 0.12).

Conclusions The results of this large retrospective cohort study suggest that hospitals with higher noninvasive ventilation volume do not achieve better outcomes of patients with chronic obstructive pulmonary disease exacerbation treated with noninvasive ventilation; even hospitals with low noninvasive ventilation volume are able to successfully implement this intervention.

Fazit

Nicht invasive Beatmung bei Patienten mit COPD-Exazerbation kann unabhängig von der Krankenhausgröße und dem Behandlungsvolumen sicher und effektiv angewendet werden.

13.35 Humanalbumingabe bei Intensivpatienten

(n = 1419 Patienten, Metaanalyse randomisierter Studien)

Roberts I, Blackhall K, Alderson P, Bunn F, Schierhout G. Human albumin solution for resuscitation and volume expansion in critically ill patients. Cochrane Database Syst Rev. 2011 Nov 9;2011(11):CD001208. https://doi.org/10.1002/14651858.CD001208.pub4. PMID: 22.071.799; PMCID: PMC7055200.

Objective To quantify the effect on mortality of human albumin and plasma protein fraction (PPF) administration in the management of critically ill patients.

Design We searched the Cochrane Injuries Group Specialised Register (searched 31 May 2011), the Cochrane Central Register of Controlled Trials (CENTRAL) (The Cochrane Library 2011, Issue 2), MEDLINE (Ovid) (1948 to week 3 May 2011), EMBASE (Ovid) (1980 to Week 21 2011), CINAHL (EBSCO) (1982 to May 2011), ISI Web of Science: Science Citation Index Expanded (SCI-EXPANDED) (1970 to May 2011), ISI Web of Science: Conference Proceedings Citation Index—Science (CPCI-S) (1990 to May 2011), PubMed (www.ncbi.nlm. nih.gov/sites/entrez/) (searched 10 June 2011, limit: last 60 days). Reference lists of trials and review articles were checked, and authors of identified trials were contacted.

Selection Criteria Randomised controlled trials comparing albumin or PPF with no albumin or PPF or with a crystalloid solution in critically ill patients with hypovolaemia, burns or hypoalbuminaemia.

Data Collection and Analysis We collected data on the participants, albumin solution used, mortality at the end of follow up, and quality of allocation concealment. Analysis was stratified according to patient type.

Results We found 38 trials meeting the inclusion criteria and reporting death as an outcome. There were 1958 deaths among 10,842 trial participants. For hypovolaemia, the relative risk of death following albumin administration was 1.02 (95 % confidence interval (CI) 0.92 to 1.13). This estimate was heavily influenced by the results of the SAFE trial, which contributed 75.2 % of the information (based on the weights in the meta-analysis). For burns, the relative risk was 2.93 (95 % CI 1.28 to 6.72) and for hypoalbuminaemia the relative risk was 1.26 (95 % CI 0.84 to 1.88). There was no substantial heterogeneity between the trials in the various categories (Chi2 = 26.66, df = 31, P = 0.69). The pooled relative risk of death with albumin administration was 1.05 (95 % CI 0.95 to 1.16).

Conclusions For patients with hypovolaemia, there is no evidence that albumin reduces mortality when compared with cheaper alternatives such as saline. There is no evidence that albumin reduces mortality in critically ill patients with burns and hypoalbuminaemia. The possibility that there may be highly selected populations of critically ill patients in which albumin may be indicated remains open to question. However, in view of the absence of evidence of a mortality benefit from albumin and the increased cost of albumin compared to alternatives such as saline, it would seem reasonable that albumin should only be used within the context of well concealed and adequately powered randomised controlled trials.

Fazit

Die Aussage dieser Cochrane-Analyse ergab, dass eine Albumingabe die Letalität bei Intensivpatienten nicht reduzierte. Ob spezielle Patientengruppen von einer gezielten Albumintherapie profitieren könnten, sollte im Rahmen streng kontrollierter, randomisierter Studien geklärt werden. Eine Indikation für den Routineeinsatz von Albumin in der Intensivmedizin ergibt sich nicht.

13.36 Vergleich von Albumin und Kochsalzlösung zur Flüssigkeitssubstitution bei Intensivpatienten (SAFE-Studie)

(n = 6997 Patienten, prospektive und randomisierte Studie)

The SAFE Study Investigators (2004) A comparison of albumin and saline for fluid resuscitation in the intensive care unit. N Engl J Med 350: 2247–2256.

Background It remains uncertain whether the choice of resuscitation fluid for patients in intensive care units (ICUs) affects survival. We conducted a multicenter, randomized, double-blind trial to compare the effect of fluid resuscitation with albumin or saline on mortality in a heterogeneous population of patients in the ICU.

Methods We randomly assigned patients who had been admitted to the ICU to receive either 4 % albumin or normal saline for intravascular-fluid resuscitation during the next 28 days. The primary outcome measure was death from any cause during the 28-day period after randomization.

Results Of the 6997 patients who underwent randomization, 3497 were assigned to receive albumin and 3500 to receive saline; the two groups had similar baseline characteristics. There were 726 deaths in the albumin group, as compared with 729 deaths in the saline group (relative risk of death, 0.99; 95 % confidence interval, 0.91 to 1.09; p = 0.87). The proportion of patients with new single-organ and multiple-organ failure was similar in the two groups (p = 0.85). There were no significant differences between the groups in the mean (±SD) numbers of days spent in the ICU (6.5 ± 6.6 in the albumin group and 6.2 ± 6.2 in the saline group, p = 0.44), days spent in the hospital (15.3 ± 9.6 and 15.6 ± 9.6, respectively; p = 0.30), days of mechanical ventilation (4.5 ± 6.1 and 4.3 ± 5.7, respectively; p = 0.74), or days of renal-replacement therapy (0.5 ± 2.3 and 0.4 ± 2.0, respectively; p = 0.41).

Conclusions In patients in the ICU, use of either 4 % albumin or normal saline for fluid resuscitation results in similar outcomes at 28 days.

Fazit

Diese prospektive und randomisierte australisch-neuseeländische Studie an fast 7000 Patienten ergab keine Reduktion der Letalität von Intensivpatienten unter Humanalbumingabe: die Patientensterblichkeit in der Humanalbumingruppe entsprach derjenigen der Gruppe mit Kochsalzlösung.

13.37 Statine bei ARDS wirkungslos

(n = 1755 Patienten, Metaanalyse)

Nagendran M, McAuley DF, Kruger PS, Papazian L, Truwit JD, Laffey JG, Thompson BT, Clarke M, Gordon AC (2017) Statin therapy for acute respiratory distress syndrome: an individual patient data meta-analysis of randomised clinical trials. Intensive Care Med 43: 663–671.

Background We performed an individual patient data meta-analysis to assess the possible benefits and harms of statin therapy in adults with acute respiratory distress syndrome (ARDS) and to investigate effects in specific ARDS subgroups.

Methods We identified randomised clinical trials up to 31 October 2016 that had investigated statin therapy versus placebo in patients with ARDS. Individual patient data from each trial were compiled. Conventional two-stage meta-analyses were performed for primary and secondary outcomes, and one-stage regression models with single treatment-covariate interactions for subgroup analyses. Risk of bias was assessed using the Cochrane Risk of Bias Tool.

Results Six trials with a total of 1755 patients were included. For the primary outcomes, there was no significant effect of statin therapy on 28-day mortality [relative risk (RR) 1.03, 95 % CI 0.86–1.23], ventilator-free days (mean difference 0.34 days, 95 % CI -0.68 to 1.36) or serious adverse events (RR 1.14, 95 % CI 0.84–1.53). There was a significantly increased incidence of raised serum creatine kinase or transaminase levels with statin therapy (106/879; 12.1 %) versus control (78/876; 8.9 %) (RR 1.40, 95 % CI 1.07–1.83, p = 0.015). There were no significant treatment-covariate interactions in the predefined subgroups investigated.

Conclusions We found no clinical benefit from initiation of statin therapy in adult patients with ARDS, either overall or in predefined subgroups. While there was an increased incidence of raised serum creatine kinase and transaminase levels, there was no difference in serious adverse events among groups. Therefore, we do not recommend initiation of statin therapy for the treatment of ARDS.

Fazit

Diese Metaanalyse zeigt, dass eine neu begonnene Statintherapie zur adjuvanten Behandlung des ARDS nicht wirksam ist. Eine vor der Erkrankung bestehende Statindauertherapie mag hingegen protektive Effektive haben.

13.38 Auswirkungen von Hydroxyethylstärke und Gelatine auf die Nierenfunktion bei schwerer Sepsis

(n = 129 Patienten, prospektive und randomisierte Studie)

Schortgen F, Lacherade JC, Bruneel F, Cattaneo I, Hemery F, Lemaire F, Brochard L (2001) Effects of hydroxyethylstarch and gelatin on renal function in severe sepsis: a multicentre randomised study. Lancet 357: 911–916.

Background Hydroxyethylstarch used for volume restoration in brain-dead kidney donors has been associated with impaired kidney function in the transplant recipients. We undertook a multicentre randomised study to assess the frequency of acute renal failure (ARF) in patients with severe sepsis or septic shock treated with hydroxyethylstarch or gelatin.

Methods Adults with severe sepsis or septic shock were enrolled prospectively in three intensive-care units in France. They were randomly assigned 6 % hydroxyethylstarch (200 kDa, 0.60–0.66 substitution) or 3 % fluid-modified gelatin. The primary endpoint was ARF (a two-fold increase in serum creatinine from baseline or need for renal replacement therapy). Analyses were by intention to treat.

Findings 129 patients were enrolled over 18 months. Severity of illness and serum creatinine (median 143 [IQR 88–203] vs. 114 [91–175] micromol/l) were similar at baseline in the hydroxyethylstarch and gelatin groups. The frequencies of ARF (27/65 [42 %] vs. 15/64 [23 %], p = 0.028) and oliguria (35/62 [56 %] vs. 23/63 [37 %], p = 0.25) and the peak serum creatinine concentration (225 [130–339] vs. 169 [106–273] micromol/l, p = 0.04) were significantly higher in the hydroxyethylstarch group than in the gelatin group. In a multivariate analysis, risk factors for acute renal failure included mechanical ventilation (odds ratio 4.02 [95 % CI 1.37–11.8], p = 0.013) and use of hydroxyethylstarch (2.57 [1.13–5.83], p = 0.026).

Interpretations The use of this preparation of hydroxyethylstarch as a plasma-volume expander is an independent risk factor for ARF in patients with severe sepsis or septic shock.

Fazit

Die Verwendung der in der Studie als Volumenersatzmittel eingesetzten Hydroxyethylstärkelösung erwies sich als unabhängiger Risikofaktor für ein akutes Nierenversagen bei schwerer Sepsis oder septischem Schock. Inzwischen gilt die Gabe von Hydroxyethylstärke bei septischem Schock als kontraindiziert.

13.39 Niedrig dosiertes Dopamin bei Patienten mit beginnender renaler Dysfunktion

(n = 328 Patienten, prospektive und randomisierte Studie)

Australian and New Zealand Intensive Care Society (ANZICS) Clinical Trials Group (2000) Low-dose dopamine in patients with early renal dysfunction: a placebo-controlled randomised trial. Lancet 356: 2139–2143.

Background Low-dose dopamine is commonly administered to critically ill patients in the belief that it reduces the risk of renal failure by increasing renal blood flow. However, these effects have not been established in a large randomised controlled trial, and use of dopamine remains controversial. We have done a multicentre, randomised, double-blind, placebocontrolled study of lowdose dopamine in patients with at least two criteria for the systemic inflammatory response syndrome and clinical evidence of early renal dysfunction (oliguria or increase in serum creatinine concentration).

Methods 328 patients admitted to 23 participating intensive-care units (ICUs) were randomly assigned a continuous intravenous infusion of lowdose dopamine (2 μg kg^{-1} min^{-1}) or placebo administered through a central venous catheter while in the ICU. The primary endpoint was the peak serum creatinine concentration during the infusion. Analyses excluded four patients with major protocol violations.

Findings The groups assigned dopamine (n = 161) and placebo (n = 163) were similar in terms of baseline characteristics, renal function, and duration of trial infusion. There was no difference between the dopamine and placebo groups in peak serum creatinine concentration during treatment (245 [SD 144] vs. 249 [147] micromol/l; p = 0.93), in the increase from baseline to highest value during treatment (62 [107] vs. 66 [108] micromol/l; p=0.82), or in the numbers of patients whose serum creatinine concentration exceeded 300 micromol/l (56 vs. 56; p=0.92) or who required renal replacement therapy (35 vs. 40; p=0.55). Durations of ICU stay (13 [14] vs. 14 [15] days; p=0.67) and of hospital stay (29 [27] vs. 33 [39] days; p=0.29) were also similar. There were 69 deaths in the dopamine group and 66 in the placebo group.

Interpretation Administration of low-dose dopamine by continuous intravenous infusion to critically ill patients at risk of renal failure does not confer clinically significant protection from renal dysfunction.

Fazit

Die kontinuierliche Gabe von niedrig dosiertem Dopamin bei Intensivpatienten mit erhöhtem Risiko für ein Nierenversagen ergab keine Protektion hinsichtlich der Nierenfunktion.

13.40 Auswirkungen unterschiedlicher Filtrationsvolumina bei kontinuierlicher venovenöser Hämofiltration auf die Prognose des akuten Nierenversagens

(n = 425 Patienten, prospektive und randomisierte Studie)

Ronco C, Bellomo R, Homel P, Brendolan A, Dan M, Piccinni P, La Greca G (2000) Effects of different doses in continuous veno-venous haemofiltration on outcomes of acute renal failure: a prospective randomised trial. Lancet 356: 26–30.

Background Continuous veno-venous haemofiltration is increasingly used to treat acute renal failure in critically ill patients, but a clear definition of an adequate treatment dose has not been established. We undertook a prospective randomised study of the impact different ultrafiltration doses in continuous renal replacement therapy on survival.

Methods We enrolled 425 patients, with a mean age of 61 years, in intensive care who had acute renal failure. Patients were randomly assigned ultrafiltration at $20\,ml\,h^{-1}\,kg^{-1}$ (group 1, n=146), $35\,ml\,h^{-1}\,kg^{-1}$ (group 2, n=139), or $45\,ml\,h^{-1}\,kg^{-1}$ (group 3, n=140). The primary endpoint was survival at 15 days after stopping haemofiltration. We also assessed recovery of renal function and frequency of complications during treatment. Analysis was by intention to treat.

Results Survival in group 1 was significantly lower than in groups 2 ($p = 0.0007$) and 3 ($p = 0.0013$). Survival in groups 2 and 3 did not differ significantly ($p = 0.87$). Adjustment for possible confounding factors did not change the pattern of differences among the groups. Survivors in all groups had lower concentrations of blood urea nitrogen before continuous haemofiltration was started than non-survivors. 95 %, 92 %, and 90 % of survivors in groups 1, 2, and 3, respectively, had full recovery of renal function. The frequency of complications was similarly low in all groups.

Interpretation Mortality among these critically ill patients was high, but increase in the rate of ultrafiltration improved survival significantly. We recommend that ultrafiltration should be prescribed according to patient's bodyweight and should reach at least 35 ml h^{-1} kg^{-1}.

Fazit

Bei generell hoher Sterblichkeit in diesem Patientengut führte die Erhöhung des Filtrationsvolumens zu einer Verbesserung der Überlebensquote. Die Autoren empfehlen ein Filtrationsvolumen von mindestens 35 ml/h/kg.

13.41 Intensivierte Insulintherapie bei Intensivpatienten

($n = 1548$ Patienten, prospektive und randomisierte Studie)

Van den Berghe G, Wouters P, Weekers F, Verwaest C, Bruyninckx F, Schetz M, Vlasselaers D, Ferdinande P, Lauwers P, Bouillon R (2001) Intensive insulin therapy in critically ill patients. N Engl J Med 345: 1359–1367.

Background Hyperglycemia and insulin resistance are common in critically ill patients, even if they have not previously had diabetes. Whether the normalization of blood glucose levels with insulin therapy improves the prognosis for such patients is not known.

Methods We performed a prospective, randomized, controlled study involving adults admitted to our surgical intensive care unit who were receiving mechanical ventilation. On admission, patients were randomly assigned to receive intensive insulin therapy (maintenance of blood glucose at a level between 80 and 110 mg per deciliter [4.4 and 6.1 mmol per liter]) or conventional treatment (infusion of insulin only if the blood glucose level exceeded 215 mg per deciliter [11.9 mmol per liter] and maintenance of glucose at a level between 180 and 200 mg per deciliter [10.0 and 11.1 mmol per liter]).

Results At 12 months, with a total of 1548 patients enrolled, intensive insulin therapy reduced mortality during intensive care from 8.0 % with conventional treatment to 4.6 % (p < 0.04, with adjustment for sequential analyses). The benefit of intensive insulin therapy was attributable to its effect on mortality among patients who remained in the intensive care unit for more than five days (20.2 % with conventional treatment, as compared with 10.6 % with intensive insulin therapy, p = 0.005). The greatest reduction in mortality involved deaths due to multiple-organ failure with a proven septic focus. Intensive insulin therapy also reduced overall in-hospital mortality by 34 %, bloodstream infections by 46 %, acute renal failure requiring dialysis or hemofiltration by 41 %, the median number of red-cell transfusions by 50 %, and critical-illness polyneuropathy by 44 %, and patients receiving intensive therapy were less likely to require prolonged mechanical ventilation and intensive care.

Conclusions Intensive insulin therapy to maintain blood glucose at or below 110 mg per deciliter reduces morbidity and mortality among critically ill patients in the surgical intensive care unit.

Fazit

Eine intensivierte Insulintherapie mit einem angestrebten Blutzuckerwert ≤ 110 mg/dl reduzierte die Morbidität und Mortalität bei operativen Intensivpatienten.

13.42 Intensivierte Insulintherapie bei internistischen Intensivpatienten

(n = 1200 Patienten, prospektive und randomisierte Studie)

Van den Berghe G, Wilmer A, Hermans G, Meersseman W, Wouters PJ, Milants I, Van Wijngaerden E, Bobbaers H, Bouillon R (2006) Intensive insulin therapy in the medical ICU. N Engl J Med 354: 449–461.

Background Intensive insulin therapy reduces morbidity and mortality in patients in surgical intensive care units (ICUs), but its role in patients in medical ICUs is unknown.

Methods In a prospective, randomized, controlled study of adult patients admitted to our medical ICU, we studied patients who were considered to need intensive care for at least three days. On admission, patients were randomly assigned to strict normalization of blood glucose levels (80 to 110 mg/dl [4.4 to 6.1 mmol/l]) with the use of insulin infusion or to conventional therapy (insulin administered when the blood glucose level exceeded 215 mg/dl [12 mmol/l], with the infusion tapered when the level fell below 180 mg/dl [10 mmol/l]). There was a history of diabetes in 16.9 % of the patients.

Results In the intention-to-treat analysis of 1200 patients, intensive insulin therapy reduced blood glucose levels but did not significantly reduce in-hospital mortality (40.0 % in the conventional-treatment group vs. 37.3 % in the intensive-treatment group, p = 0.33). However, morbidity was significantly reduced by the prevention of newly acquired kidney injury, accelerated weaning from mechanical ventilation, and accelerated discharge from the ICU and the hospital. Although length of stay in the ICU could not be predicted on admission, among 433 patients who stayed in the ICU for less than three days, mortality was greater among those receiving intensive insulin therapy. In contrast, among 767 patients who stayed in the ICU for three or more days, in-hospital mortality in the 386 who received intensive insulin therapy was reduced from 52.5 to 43.0 % (p = 0.009) and morbidity was also reduced.

Conclusions Intensive insulin therapy significantly reduced morbidity but not mortality among all patients in the medical ICU. Although the risk of subsequent death and disease was reduced in patients treated for three or more days, these patients could not be identified before therapy. Further studies are needed to confirm these preliminary data.

Fazit

Bei internistischen Intensivpatienten bewirkte die intensivierte Insulintherapie keine Reduktion der Letalität. Lediglich bei Patienten, deren Intensivstations-aufenthalt ≥ 3 Tage betrug, war eine Senkung der Sterblichkeit in der Therapie-gruppe zu erkennen.

•

13.43 Intensivierte und konventionelle Insulintherapie bei Patienten im septischen Schock

(n = 6104 Patienten, prospektive und randomisierte Studie)

The NICE-SUGAR Study Investigators, Finfer S, Chittock DR, Su SY, Blair D, Foster D, Dhingra V, Bellomo R, Cook D, Dodek P, Henderson WR, Hébert PC, Heritier S, Heyland DK, McArthur C, McDonald E, Mitchell I, Myburgh JA, Norton R, Potter J, Robinson BG, Ronco JJ (2009) Intensive versus conventional glucose control in critically Ill patients. N Engl J Med 360: 1283–1297.

Background The optimal target range for blood glucose in critically ill patients remains unclear.

Methods Within 24 h after admission to an intensive care unit (ICU), adults who were expected to require treatment in the ICU on 3 or more consecutive days were randomly assigned to undergo either intensive glucose control, with a target blood glucose range of 81 to 108 mg per deciliter (4.5 to 6.0 mmol per liter), or conventional glucose control, with a target of 180 mg or less per deciliter (10.0 mmol or less per liter). We defined the primary end point as death from any cause within 90 days after randomization.

Results Of the 6104 patients who underwent randomization, 3054 were assigned to undergo intensive control and 3050 to undergo conventional control; data with regard to the primary outcome at day 90 were available for 3010 and 3012 patients, respectively. The two groups had similar characteristics at baseline. A total of 829 patients (27.5 %) in the intensive-control group and 751 (24.9 %) in the conventional-control group died (odds ratio for intensive control, 1.14; 95 % confidence interval, 1.02 to 1.28; p = 0.02). The treatment effect did not differ significantly between operative (surgical) patients and nonoperative (medical) patients (odds ratio for death in the intensive-control group, 1.31 and 1.07, respectively; p = 0.10). Severe hypoglycemia (blood glucose level, < or = 40 mg per deciliter [2.2 mmol per liter]) was reported in 206 of 3016 patients (6.8 %) in the intensive-control group and 15 of 3014 (0.5 %) in the conventional-control group (p < 0.001). There was no significant difference between the two treatment groups in the median number of days in the ICU (p = 0.84) or hospital (p = 0.86) or the median number of days of mechanical ventilation (p = 0.56) or renal-replacement therapy (p = 0.39).

Conclusions In this large, international, randomized trial, we found that intensive glucose control increased mortality among adults in the ICU: a blood glucose target of 180 mg or less per deciliter resulted in lower mortality than did a target of 81 to 108 mg per deciliter. (ClinicalTrials.gov number, NCT00220987.)

Fazit

Die 90-Tage-Mortalität der intensiv therapierten Patienten mit einem Zielwert unter 108 mg/dl Blutglukose war höher, und es traten häufiger Hypoglykämien unter 40 mg/dl Blutzucker auf als bei Patienten, die mit Insulin und einem Zielwert unter 180 mg/dl Blutglukose behandelt wurden. Ein Zielwert der Blutglukose unter 108 mg/dl kann nicht empfohlen werden.

13.44 Schwankungsbreite der Abweichung von normoglykämen Blutzuckerwerten und Mortalität bei Intensivpatienten

(n = 194.772, retrospektive Beobachtungsstudie)

Badawi O, Waite MD, Fuhrman SA, Zuckerman ICH (2012) Association between intensive care unit-acquired dysglycemia and in-hospital mortality. Crit Care Med 40 (12): 3180–3188.

Objective Our objective was to quantify the association between intensive care unit-acquired dysglycemia (hyperglycemia, hypoglycemia, and high variability) and in-hospital mortality.

Design Retrospective, observational study.

Setting eICU Research Institute participating hospitals with an active tele-ICU program between January 1, 2008, and September 30, 2010, representing 784,392 adult intensive care unit patients.

Patients A total of 194,772 patients met inclusion criteria with an intensive care unit length of stay >48 h.

Measurements and Results Acute Physiology and Chronic Health Evaluation IV standardized mortality ratios were calculated for dysglycemia present at admission and acquired in the intensive care unit. Intensive care unit-acquired dysglycemia was modeled using multivariable modified Poisson regression to account for confounding not incorporated in Acute Physiology and Chronic Health Evaluation. Dysglycemia severity was assessed by the relative risk of in-hospital mortality associated with the maximum, time-weighted average daily glucose; lowest glucose value throughout the intensive care unit stay; and quintiles of variability (coefficient of variation). The association of duration beyond thresholds of dysglycemia on mortality was also modeled. The adjusted relative risk (95 % confidence interval) of mortality for the maximum intensive care unit average daily glucose was 1.13 (1.04–1.58), 1.43 (1.30–1.58), 1.63 (1.47–1.81), 1.76 (1.55–1.99), and 1.89 (1.62–2.19) for 110–150 mg/dl, 151–180 mg/dl, 180–240 mg/dl, 240–300 mg/dl, and > 300 mg/dl, respectively, compared to patients whose highest average daily glucose was 80–110 mg/dl. The relative risk of mortality for the lowest glucose value was 1.67 (1.37–2.03), 1.53 (1.37–1.70), 1.12 (1.04–1.21), and 1.06 (1.01–1.11) for < 20 mg/dl, 20–40 mg/dl, 40–60 mg/dl, and 60–80 mg/dl, respectively, compared to patients whose lowest value was 80–110 mg/dl. The relative risk of mortality increased with greater duration of hyperglycemia and with increased variability. The relative risk for the highest compared to lowest quintile of variability was 1.61 (1.47–1.78). The association of duration of hyperglycemia on mortality was more pronounced with more severe hyperglycemia.

Conclusions The risk of mortality progressively increased with severity and duration of deviation from euglycemia and with increased variability. These data suggest that severe intensive care unit-acquired hyperglycemia, hypoglycemia, and variability are associated with similar risks of mortality.

Fazit

Abweichungen von normoglykämen Werten während des Intensivaufenthaltes sind mit einer erhöhten Mortalität verbunden, wobei die Schwere und das Ausmass der Schwankungen von Bedeutung sind.

13.45 Effekte der selektiven Darmdekontamination auf die Sterblichkeit und das Auftreten resistenter Keime auf der Intensivstation

(n = 934 Patienten, prospektive und randomisierte Studie)

De Jonge E, Schultz MJ, Spanjaard L, Bossuyt PM, Vroom MB, Dankert J, Kesecioglu J (2003) Effects of selective decontamination of digestive tract on mortality and acquisition of resistant bacteria in intensive care: a randomised controlled trial. Lancet 362: 1011–1016.

Background Selective decontamination of the digestive tract (SDD) is an infection-prevention regimen used in critically ill patients. We assessed the effects of SDD on intensive-care-unit (ICU) and hospital mortality, and on the acquisition of resistant bacteria in adult patients admitted to intensive care.

Methods We did a prospective, controlled, randomised, unblinded clinical trial. 934 patients admitted to a surgical and medical ICU were randomly assigned oral and enteral polymyxin E, tobramycin, and amphotericin B combined with an initial 4-day course of intravenous cefotaxime (SDD group n = 466), or standard treatment (controls n = 468). Primary endpoints were ICU and hospital mortality and the acquisition of resistant bacteria.

Findings In the SDD group 69 (15 %) patients died in the ICU compared with 107 (23 %) in the control group (p = 0.002). Hospital mortality was lower in the SDD groups than in the control group (113 [24 %] vs. 146 [31 %], p = 0.02). During their stay in intensive care, colonisation with gram-negative bacteria resistant to ceftazidime, ciprofloxacin, imipenem, polymyxin E, or tobramycin occurred in 61 (16 %) of 378 SDD patients and in 104 (26 %) of 395 patients in the control group (p = 0.001). Colonisation with vancomycin-resistant enterococcus occurred in five (1 %) SDD patients and in four (1 %) controls (p = 1.0). No patient in either group was colonised with meticillin-resistant Staphylococcus aureus.

Interpretation In a setting with low prevalence of vancomycin-resistant enterococcus and meticillin-resistant S. aureus, SDD can decrease ICU and hospital mortality and colonisation with resistant gram-negative aerobic bacteria.

Fazit

Die selektive Darmdekontamination (SDD) reduzierte sowohl die Intensivstations- als auch die Krankenhausletalität. Auch die Kolonisation mit resistenten gramnegativen Aerobiern war signifikant vermindert. Allerdings wurde die Untersuchung in einem Intensivbereich mit niedriger Prävalenz von resistenten Enterokokken und Staphylokokken durchgeführt.

13.46 Selektive Darmdekontamination bei intubierten Intensivpatienten

(n = 5939 Patienten, prospektive und randomisierte Studie)

de Smet AM, Kluytmans JA, Cooper BS, Mascini EM, Benus RF, van der Werf TS, van der Hoeven JG, Pickkers P, Bogaers-Hofman D, van der Meer NJ, Bernards AT, Kuijper EJ, Joore JC, Leverstein-van Hall MA, Bindels AJ, Jansz AR, Wesselink RM, de Jongh BM, Dennesen PJ, van Asselt GJ, te Velde LF, Frenay IH, Kaasjager K, Bosch FH, van Iterson M, Thijsen SF, Kluge GH, Pauw W, de Vries JW, Kaan JA, Arends JP, Aarts LP, Sturm PD, Harinck HI, Voss A, Uijtendaal EV, Blok HE, Thieme Groen ES, Pouw ME, Kalkman CJ, Bonten MJ (2009) Decontamination of the digestive tract and oropharynx in ICU patients. N Engl J Med 360: 20–31.

Background Selective digestive tract decontamination (SDD) and selective oro-pharyngeal decontamination (SOD) are infection-prevention measures used in the treatment of some patients in intensive care, but reported effects on patient outcome are conflicting.

Methods We evaluated the effectiveness of SDD and SOD in a crossover study using cluster randomization in 13 intensive care units (ICUs), all in The Netherlands. Patients with an expected duration of intubation of more than 48 h or an expected ICU stay of more than 72 h were eligible. In each ICU, three regimens (SDD, SOD, and standard care) were applied in random order over the course of 6 months. Mortality at day 28 was the primary end point. SDD consisted of 4 days of intravenous cefotaxime and topical application of tobra-mycin, colistin, and amphotericin B in the oropharynx and stomach. SOD consisted of oropharyngeal application only of the same antibiotics. Monthly point-prevalence studies were performed to analyze antibiotic resistance.

Results A total of 5939 patients were enrolled in the study, with 1990 assigned to standard care, 1904 to SOD, and 2045 to SDD; crude mortality in the groups at day 28 was 27.5 %, 26.6 %, and 26.9 %, respectively. In a random-effects logistic-regression model with age, sex, Acute Physiology and Chronic Health Evaluation (APACHE II) score, intubation status, and medical specialty used as covariates, odds ratios for death at day 28 in the SOD and SDD groups, as compared with the standard-care group, were 0.86 (95 % confidence interval [CI], 0.74 to 0.99) and 0.83 (95 % CI, 0.72 to 0.97), respectively.

Conclusions In an ICU population in which the mortality rate associated with standard care was 27.5 % at day 28, the rate was reduced by an estimated 3.5 % points with SDD and by 2.9 % points with SOD. (Controlled Clinical Trials number, ISRCTN35176830.)

Fazit

Die rein orale Darmdekontamination war ähnlich effektiv wie die kombiniert intravenöse und orale Dekontamination bei Patienten, die für mindestens 48 h intubiert waren. Der Einfluss auf die Mortalität konnte allerdings erst nach Korrektur von Kovariablen als statistisch signifikant nachgewiesen werden.

13.47 Nasogastrale oder nasojejunale Ernährung beim Intensivpatienten

(n = 181 Patienten, randomisierte, kontrollierte Studie)

Davies AR, Morrison SS, Bailey MJ, Bellomo R, Cooper DJ, Doig GS, Finfer SR, Heyland DK; ENTERIC Study Investigators; ANZICS Clinical Trials Group (2012) A multicenter, randomized controlled trial comparing early nasojejunal with nasogastric nutrition in critical illness. Crit Care Med 40 (8): 2342–2348.

Objective Current guidelines recommend enteral nutrition in critically ill adults; however, poor gastric motility often prevents nutritional targets being met. We hypothesized that early nasojejunal nutrition would improve the delivery of enteral nutrition.

Design Prospective, randomized, controlled trial.

Setting and Patients Seventeen multidisciplinary, closed, medical/surgical, intensive care units in Australia. One hundred and eighty-one mechanically ventilated adults who had elevated gastric residual volumes within 72 h of intensive care unit admission.

Interventions Patients were randomly assigned to receive early nasojejunal nutrition delivered via a spontaneously migrating frictional nasojejunal tube, or to continued nasogastric nutrition.

Measurements and Results The primary outcome was the proportion of the standardized estimated energy requirement that was delivered as enteral nutrition. Secondary outcomes included incidence of ventilator-associated pneumonia, gastrointestinal hemorrhage, and in-hospital mortality rate. There were 92 patients assigned to early nasojejunal nutrition and 89 to continued nasogastric nutrition. Baseline characteristics were similar. Nasojejunal tube placement into the small bowel was confirmed in 79 (87 %) early nasojejunal nutrition patients after a median of 15 (interquartile range 7–32) hrs. The proportion of targeted energy delivered from enteral nutrition was 72 % for the early nasojejunal nutrition and 71 % for the nasogastric nutrition group (mean difference 1 %, 95 % confidence interval −3 % to 5 %, p = 0.66). Rates of ventilator-associated pneumonia (20 % vs. 21 %, p = 0.94), vomiting, witnessed aspiration, diarrhea, and mortality were similar. Minor, but not major, gastrointestinal hemorrhage was more common in the early nasojejunal nutrition group (12 [13 %] vs. 3 [3 %], p = 0.02).

Conclusion In mechanically ventilated patients with mildly elevated gastric residual volumes and already receiving nasogastric nutrition, early nasojejunal nutrition did not increase energy delivery and did not appear to reduce the frequency of pneumonia. The rate of minor gastrointestinal hemorrhage was increased. Routine placement of a nasojejunal tube in such patients is not recommended.

Fazit

Die Studie ergibt keine Vorteile für eine routinemäßige gastrojejunale Sonden-anlage zur frühenteralen Ernährung. Diese sollten Problemfällen unter nasogastraler Ernährungstherapie vorbehalten bleiben.

13.48 Zunahme der Sterblichkeit nach Gabe von Wachstumshormon bei Intensivpatienten

(n = 247 und 285 Patienten, prospektive und randomisierte Studien)

Takala J, Ruokonen E, Webster NR, Nielsen MS, Zandstra DF, Vundelinckx G, Hinds CJ (1999) Increased mortality associated with growth hormone treatment in critically ill adults. N Engl J Med 341: 785–792.

Background The administration of growth hormone can attenuate the catabolic response to injury, surgery, and sepsis. However, the effect of high doses of growth hormone on the length of stay in intensive care and in the hospital, the duration of mechanical ventilation, and the outcome in critically ill adults who are hospitalized for long periods is not known.

Methods We carried out two prospective, multicenter, double-blind, randomized, placebo-controlled trials in parallel involving 247 Finnish patients and 285 patients in other European countries who had been in an intensive care unit for 5 to 7 days and who were expected to require intensive care for at least 10 days. The patients had had cardiac surgery, abdominal surgery, multiple trauma, or acute respiratory failure. The patients received either growth hormone (mean [±SD] daily dose, 0.10±0.02 mg per kilogram of body weight) or placebo until discharge from intensive care or for a maximum of 21 days.

Results The in-hospital mortality rate was higher in the patients who received growth hormone than in those who did not (p<0.001 for both studies). In the Finnish study, the mortality rate was 39 % in the growth hormone group, as compared with 20 % in the placebo group. The respective rates in the multinational study were 44 % and 18 %. The relative risk of death for patients receiving growth hormone was 1.9 (95 % confidence interval, 1.3 to 2.9) in the Finnish study and 2.4 (95 % confidence interval, 1.6 to 3.5) in the multinational study. Among the survivors, the length of stay in intensive care and in the hospital and the duration of mechanical ventilation were prolonged in the growth hormone group.

Conclusions In patients with prolonged critical illness, high doses of growth hormone are associated with increased morbidity and mortality.

Fazit

Bei Intensivpatienten mit längerem Intensivstationsaufenthalt führten hohe Dosen von Wachstumshormon zu einer erhöhten Morbidität und Mortalität.

13.49 Multizentrische, randomisierte, kontrollierte klinische Studie zur Evaluierung des Transfusionsbedarfes bei Intensivpatienten

(n = 838 Patienten, prospektive und randomisierte Studie)

Hébert PC, Wells G, Blajchman MA, Marshall J, Martin C, Pagliarello G, Tweeddale M, Schweitzer I, Yetisir E, and the Transfusion Requirements in Critical Care Investigators for the Canadian Critical Care Trials Group (1999) A multicenter, randomized, controlled clinical trial of transfusion requirements in critical care. N Engl J Med 340: 409–417.

Background To determine whether a restrictive strategy of red-cell transfusion and a liberal strategy produced equivalent results in critically ill patients, we compared the rates of death from all causes at 30 days and the severity of organ dysfunction.

Methods We enrolled 838 critically ill patients with euvolemia after initial treatment who had hemoglobin concentrations of less than 9.0 g per deciliter within 72 h after admission to the intensive care unit and randomly assigned 418 patients to a restrictive strategy of transfusion, in which red cells were transfused if the hemoglobin concentration dropped below 7.0 g per deciliter and hemoglobin concentrations were maintained at 7.0 to 9.0 g per deciliter, and 420 patients to a liberal strategy, in which transfusions were given when the hemoglobin concentration fell below 10.0 g per deciliter and hemoglobin concentrations were maintained at 10.0 to 12.0 g per deciliter.

Results Overall, 30-day mortality was similar in the two groups (18.7 % vs. 23.3 %, p = 0.11). However, the rates were significantly lower with the restrictive transfusion strategy among patients who were less acutely ill—those with an Acute Physiology and Chronic Health Evaluation II score of ≤ 20 (8.7 % in the restrictive-strategy group and 16.1 % in the liberal-strategy group; p = 0.03)— and among patients who were less than 55 years of age (5.7 % and 13.0 %, respectively; p = 0.02), but not among patients with clinically significant cardiac disease (20.5 % and 22.9 %, respectively; p = 0.69). The mortality rate during hospitalization was significantly lower in the restrictive strategy group (22.3 % vs. 28.1 %, p = 0.05).

Conclusions A restrictive strategy of red-cell transfusion is at least as effective as and possibly superior to a liberal transfusion strategy in critically ill patients, with the possible exception of patients with acute myocardial infarction and unstable angina.

Fazit

Eine restriktive Transfusionsstrategie bei Intensivpatienten war mindestens ebenso effektiv, wenn nicht besser im Vergleich zu einer großzügigen Verfahrensweise. Mögliche Ausnahmen hiervon waren Patienten mit akutem Myokardinfarkt und instabiler Angina pectoris.

13.50 Bluttransfusion bei älteren Patienten mit akutem Myokardinfarkt

(n = 78.974 Patienten, retrospektive Studie)

Wu WC, Rathore SS, Wang Y, Radford MJ, Krumholz HM (2001) Blood transfusion in elderly patients with acute myocardial infarction. N Engl J Med 345: 1230–1236.

Background Anemia may have adverse effects in patients with coronary artery disease. However, the benefit of blood transfusion in elderly patients with acute myocardial infarction and various degrees of anemia is uncertain.

Methods We conducted a retrospective study of data on 78,974 Medicare beneficiaries 65 years old or older who were hospitalized with acute myocardial infarction. Patients were categorized according to the hematocrit on admission (5.0 to 24.0 %, 24.1 to 27.0 %, 27.1 to 30.0 %, 30.1 to 33.0 %, 33.1 to 36.0 %, 36.1 to 39.0 %, or 39.1 to 48.0 %), and data were evaluated to determine whether there was an association between the use of transfusion and 30-day mortality.

Results Patients with lower hematocrit values on admission had higher 30-day mortality rates. Blood transfusion was associated with a reduction in 30-day mortality among patients whose hematocrit on admission fell into the categories ranging from 5.0 to 24.0 % (adjusted odds ratio, 0.22; 95 % confidence intervai, 0.11 to 0.45) to 30.1 to 33.0 % (adjusted odds ratio, 0.69; 95 % confidence interval, 0.53 to 0.89). It was not associated with a reduction in 30-day mortality among those whose hematocrit values fell in the higher ranges. In one of seven subgroup analyses (among patients who survived at least two days), transfusion was not associated with a reduction in mortality for patients with hematocrit values of 30.1 % or higher.

Conclusions Blood transfusion is associated with a lower short-term mortality rate among elderly patients with acute myocardial infarction if the hematocrit on admission is 30.0 % or lower and may be effective in patients with a hematocrit as high as 33.0 % on admission.

Fazit

Eine Bluttransfusion war mit einer niedrigeren 30-Tage-Sterblichkeit bei älteren Patienten mit akutem Myokardinfarkt vergesellschaftet, wenn der

Ausgangshämatokrit 30 % oder niedriger war. Auch im Bereich bis zu einem Hämatokrit von 33 % waren noch positive Auswirkungen einer Transfusion zu registrieren.

13.51 Restriktives versus liberales Bluttransfusionsregime im Kontext der zugrunde liegenden Erkrankung

(n > 10.000, Metaanalyse von 31 prospektiven randomisierten Studien)

Hovaguimian F, Myles PS (2016) Restrictive versus liberal transfusion strategy in the perioperative and acute care settings: a context-specific systematic review and meta-analysis of randomized controlled trials. Anesthesiol 125: 46–61.

Background Blood transfusions are associated with morbidity and mortality. However, restrictive thresholds could harm patients less able to tolerate anemia. Using a context-specific approach (according to patient characteristics and clinical settings), the authors conducted a systematic review to quantify the effects of transfusion strategies.

Methods The authors searched MEDLINE, EMBASE, CENTRAL, and grey literature sources to November 2015 for randomized controlled trials comparing restrictive versus liberal transfusion strategies applied more than 24 h in adult surgical or critically ill patients. Data were independently extracted. Risk ratios were calculated for 30-day complications, defined as inadequate oxygen supply (myocardial, cerebral, renal, mesenteric, and peripheral ischemic injury; arrhythmia; and unstable angina), mortality, composite of both, and infections. Statistical combination followed a context-specific approach. Additional analyses explored transfusion protocol heterogeneity and cointerventions effects.

Results Thirty-one trials were regrouped into five context-specific risk strata. In patients undergoing cardiac/vascular procedures, restrictive strategies seemed to increase the risk of events reflecting inadequate oxygen supply (risk ratio [RR], 1.09; 95 % CI, 0.97 to 1.22), mortality (RR, 1.39; 95 % CI, 0.95 to 2.04), and composite events (RR, 1.12; 95 % CI, 1.01 to 1.24, 3322, 3245, and 3322 patients, respectively). Similar results were found in elderly orthopedic patients (inadequate oxygen supply: RR, 1.41; 95 % CI, 1.03 to 1.92; mortality: RR, 1.09; 95 % CI, 0.80 to 1.49; composite outcome: RR, 1.24; 95 % CI, 1.00

to 1.54, 3465, 3546, and 3749 patients, respectively), but not in critically ill patients. No difference was found for infections, although a protective effect may exist. Risk estimates varied with successful/unsuccessful transfusion protocol implementation.

Conclusions Restrictive transfusion strategies should be applied with caution in high-risk patients undergoing major surgery.

Fazit

Bei Patienten, die kardiovaskulären Operationen, und älteren Patienten, die orthopädischen Operationen unterzogen wurden, hatte ein restriktives Transfusionsregime eine Erhöhung der Mortalität zur Folge, während bei septischen Patienten kein Unterschied zwischen liberalem oder restriktivem Regime gefunden werden konnte. Daher sollte bei Hochrisikopatienten, die sich großen Eingriffen unterziehen müssen, nur mit Vorsicht ein restriktives Transfusionsregime angewendet und stattdessen eher mit einem liberalen Transfusionstrigger gearbeitet werden.

13.52 Ergebnisse nach Einführung der Leukozytendepletion bei Transfusion von Erythrozytenkonzentraten in Kanada

(n = 14.786 Patienten, retrospektive Studie)

Hébert PC, Fergusson D, Blajchman MA, Wells GA, Kmetic A, Coyle D, Heddle N, Germain M, Goldman M, Toye B, Schweitzer I, van Walraven C, Devine D, Sher GD; Leukoreduction Study Investigators (2003) Clinical outcomes following institution of the Canadian universal leukoreduction program for red blood cell transfusions. JAMA 289: 1941–1949.

Context A number of countries have implemented a policy of universal leukoreduction of their blood supply, but the potential role of leukoreduction in decreasing postoperative mortality and infection is unclear.

Objective To evaluate clinical outcomes following adoption of a national universal prestorage leukoreduction program for blood transfusions.

Design, Setting, and Population Retrospective before-and-after cohort study conducted from August 1998 to August 2000 in 23 academic and community hospitals throughout Canada, enrolling 14,786 patients who received red blood cell transfusions following cardiac surgery or repair of hip fracture, or who required intensive care following a surgical intervention or multiple trauma.

Intervention Universal prestorage leukoreduction program introduced by 2 Canadian blood agencies. A total of 6982 patients were enrolled during the control period and 7804 patients were enrolled following prestorage leukoreduction.

Main Outcome Measures All-cause in-hospital mortality and serious nosocomial infections (pneumonia, bacteremia, septic shock, all surgical site infections) occurring after first transfusion and at least 2 days after index procedure or intensive care unit admission. Secondary outcomes included rates of posttransfusion fever and antibiotic use.

Results Unadjusted in-hospital mortality rates were significantly lower following the introduction of leukoreduction compared with the control period (6.19 % vs. 7.03 %, respectively; $p = 0.04$). Compared with the control period, the adjusted odds of death following leukoreduction were reduced (odds ratio [OR], 0.87; 95 % confidence interval [CI], 0.75–0.99), but serious nosocomial infections did not decrease (adjusted OR, 0.97; 95 % CI, 0.87–1.09). The frequency of posttransfusion fevers decreased significantly following leukoreduction (adjusted OR, 0.86; 95 % CI, 0.79–0.94), as did antibiotic use (adjusted OR, 0.90; 95 % CI, 0.82–0.99).

Conclusion A national universal leukoreduction program is potentially associated with decreased mortality as well as decreased fever episodes and antibiotic use after red blood cell transfusion in high-risk patients.

Fazit

Nach Einführung der Leukozytendepletion reduzierte sich möglicherweise die Sterblichkeit der Patienten nach Transfusion. Weiterhin war die Zahl der Fieberschübe und die Häufigkeit einer Antibiotikagabe nach Transfusion verringert.

13.53 Wirksamkeit von rekombinantem humanem Erythropoetin bei Intensivpatienten

(n = 1302 Patienten, prospektive und randomisierte Studie)

Corwin HL, Gettinger A, Pearl RG, Fink MP, Levy MM, Shapiro MJ, Corwin MJ, Colton T; EPO Critical Care Trials Group (2002) Efficacy of recombinant human erythropoietin in critically ill Patients: a randomized controlled trial. JAMA 288: 2827–2835.

Context Anemia is common in critically ill patients and results in a large number of red blood cell (RBC) transfusions. Recent data have raised the concern that RBC transfusions may be associated with worse clinical outcomes in some patients.

Objective To assess the efficacy in critically ill patients of a weekly dosing schedule of recombinant human erythropoietin (rHuEPO) to decrease the occurrence of RBC transfusion.

Design A prospective, randomized, double-blind, placebo-controlled, multicenter trial conducted between December 1998 and June 2001.

Setting A medical, surgical, or a medical/surgical intensive care unit (ICU) in each of 65 participating institutions in the United States.

Patients A total of 1302 patients who had been in the ICU for 2 days and were expected to be in the ICU at least 2 more days and who met eligibility criteria were enrolled in the study; 650 patients were randomized to rHuEPO and 652 to placebo.

Intervention Study drug (40,000 units of rHuEPO) or placebo was administered by subcutaneous injection on ICU day 3 and continued weekly for patients who remained in the hospital, for a total of 3 doses. Patients in the ICU on study day 21 received a fourth dose.

Main Outcome Measures The primary efficacy end point was transfusion independence, assessed by comparing the percentage of patients in each treatment group who received any RBC transfusion between study days 1 and 28. Secondary efficacy end points identified prospectively included cumulative RBC units transfused per patient through study day 28; cumulative mortality through study day 28; change in hemoglobin from baseline; and time to first transfusion or death.

Results Patients receiving rHuEPO were less likely to undergo transfusion (60.4 % placebo vs. 50.5 % rHuEPO; p<.001; odds ratio, 0.67; 95 % confidence interval [CI], 0.54–0.83). There was a 19 % reduction in the total units of RBCs transfused in the rHuEPO group (1963 units for placebo vs. 1590 units for rHuEPO) and reduction in RBC units transfused per day alive (ratio of transfusion rates, 0.81; 95 % CI, 0.79–0.83; p=0.04). Increase in hemoglobin from baseline to study end was greater in the rHuEPO group (mean [SD], 1.32 [2] g/dl vs. 0.94 [1.9] g/dl; p<0.001). Mortality (14 % for rHuEPO and 15 % for placebo) and adverse clinical events were not significantly different.

Conclusions In critically ill patients, weekly administration of 40,000 units of rHuEPO reduces allogeneic RBC transfusion and increases hemoglobin. Further study is needed to determine whether this reduction in RBC transfusion results in improved clinical outcomes.

Fazit

Die Gabe von Erythropoetin beim Intensivpatienten erhöhte den Hämoglobinwert und reduzierte die Häufigkeit einer Bluttransfusion.

13.54 Effektivität der Rechtsherzkatheterisierung in der initialen Therapie von Intensivpatienten (SUPPORT-Studie)

(n = 5735 Patienten, retrospektive Studie)

Connors AF Jr, Speroff T, Dawson NV, Thomas C, Harrell FE Jr, Wagner D, Desbiens N, Goldman L, Wu AW, Califf RM, Fulkerson WJ Jr, Vidaillet H, Broste S, Bellamy P, Lynn J, Knaus WA, for the SUPPORT Investigators (1996) The effectiveness of right heart catheterization in the initial care of critically ill patients. JAMA 276: 889–897.

Objective To examine the association between the use of right heart catheterization (RHC) during the first 24 h of care in the intensive care unit (ICU) and subsequent survival, length of stay, intensity of care, and cost of care.

Design Prospective cohort study.

Setting Five US teaching hospitals between 1989 and 1994.

Subjects A total of 5735 critically ill adult patients receiving care in an ICU for 1 of 9 prespecified disease categories.

Main Outcome Measures Survival time, cost of care, intensity of care, and length of stay in the ICU and hospital, determined from the clinical record and from the National Death Index. A propensity score for RHC was constructed using multivariable logistic regression. Case-matching and multivariable regression modeling techniques were used to estimate the association of RHC with specific outcomes after adjusting for treatment selection using the propensity score. Sensitivity analysis was used to estimate the potential effect of an unidentified or missing covariate on the results.

Results By case-matching analysis, patients with RHC had an increased 30-day mortality (odds ratio, 1.24; 95 % confidence interval, 1.03–1.49). The mean cost (25th, 50th, 75th percentiles) per hospital stay was $ 49,300 ($ 17,000, $ 30,500, $ 56,600) with RHC and $ 35,700 ($ 11,300, $ 20,600, $ 39,200) without RHC. Mean length of stay in the ICU was 14.8 (5, 9, 17) days with RHC and 13.0 (4, 7, 14) days without RHC. These findings were all confirmed by multivariable modeling techniques. Subgroup analysis did not reveal any patient group or site for which RHC was associated with improved outcomes. Patients with higher baseline probability of surviving 2 months had the highest relative risk of death following RHC. Sensitivity analysis suggested that a missing covariate would have to increase the risk of death 6-fold and the risk of RHC 6-fold for a true beneficial effect of RHC to be misrepresented as harmful.

Conclusions In this observational study of critically ill patients, after adjustment for treatment selection bias, RHC was associated with increased mortality and increased utilization of resources. The cause of this apparent lack of benefit is unclear. The results of this analysis should be confirmed in other observational studies. These findings justify reconsideration of a randomized controlled trial of RHC and may guide patient selection for such a study.

Fazit

Diese retrospektive Studie ergab eine erhöhte Sterblichkeit und Kostenbelastung im Rahmen der Swan-Ganz-Katheterisierung. Sie war Ursache einer heftigen Diskussion über den Sinn und Unsinn des Swan-Ganz-Katheters.

13.55 Beurteilung der klinischen Wirksamkeit von pulmonalarteriellen Kathetern bei der Behandlung von Intensivpatienten (PAC-Man-Studie)

(n = 1041 Patienten, prospektive und randomisierte Studie)

Harvey S, Harrison DA, Singer M, Ashcroft J, Jones CM, Elbourne D, Brampton W, Williams D, Young D, Rowan K; PAC-Man study collaboration (2005) Assessment of the clinical effectiveness of pulmonary artery catheters in management of patients in intensive care (PAC-Man): a randomised controlled trial. Lancet 366: 472–477.

Background Over the past 30 years the pulmonary artery catheter (PAC) has become a widely used haemodynamic monitoring device in the management of critically ill patients, though doubts exist about its safety. Our aim was, therefore, to ascertain whether hospital mortality is reduced in critically ill patients when they are managed with a PAC.

Methods We did a randomised controlled trial to which we enrolled 1041 patients from 65 UK intensive care units. We assigned individuals to management with (n = 519) or without (n = 522) a PAC. The timing of insertion and subsequent clinical management were at the discretion of the treating clinician. Intensive care units decided a priori to have the option of using an alternative cardiac output-monitoring device in control patients.

Findings 1014 patients were eligible for analysis. We noted no difference in hospital mortality between patients managed with or without a PAC (68 % [346 of 506] vs. 66 % [333 of 507], p = 0.39; adjusted hazard ratio 1.09, 95 % CI 0.94–1.27). We noted complications associated with insertion of a PAC in 46 of 486 individuals in whom the device was placed, none of which were fatal.

Interpretation Our findings indicate no clear evidence of benefit or harm by managing critically ill patients with a PAC. Efficacy studies are needed to ascertain whether management protocols involving PAC use can result in improved outcomes in specific groups if these devices are not to become a redundant technology.

Fazit

In dieser prospektiven Studie kam es zu keiner Reduktion der Krankenhaussterblichkeit von Intensivpatienten, wenn ein Swan-Ganz-Katheter gelegt wurde. Die durch die Swan-Ganz-Katheterisierung bedingte Komplikationsrate lag bei 10 %.

13.56 Früher Einsatz des pulmonalarteriellen Katheters und Prognose von Patienten mit Schock und ARDS

(n = 676 Patienten, prospektive und randomisierte Studie)

Richard C, Warszawski J, Anguel N, Deye N, Combes A, Barnoud D, Boulain T, Lefort Y, Fartoukh M, Baud F, Boyer A, Brochard L, Teboul JL; for the French Pulmonary Artery Catheter Study Group (2003) Early use of the pulmonary artery catheter and outcomes in patients with shock and acute respiratory distress syndrome. A randomized controlled trial. JAMA 290: 2713–2720.

Context Many physicians believe that the pulmonary artery catheter (PAC) is useful for the diagnosis and treatment of cardiopulmonary disturbances; however, observational studies suggest that its use may be harmful.

Objective To determine the effects on outcome of the early use of a PAC in patients with shock mainly of septic origin, acute respiratory distress syndrome (ARDS), or both.

Design, Setting, and Patients A multicenter randomized controlled study of 676 patients aged 18 years or older who fulfilled the standard criteria for shock, ARDS, or both conducted in 36 intensive care units in France from January 30, 1999, to June 29, 2001.

Intervention Patients were randomly assigned to either receive a PAC (n = 335) or not (n = 341). The treatment was left to the discretion of each individual physician.

Main Outcome Measures The primary end point was mortality at 28 days. The principal secondary end points were day 14 and 90 mortality; day 14 organ system, renal support, and vasoactive agents-free days; hospital, intensive care unit, and mechanical ventilation-free days at day 28.

Results The 2 groups were similar at baseline. There were no significant differences in mortality with or without the PAC at day 14: 49.9 % vs. 51.3 % (mortality relative risk [RR], 0.97; 95 % confidence interval [CI], 0.84–1.13; $p = 0.70$); day 28: 59.4 % vs. 61.0 % (RR, 0.97; 95 % CI, 0.86–1.10; $p = 0.67$); or day 90: 70.7 % vs. 72.0 % (RR, 0.98; 95 % CI, 0.89–1.08; $p = 0.71$). At day 14, the mean (SD) number of days free of organ system failures with or without the PAC (2.3 [3.6] vs. 2.4 [3.5]), renal support (7.4 [6.0] vs. 7.5 [5.9]), and vasoactive agents (3.8 [4.8] vs. 3.9 [4.9]) did not differ. At day 28, mean (SD) days in hospital with or without the PAC (0.9 [3.6] vs. 0.9 [3.3]), in the intensive care unit (3.4 [6.8] vs. 3.3 [6.9]), or mechanical ventilation use (5.2 [8.5] vs. 5.0 [8.5]) did not differ.

Conclusion Clinical management involving the early use of a PAC in patients with shock, ARDS, or both did not significantly affect mortality and morbidity.

Fazit

Diese prospektive Studie an Patienten mit Schock und/oder ARDS ergab keine Veränderung von Morbidität und Mortalität, wenn ein Swan-Ganz-Katheter frühzeitig eingesetzt wurde.

13.57 Amiodaron vs. Lidocain bei defibrillationsresistentem Kammerflimmern

(n = 347 Patienten, prospektive und randomisierte Studie)

Dorian P, Cass D, Schwartz B, Cooper R, Gelaznikas R, Barr A (2002) Amiodarone as compared with lidocaine for shock-resistant ventricular fibrillation. N Engl J Med 346: 884–890.

Background Lidocaine has been the initial antiarrhythmic drug treatment recommended for patients with ventricular fibrillation that is resistant to conversion by defibrillator shocks. We performed a randomized trial comparing intravenous lidocaine with intravenous amiodarone as an adjunct to defibrillation in victims of out-of-hospital cardiac arrest.

Methods Patients were enrolled if they had out-of-hospital ventricular fibrillation resistant to three shocks, intravenous epinephrine, and a further shock; or if they had recurrent ventricular fibrillation after initially successful defibrillation. They were randomly assigned in a double-blind manner to receive intravenous amiodarone plus lidocaine placebo or intravenous lidocaine plus amiodarone placebo. The primary end point was the proportion of patients who survived to be admitted to the hospital.

Results In total, 347 patients (mean [$\pm$SD] age, 67 ± 14 years) were enrolled. The mean interval between the time at which paramedics were dispatched to the scene of the cardiac arrest and the time of their arrival was 7 ± 3 min, and the mean interval from dispatch to drug administration was 25 ± 8 min. After treatment with amiodarone, 22.8 % of 180 patients survived to hospital admission, as compared with 12.0 % of 167 patients treated with lidocaine (p = 0.009; odds ratio, 2.17; 95 % confidence interval, 1.21 to 3.83). Among patients for whom the time from dispatch to the administration of the drug was equal to or less than the median time (24 min), 27.7 % of those given amiodarone and 15.3 % of those given lidocaine survived to hospital admission (p = 0.05).

Conclusions As compared with lidocaine, amiodarone leads to substantially higher rates of survival to hospital admission in patients with shockresistant out-of-hospital ventricular fibrillation.

Fazit

Die Gabe von Amiodaron bei defibrillationsresistentem Kammerflimmern führte im Vergleich zu Lidocain zu einer deutlich höheren prähospitalen Überlebensrate.

13.58 Schlussergebnisse einer randomisierten, Plazebo-kontrollierten Studie zur intravenösen Kortikoidgabe bei Erwachsenen mit Schädel-Hirn-Trauma (CRASH-Studie)

(n = 10.008, prospektive und randomisierte Studie)

CRASH Trial Collaborators (2005) Final results of MRC CRASH, a randomised placebo-controlled trial of intravenous corticosteroid in adults with head injury-outcomes at 6 months. Lancet 365: 1957–1959.

MRC CRASH is a randomised controlled trial (ISRCTN74459797) of the effect of corticosteroids on death and disability after head injury. We randomly allocated 10,008 adults with head injury and a Glasgow Coma Scale score of 14 or less, within 8 h of injury, to a 48-h infusion of corticosteroid (methylprednisolone) or placebo. Data at 6 months were obtained for 9673 (96.7 %) patients. The risk of death was higher in the corticosteroid group than in the placebo group (1248 [25.7 %] vs. 1075 [22.3 %] deaths; relative risk 1.15, 95 % CI 1.07–1.24; $p = 0.0001$), as was the risk of death or severe disability (1828 [38.1 %] vs. 1728 [36.3 %] dead or severely disabled; 1.05, 0.99–1.10; $p = 0.079$). There was no evidence that the effect of corticosteroids differed by injury severity or time since injury. These results lend support to our earlier conclusion that corticosteroids should not be used routinely in the treatment of head injury.

Fazit

Die CRASH-Studie ergab eine erhöhte Todesrate in der Steroidgruppe, sodass eine Steroidgabe nach Schädel-Hirn-Trauma nicht empfohlen wird.

13.59 Kein Vorteil einer induzierten Hypothermie nach schwerem Schädel-Hirn-Trauma

(n = 392 Patienten, prospektive und randomisierte Studie)

Clifton GL, Miller ER, Choi SC, Levin HS, McCauley S, Smith KR Jr, Muizelaar JP, Wagner FC Jr, Marion DW, Luerssen TG, Chesnut RM, Schwartz M (2001) Lack of effect of induction of hypothermia after acute brain injury. N Engl J Med 344: 556–563.

Background Induction of hypothermia in patients with brain injury was shown to improve outcomes in small clinical studies, but the results were not definitive. To study this issue, we conducted a multicenter trial comparing the effects of hypothermia with those of normothermia in patients with acute brain injury.

Methods The study subjects were 392 patients 16 to 65 years of age with coma after sustaining closed head injuries who were randomly assigned to be treated with hypothermia (body temperature, 33 °C), which was initiated within 6 h after injury and maintained for 48 h by means of surface cooling, or normothermia. All patients otherwise received standard treatment. The primary outcome measure was functional status six months after the injury.

Results The mean age of the patients and the type and severity of injury in the two treatment groups were similar. The mean (±SD) time from injury to randomization was 4.3 ± 1.1 h in the hypothermia group and 4.1 ± 1.2 h in the normothermia group, and the mean time from injury to the achievement of the target temperature of 33 °C in the hypothermia group was 8.4 ± 3.0 h. The outcome was poor (defined as severe disability, a vegetative state, or death) in 57 % of the patients in both groups. Mortality was 28 % in the hypothermia group and 27 % in the normothermia group (p = 0.79). The patients in the hypothermia group had more hospital days with complications than the patients in the normothermia group. Fewer patients in the hypothermia group had high intra-cranial pressure than in the normothermia group.

Conclusions Treatment with hypothermia, with the body temperature reaching 33 °C within eight hours after injury, is not effective in improving outcomes in patients with severe brain injury.

Fazit

Eine therapeutische Hypothermie von 33 °C nach schwerem Schädel-Hirn-Trauma führte nicht zu einer Verbesserung der Prognose.

13.60 Moderate therapeutische Hypothermie zur Verbesserung der neurologischen Prognose nach Herzstillstand

(n = 273 Patienten, prospektive und randomisierte Studie)

Hypothermia after Cardiac Arrest Study Group (2002) Mild therapeutic hypothermia to improve the neurologic outcome after cardiac arrest. N Engl J Med 346: 549–556.

Background Cardiac arrest with widespread cerebral ischemia frequently leads to severe neurologic impairment. We studied whether mild systemic hypothermia increases the rate of neurologic recovery after resuscitation from cardiac arrest due to ventricular fibrillation.

Methods In this multicenter trial with blinded assessment of the outcome, patients who had been resuscitated after cardiac arrest due to ventricular fibrillation were randomly assigned to undergo therapeutic hypothermia (target temperature, 32 °C to 34 °C, measured in the bladder) over a period of 24 h or to receive standard treatment with normothermia. The primary end point was a favorable neurologic outcome within six months after cardiac arrest; secondary end points were mortality within six months and the rate of complications within seven days.

Results Seventy-five of the 136 patients in the hypothermia group for whom data were available (55 %) had a favorable neurologic outcome (cerebral-performance category, 1 [good recovery] or 2 [moderate disability]), as compared with 54 of 137 (39 %) in the normothermia group (risk ratio, 1.40; 95 % confidence interval, 1.08 to 1.81). Mortality at six months was 41 % in the hypothermia group (56 of 137 patients died), as compared with 55 % in the normothermia group (76 of 138 patients; risk ratio, 0.74; 95 % confidence interval, 0.58 to 0.95). The complication rate did not differ significantly between the two groups.

Conclusions In patients who have been successfully resuscitated after cardiac arrest due to ventricular fibrillation, therapeutic mild hypothermia increased the rate of a favorable neurologic outcome and reduced mortality.

Fazit

Eine moderate therapeutische Hypothermie (32–34 °C) nach erfolgreicher Reanimation bei Kammerflimmern führte zu einer verbesserten neurologischen Prognose und reduzierte die Sterblichkeit.

13.61 Hyperoxygenierung ist schädlich bei gekühlten Patienten nach Herzstillstand

(n = 170 Patienten, retrospektive Analyse eine Kohortenstudie)

Janz DR, Hollenbeck RD, Pollock JS, McPherson JA, Rice TW (2012) Hyperoxia is associated with increased mortality in patients treated with mild therapeutic hypothermia after sudden cardiac arrest. Crit Care Med 40 (12): 3135–3139.

Objective To determine whether higher levels of PaO_2 are associated with in-hospital mortality and poor neurological status at hospital discharge in patients treated with mild therapeutic hypothermia after sudden cardiac arrest.

Design and Patients Retrospective analysis of a prospective cohort. A total of 170 consecutive patients treated with therapeutic hypothermia in the cardiovascular care unit of an academic tertiary care hospital.

Results Of 170 patients, 77 (45.2 %) survived to hospital discharge. Survivors had a significantly lower maximum PaO2 (198 mmHg; interquartile range, 152.5–282) measured in the first 24 h following cardiac arrest compared to nonsurvivors (254 mmHg; interquartile range, 172–363; p = 0.022). A multivariable analysis including age, time to return of spontaneous circulation, the presence of shock, bystander cardiopulmonary resuscitation, and initial rhythm revealed that higher levels of PaO_2 were significantly associated with increased in-hospital mortality (odds ratio 1.439; 95 % confidence interval 1.028–2.015; p = 0.034) and poor neurological status at hospital discharge (odds ratio 1.485; 95 % confidence interval 1.032–2.136; p = 0.033).

Conclusions Higher levels of the maximum measured PaO_2 are associated with increased in-hospital mortality and poor neurological status on hospital discharge in patients treated with mild therapeutic hypothermia after sudden cardiac arrest.

Fazit

Diese Studie zeigt, dass normale Oxygenierungsverhältnisse bei gekühlten Patienten nach Herzstillstand für das Überleben und das neurologische Outcome besser sind als eine iatrogene Hyperoxygenierung.

13.62 Etomidatgebrauch ist mit erhöhter Mortalität und häufigerer Nebenniereninsuffizienz bei Patienten mit Sepsis verbunden

(n = 865, Metaanalyse)

Chan CM, Mitchell AL, Shorr AF (2012) Etomidate is associated with mortality and adrenal insufficiency in sepsis: a meta-analysis. Crit Care 40 (11): 2945–2953.

Objective To evaluate the effects of single-dose etomidate on the adrenal axis and mortality in patients with severe sepsis and septic shock.

Design A systematic review of randomized controlled trials and observational studies with meta-analysis. Literature search of EMBASE, Medline, Cochrane Database, and Evidence-Based Medical Reviews. Sepsis patients who received etomidate for rapid sequence intubation.

Results We conducted a systematic review of randomized controlled trials and observational studies with meta-analysis assessing the effects of etomidate on adrenal insufficiency and all-cause mortality published between January 1950 and February 2012. We only examined studies including septic patients. All-cause mortality served as our primary end point, whereas the prevalence of adrenal insufficiency was our secondary end point. Adrenal insufficiency was determined using a cosyntropin stimulation test in all studies. We used a random effects model for analysis; heterogeneity was assessed with the I statistic. Publication bias was evaluated with Begg's test. Five studies were identified that assessed mortality in those who received etomidate. A total of 865 subjects were included. Subjects who received etomidate were more likely to die (pooled relative risk 1.20; 95 % confidence interval 1.02–1.42; Q statistic, 4.20; I2 statistic, 4.9 %). Seven studies addressed the development of adrenal suppression associated with the administration of etomidate; 1,303 subjects were included. Etomidate administration increased the likelihood of developing adrenal insufficiency (pooled relative risk 1.33; 95 % confidence interval 1.22–1.46; Q statistic, 10.7; I2 statistic, 43.9 %).

Conclusion Administration of etomidate for rapid sequence intubation is associated with higher rates of adrenal insufficiency and mortality in patients with sepsis.

Fazit

Sogar die Einmalgabe von Etomidat im Rahmen der RSI führt zur Nebennierenrindeninsuffizienz bei Patienten mit Sepsis und erhöhter Mortalität. Nach dieser Studie sollte es also nicht mehr eingesetzt werden.

13.63 Etomidat und Mortalität

(n = 1102, retrospektive Kohortenstudie)

McPhee LC, Badawi O, Fraser GL, Lerwick PA, Riker RR, Zuckerman IH, Franey C, Seder DB (2013) Single-dose etomidate is not associated with increased mortality in ICU patients with sepsis: analysis of a large electronic ICU database. Crit Care Med 41 (3): 774–783.

Objetive Retrospective analyses of several trials suggest etomidate may be unsafe for intubation in patients with sepsis. We evaluated the association of etomidate and mortality in a large cohort of septic patients to determine if single-dose etomidate was associated with increased in-hospital mortality.

Design Retrospective cohort study at the Philips eICU Research Institute ICU clinical database. Among 741,036 patients monitored from 2008 through 2010, we identified 2014 adults intubated in the ICU 4–96 h after admission, having clinical criteria consistent with sepsis, severe sepsis, or septic shock. In all, 1102 patients received etomidate and 912 received other induction agents for intubation.

Results The primary endpoint was in-hospital mortality, but we also evaluated demographic and clinical factors, severity of illness, ICU mortality, ICU length of stay, hospital length of stay, ventilator days, and vasopressor days. Competing risk Cox proportional hazard regression models were used for primary outcomes. Demographics and illness severity were similar between the groups. Hospital
· mortality was similar between the groups (37.2 % vs. 37.8 %, p=0.77), as were ICU mortality (30.1 % vs. 30.2 %, p=0.99), ICU length of stay (8.7 days vs. 8.9 days, p=0.66), and hospital length of stay (15.2 vs. 14.6 days, p=0.31). More patients in the etomidate group received steroids before and after intubation (52.9 % vs. 44.5 %, p<0.001), but vasopressor use and duration of mechanical ventilation were similar. No regression model showed an independent association of etomidate with mortality, shock, duration of mechanical ventilation, ICU or hospital length of stay, or vasopressor use. A hospital mortality model limited to only patients with septic shock (n=650) also showed no association of etomidate and hospital mortality.

Conclusion In a mixed-diagnosis group of critically ill patients with sepsis, severe sepsis, and septic shock, single-dose etomidate administration for intubation in the ICU was not associated with higher mortality or other adverse clinical outcomes.

Fazit

Nach dieser retrospektiven Datenbankstudie zeigte sich keine erhöhte Sterblichkeit nach Gabe von Etomidat zur Intubation, allerdings wurden in der Etomidatgruppe deutlich mehr Patienten mit Steroiden behandelt.

13.64   Ein Tagebuch hilft, posttraumatische Belastungsstörungen nach Intensivaufenthalt zu vermeiden

(n = 143, prospektive Studie)

Garrouste-Orgeas M, Coquet I, Périer A, Timsit JF, Pochard F, Lancrin F, Philippart F, Vesin A, Bruel C, Blel Y, Angeli S, Cousin N, Carlet J, Misset B (2012) Impact of an intensive care unit diary on psychological distress in patients and relatives. Crit Care Med 40 (7): 2033–2040.

Objective To assess the impact of an intensive care unit diary on the psychological well-being of patients and relatives 3 and 12 months after intensive care unit discharge.

Design and Setting Prospective single-center study with an intervention period between two control periods. Medical-surgical intensive care unit in a 460-bed tertiary hospital.

Patients and Intervention Consecutive patients from May 2008 to November 2009 and their relatives. Study inclusion occurred after the fourth day in the intensive care unit. A diary written by both the patient's relatives and the intensive care unit staff.

Results Patients and relatives completed the Hospital Anxiety and Depression Scale and Peritraumatic Dissociative Experiences Questionnaire 3 months after intensive care unit discharge, and completed the Impact of Events Scale assessing posttraumatic stress-related symptoms 12 months after intensive care unit discharge. Of the 378 patients admitted during the study period, 143 were included (48 in the prediary period, 49 in the diary period, and 46 in the postdiary period). In relatives, severe posttraumatic stress-related symptoms after 12 months varied significantly across periods (prediary 80 %, diary 31.7 %, postdiary 67.6 %; p<0.0001). Similar results were obtained in the posttraumatic stress-related symptom score after 12 months in the surviving patients (prediary 34.6 ± 15.9, diary 21 ± 12.2, and postdiary 29.8 ± 15.9; p = 0.02).

Conclusion The intensive care unit diary significantly affected posttraumatic stress-related symptoms in relatives and surviving patients 12 months after intensive care unit discharge.

Fazit

Eine einfache Intervention wie das Führen eines Tagebuchs während des Intensivaufenthalts durch das Personal oder Angehörige kann posttraumatischen Belastungsstörungen vorbeugen.

13.65 Einbindung eines Tagebuchs in ein Gesamtkonzept zur Verhinderung des Post-Intensive-Care-Syndroms (PICS)

(n = 60, prospektive Studie)

Sayde GE, Stefanescu A, Conrad E, Nielsen N, Hammer R (2020). Implementing an intensive care unit (ICU) diary program at a large academic medical center: Results from a randomized control trial evaluating psychological morbidity associated with critical illness. Gen Hosp Psychiatry. Sep-Oct;66: 96–102.

Background Psychological morbidity in both patients and family members related to the intensive care unit (ICU) experience is an often overlooked, and potentially persistent, healthcare problem recognized by the Society of Critical Care Medicine as Post-intensive Care Syndrome (PICS). ICU diaries are an intervention increasingly under study with potential to mitigate ICU-related psychological morbidity, including ICU-related post-traumatic stress disorder (PTSD), depression and anxiety. As we encounter a growing number of ICU survivors, in particular in the wake of the coronavirus pandemic, clinicians must be equipped to understand the severity and prevalence of significant psychiatric complications of critical illness.

Methods We compared the efficacy of the ICU diary, written by family and healthcare workers during the patient's intensive care course, versus education alone in reducing acute PTSD symptoms after discharge. Patients with an ICU stay > 72 h, who were intubated and mechanically ventilated over 24 h, were recruited and randomized to either receive a diary at bedside with psycho-education or psychoeducation alone. Intervention patients received their ICU diary within the first week of admission into the intensive care unit. Psychological symptom screening with IES-R, PHQ-8, HADS and GAD-7 was conducted at baseline within 1 week of ICU discharge and at weeks 4, 12, and 24 after ICU discharge. Change from baseline in these scores was assessed using Wilcoxon rank sum tests.

Results From September 26, 2017 to September 25, 2018, our team screened 265 patients from the surgical and medical ICUs at a single large academic urban hospital. 60 patients were enrolled and randomized, of which 35 patients completed post-discharge follow-up, (n = 18) in the diary intervention group and (n = 17) in the education-only control group. The control group had a significantly greater decrease in PTSD, hyperarousal, and depression symptoms at week 4 compared to the intervention group. There were no significant differences in other measures, or at other follow-up intervals. Both study groups exhibited clinically significant PTSD symptoms at all timepoints after ICU discharge. Follow-up phone interviews with patients revealed that while many were interested in getting follow-up for their symptoms, there were many barriers to accessing appropriate therapy and clinical attention.

Conclusion Results from psychological screening tools demonstrate no benefit of ICU diaries versus bedside education-alone in reducing PTSD symptoms related to the intensive care stay. However, our study finds an important gap in clinical practice—patients at high risk for PICS are infrequently connected to appropriate follow-up care. Perhaps ICU diaries would prove beneficial if utilized to support the work within a program providing wrap-around services and close psychiatric follow up for PICS patients. This study demonstrates the high prevalence of ICU-related PTSD in our cohort of survivors, the high barrier to accessing care for appropriate treatment of PICS, and the consequence of that barrier-prolonged psychological morbidity.

Fazit

Diese Studie zeigt, dass das Tagebuch allein nicht unbedingt hilft, sondern in ein Gesamtkonzept der psychologischen Betreuung von Intensivpatienten ein-gebunden werden muss.

13.66 Post-Intensive-Care-Syndrom bei Familien

Zante B, Camenisch SA, Schefold JC (2020). Interventions in Post-Intensive Care Syndrome-Family: A Systematic Literature Review. Crit Care Med. Sep;48(9):e835–e840. https://doi.org/10.1097/CCM.0000000000004450. PMID: 32590386.

Objectives Data show that family members of ICU patients may have high levels of anxiety, depression, posttraumatic stress disorders, and/or complicated grief. This was previously referred to as post-intensive care syndrome-family. We systematically review randomized controlled trials for post-intensive care syndrome-family.

Data Sources and Study Selection Systematic research in databases (Pubmed, EMBASE, PsycINFO, CINHAL for articles published between January 2000 and October 2019).
    Interventions in randomized controlled trials for post-intensive care syndrome-family in relatives of adult ICU patients.

Data Extraction Review, quality assessment, and risk assessment for bias of eligible publications were performed along recommended guidelines for each investigation. Quality assessment graded studies into "strong" (n = 5), "moderate" (n = 4), and "weak" (n = 2).

Data Synthesis Out of 2399 publications, 11 investigations were found eligible (3,183 relatives of ICU patients). Studies addressed interventions during ICU stay (n = 6), during the post-ICU period (n = 4), or both (n = 1). Two studies included relatives of dying/deceased patients. One study implemented end-of-life conferences and showed reduced prevalence of posttraumatic stress disorder (45 % vs. 69 %; p = 0.01), anxiety (45 % vs. 67 %; p = 0.02), and depression (29 % vs. 56 %; p = 0.003). Family conferences with a physician and proactive participation of a nurse reduced anxiety-scores (p = 0.01) without reducing anxiety prevalence (33.3 % vs. 52.3 %; p = 0.08). Other studies failed to improve symptoms or reduce prevalence of post-intensive care syndrome-family. Interestingly, condolence letters may even increase prevalence of posttraumatic stress disorder (52.4 % vs. 37.1 %; p = 0.03). Meetings without the presence of ICU physicians were shown to increase Impact of Event Scale-Revised scores (25.9 vs. 21.3; p = 0.0495).

Conclusion Only few data are available on interventions for post-intensive care syndrome-family. It appears that proactive communication and provision of information seems pivotal for post-intensive care syndrome-family treatment. Interestingly, some interventions may even worsen post-intensive care syndrome-family. In the light of the relevance of post-intensive care syndrome-family in daily ICU care, more high-quality data seems urgently needed.

Fazit

Dieser systematische Review zeigt, dass das Post-Intensive-Care.Syndrom nicht nur überlebende Patienten, sondern auch Familien von Verstorbenen betrifft. Während gute Gesprächsführung und Information während des Intensivaufenthalts protektiv wirken, sind Maßnahmen wie Trauerbriefe kontraproduktiv und sollten unterlassen werden.

13.67 Baselinestatus bei Aufnahme wichtig für das funktionelle Outcome bei Intensivpatienten

Geense WW, van den Boogaard M, Peters MAA, Simons KS, Ewalds E, Vermeulen H, van der Hoeven JG, Zegers M (2020). Physical, Mental, and Cognitive Health Status of ICU Survivors Before ICU Admission: A Cohort Study. Crit Care Med. Sep;48(9): 1271–1279.

Objectives Although patient's health status before ICU admission is the most important predictor for long-term outcomes, it is often not taken into account, potentially overestimating the attributable effects of critical illness. Studies that did assess the pre-ICU health status often included specific patient groups or assessed one specific health domain. Our aim was to explore patient's physical, mental, and cognitive functioning, as well as their quality of life before ICU admission.

Design Baseline data were used from the longitudinal prospective MONITOR-IC cohort study.

Setting ICUs of four Dutch hospitals.

Patients Adult ICU survivors (n = 2467) admitted between July 2016 and December 2018.

Measurements and Main Results Patients, or their proxy, rated their level of frailty (Clinical Frailty Scale), fatigue (Checklist Individual Strength-8), anxiety and depression (Hospital Anxiety and Depression Scale), cognitive functioning

(Cognitive Failure Questionnaire-14), and quality of life (Short Form-36) before ICU admission. Unplanned patients rated their pre-ICU health status retrospectively after ICU admission. Before ICU admission, 13 % of all patients was frail, 65 % suffered from fatigue, 28 % and 26 % from symptoms of anxiety and depression, respectively, and 6 % from cognitive problems. Unplanned patients were significantly more frail and depressed. Patients with a poor pre-ICU health status were more often likely to be female, older, lower educated, divorced or widowed, living in a healthcare facility, and suffering from a chronic condition.

Conclusion In an era with increasing attention for health problems after ICU admission, the results of this study indicate that a part of the ICU survivors already experience serious impairments in their physical, mental, and cognitive functioning before ICU admission. Substantial differences were seen between patient subgroups. These findings underline the importance of accounting for pre-ICU health status when studying long-term outcomes.

Fazit

Diese Studie belegt die Bedeutung des Baselinestatus vor Aufnahme auf die Intensivstation für das funktionelle Outcome. Der hohe Anteil von Beeinträchtigungen (insbesondere allgemeine Gebrechlichkeit und kognitive Probleme) bei Aufnahme erklärt, warum für einige Patienten trotz Erfolg der Intensivtherapie quo ad vitam eine Rückkehr in eine unabhängige häusliche Versorgungssituation nicht mehr möglich ist.

13.68 Prognostische Bedeutung der Laktat-Clearance beim Polytraumapatienten

(n = 586, retrospektive Studie)

Régnier MA, Raux M, Le Manach Y, Asencio Y, Gaillard J, Devilliers C, Langeron O, Riou B (2012) Prognostic significance of blood lactate and lactate clearance in trauma patients. Anesthesiology 117 (6): 1276–1288.

Background Lactate has been shown to be a prognostic biomarker in trauma. Although lactate clearance has already been proposed as an intermediate endpoint in randomized trials, its precise role in trauma patients remains to be determined.

Methods Blood lactate levels and lactate clearance (LC) were calculated at admission and 2 and 4 h later in trauma patients. The association of initial blood lactate level and lactate clearance with mortality was tested using receiver-operating characteristics curve, logistic regression using triage scores, Trauma Related Injury Severity Score as a reference standard, and reclassification method.

Results The authors evaluated 586 trauma patients (mean age 38 ± 16 yr, 84 % blunt and 16 % penetrating, mortality 13 %). Blood lactate levels at admission were elevated in 327 (56 %) patients. The lactate clearance should be calculated within the first 2 h after admission as LC0-2 h was correlated with LC0-4 h ($R = 0.55$, $p < 0.001$) but not with LC2-4 h ($R = 0.04$, not significant). The lactate clearance provides additional predictive information to initial blood lactate levels and triage scores and the reference score. This additional information may be summarized using a categorical approach (i.e., less than or equal to -20 %/h) in contrast to initial blood lactate. The results were comparable in patients with high (5 mM/l or more) initial blood lactate.

Conclusion Early (0–2 h) lactate clearance is an important and independent prognostic variable that should probably be incorporated in future decision schemes for the resuscitation of trauma patients.

Fazit

Ein leicht zu erhebender Parameter wie das Laktat und seine Entwicklung in den ersten Stunden der Polytraumaversorgung liefern wichtige prognostische Informationen.

13.69 BNP-gesteuertes Flüssigkeitsmanagement im Weaning vom Beatmungsgerät

(n = 304 Patienten, randomisierte, kontrollierte Studie)

Mekontso Dessap A, Roche-Campo F, Kouatchet A, Tomicic V, Beduneau G, Sonneville R, Cabello B, Jaber S, Azoulay E, Castanares-Zapatero D, Devaquet J, Lellouche F, Katsahian S, Brochard L (2012) Natriuretic peptide-driven fluid management during ventilator weaning: a randomized controlled trial. Am J Respir Crit Care Med 186 (12): 1256–1263.

Rationale Difficult weaning from mechanical ventilation is often associated with fluid overload. B-type natriuretic peptide (BNP) has been proposed as a tool for predicting and detecting weaning failure of cardiovascular origin.

Objetives To investigate whether fluid management guided by daily BNP plasma concentrations improves weaning outcomes compared with empirical therapy dictated by clinical acumen.

Methods In a randomized controlled multicenter study, we allocated 304 patients to either a BNP-driven or physician-driven strategy of fluid management during ventilator weaning. To standardize the weaning process, patients in both groups were ventilated with an automatic computer-driven weaning system. The primary end point was time to successful extubation.

Results In the BNP-driven group, furosemide and acetazolamide were given more often and in higher doses than in the control group, resulting in a more negative median (interquartile range) fluid balance during weaning (−2320 [−4735, 738] vs. −180 [−2556, 2832] ml; $p < 0.0001$). Time to successful extubation was significantly shorter with the BNP-driven strategy (58.6 [23.3, 139.8] vs. 42.4 [20.8, 107.5] h; $p = 0.034$). The BNP-driven strategy increased the number of ventilator-free days but did not change length of stay or mortality. The effect on weaning time was strongest in patients with left ventricular systolic dysfunction. The two strategies did not differ significantly regarding electrolyte imbalance, renal failure, or shock.

Conclusion Our results suggest that a BNP-driven fluid management strategy decreases the duration of weaning without increasing adverse events, especially in patients with left ventricular systolic dysfunction. Clinical trial registered with www.clinicaltrials.gov (NCT00473148).

Fazit

BNP-Bestimmungen helfen beim Flüssigkeitsmanagement im Weaning von der künstlichen Beatmung.

13.70 Hydrierung statt spezifischer Gabe von Natriumbikarbonat zur Prävention kontrastmittelinduzierter Nierenfunktionsstörungen

(n = 307 Patienten, prospektive, doppelblinde, randomisierte Studie)

Valette X, Desmeulles I, Savary B, Masson R, Seguin A, Sauneuf B, Brunet J, Verrier P, Pottier V, Orabona M, Samba D, Viquesnel G, Lermuzeaux M, Hazera P, Dutheil JJ, Hanouz JL, Parienti JJ, du Cheyron D (2017) Sodium bicarbonate versus sodium chloride for preventing contrast-associated acute kidney injury in critically ill patients: a randomized controlled trial. Crit Care Med 45 (4): 637–644.

Objectives To test whether hydration with bicarbonate rather than isotonic sodium chloride reduces the risk of contrast-associated acute kidney injury in critically ill patients.

Design Prospective, double-blind, multicenter, randomized controlled study.

Measurements and Main Results The primary endpoint was the development of contrast-associated acute kidney injury, as defined by the Acute Kidney Injury Network criteria, 72 h after contrast exposure. Patients randomized to the bicarbonate group (n = 151) showed a higher urinary pH at the end of the infusion than patients randomized to the saline group (n = 156) (6.7 ± 2.1 vs. 6.2 ± 1.8, respectively; p < 0.0001). The frequency of contrast-associated acute kidney injury was similar in both groups: 52 patients (33.3 %) in the saline group and 53 patients (35.1 %) in the bicarbonate group (absolute risk difference, − 1.8 %; 95 % CI [−12.3 % to 8.9 %]; p = 0.81). The need for renal replacement therapy (five [3.2 %] and six [3.9 %] patients; p = 0.77), ICU length of stay (24.7 ± 22.9 and 23 ± 23.8 d; p = 0.52), and mortality (25 [16.0 %] and 24 [15.9 %] patients; p > 0.99) were also similar between the saline and bicarbonate groups, respectively.

Conclusion Except for urinary pH, none of the outcomes differed between the two groups. Among ICU patients with stable renal function, the benefit of using sodium bicarbonate rather than isotonic sodium chloride for preventing contrast-associated acute kidney injury is marginal, if any.

Fazit

Zur Prävention kontrastmittelinduzierter Nephropathien bei Intensivpatienten ist eine alleinige Hydrierung ausreichend. Statt der in der Studie verwendeten Kochsalzlösung scheinen allerdings balancierte Vollelektrolytlösungen grundsätzlich sinnvoller zu sein.

13.71 Routinemäßige Gabe von Protonenpumpeninhibitoren zur Stressulkusprophylaxe nicht erforderlich

(n = 214 Patienten, prospektive, randomisierte Studie)

Selvanderan SP, Summers MJ, Finnis ME, Plummer MP, Ali Abdelhamid Y, Anderson MB, Chapman MJ, Rayner CK, Deane AM (2016) Pantoprazole or placebo for stress ulcer prophylaxis (POP-UP): randomized double-blind exploratory study. Crit Care Med 44 (10): 1842–1850.

Objective Pantoprazole is frequently administered to critically ill patients for prophylaxis against gastrointestinal bleeding. However, comparison to placebo has been inadequately evaluated, and pantoprazole has the potential to cause harm. Our objective was to evaluate benefit or harm associated with pantoprazole administration.

Design Multiple-center, randomized, two-stage, double-blind, placebo-controlled, safety and efficacy study.

Setting Prospective randomized double-blind parallel-group study.

Patients Mechanically ventilated critically ill patients suitable for enteral nutrition.

Interventions We randomly assigned patients to receive either daily IV placebo or pantoprazole.

Measurements and Main Results Major outcomes were clinically significant gastrointestinal bleeding, infective ventilator-associated complication or pneumonia, and Clostridium difficile infection; minor outcomes included overt bleeding, hemoglobin concentration profiles, and mortality. None of the 214 patients randomized had an episode of clinically significant gastro-intestinal bleeding, three patients met the criteria for either an infective ventilator-associated complication or pneumonia (placebo: 1 vs. pantoprazole: 2), and one patient was diagnosed with Clostridium difficile infection (0 vs. 1). Administration of pantoprazole was not associated with any difference in rates of overt bleeding (6 vs. 3; p = 0.50) or daily hemoglobin concentrations when adjusted for transfusion rates of packed red cells (p = 0.66). Mortality was similar between groups (log-rank p = 0.33: adjusted hazard ratio for pantoprazole: 1.68 [95 % CI, 0.97–2.90]; p = 0.06).

Conclusions We found no evidence of benefit or harm with the prophylactic administration of pantoprazole to mechanically ventilated critically ill patients anticipated to receive enteral nutrition. The practice of routine administration of acid-suppressive drugs to critically ill patients for stress ulcer prophylaxis warrants further evaluation.

Fazit

Diese Studie konnte keine Effektivität der routinemäßigen Gabe von Protonen-pumpeninhibitoren zur Stressulkusprophylaxe zeigen.

13.72 Autopsieergebnisse zeigen klinisch relevante Zusatzdiagnosen bei Intensivpatienten

(n = 834, prospektive Beobachtungsstudie)

Tejerina E, Esteban A, Fernández-Segoviano P, María Rodríguez-Barbero J, Gordo F, Frutos-Vivar F, Aramburu J, Algaba A, Gonzalo Salcedo García O, Lorente JA (2012) Clinical diagnoses and autopsy findings: discrepancies in critically ill patients. Crit Care 40 (3): 842–846.

Objectives To determine the proportion of clinical errors by comparing clinical and pathological diagnoses, and to evaluate changes of errors over time.

Design We conducted a prospective study of all consecutive autopsies performed on patients who died in the intensive care unit of the Hospital Universitario de Getafe, Madrid, Spain, between January 1982 and December 2007. The diagnostic errors were classified in two categories: class I errors that were major misdiagnoses with direct impact on therapy, and class II diagnostic errors which comprised major unexpected findings that probably would not have changed therapy.

Results Of 2857 deaths during the study period, autopsies were performed in 866 patients (30.3 %). Autopsy reports were available in 834 patients, of whom 63 (7.5 %) had class I errors and 95 (11.4 %) had type II errors. The most frequently missed diagnoses were pulmonary embolism, pneumonia, secondary peritonitis, invasive aspergillosis, endocarditis and myocardial infarction. The autopsy did not determine the cause of death in 22 patients (2.6 %). Our rate of diagnostic discrepancy remained relatively constant over time, and the conditions leading to discrepancies have slightly changed, with pneumonia showing a decline in diagnostic accuracy in the last years.

Conclusion This study found significant discrepancies in 18.5 % of patients who underwent autopsy, 7.5 % of them were diagnoses with impact on therapy and outcome. This reinforces the importance of the postmortem examination in confirming diagnostic accuracy and improving the quality of care of critically ill patients.

Fazit

Die Autopsie bleibt auch in der modernen Intensivmedizin ein wichtiges Element der Qualitätssicherung unter dem Motto "mortui vivos docent".

Stichwortverzeichnis

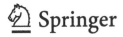
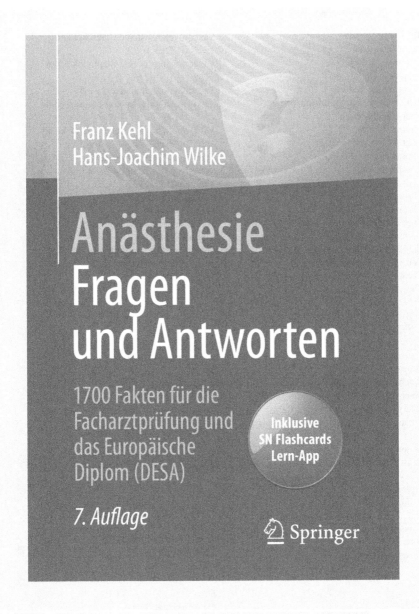

Franz Kehl
Hans-Joachim Wilke

Anästhesie Fragen und Antworten

1700 Fakten für die Facharztprüfung und das Europäische Diplom (DESA)

Inklusive SN Flashcards Lern-App

7. Auflage

Springer

Jetzt bestellen:

link.springer.com/978-3-662-62862-1

Printed in the United States
by Baker & Taylor Publisher Services